S. Schnichels

ELSEVIER ESSENTIALS

Patienten- und Teamkommunikation für Ärzte

Für meinen Sohn

Stephanie Schnichels

ELSEVIER ESSENTIALS

Patienten- und Teamkommunikation für Ärzte

Konstruktiv, lösungsorientiert, praxisnah

ELSEVIER

ELSEVIER
Hackerbrücke 6, 80335 München, Deutschland
Wir freuen uns über Ihr Feedback und Ihre Anregungen an books.cs.muc@elsevier.com

ISBN 978-3-437-27406-0
eISBN 978-3-437-09855-0

Wichtiger Hinweis für den Benutzer
Ärzte/Praktiker und Forscher müssen sich bei der Bewertung und Anwendung aller hier beschriebenen Informationen, Methoden, Wirkstoffe oder Experimente stets auf ihre eigenen Erfahrungen und Kenntnisse verlassen. Bedingt durch den schnellen Wissenszuwachs insbesondere in den medizinischen Wissenschaften sollte eine unabhängige Überprüfung von Diagnosen und Arzneimitteldosierungen erfolgen. Im größtmöglichen Umfang des Gesetzes wird von Elsevier, den Autoren, Redakteuren oder Beitragenden keinerlei Haftung in Bezug auf jegliche Verletzung und/oder Schäden an Personen oder Eigentum, im Rahmen von Produkthaftung, Fahrlässigkeit oder anderweitig, übernommen. Dies gilt gleichermaßen für jegliche Anwendung oder Bedienung der in diesem Werk aufgeführten Methoden, Produkte, Anweisungen oder Konzepte.

Für die Vollständigkeit und Auswahl der aufgeführten Medikamente übernimmt der Verlag keine Gewähr.
Geschützte Warennamen (Warenzeichen) werden in der Regel besonders kenntlich gemacht (®). Aus dem Fehlen eines solchen Hinweises kann jedoch nicht automatisch geschlossen werden, dass es sich um einen freien Warennamen handelt.

Bibliografische Information der Deutschen Nationalbibliothek
Die Deutsche Nationalbibliothek verzeichnet diese Publikation in der Deutschen Nationalbibliografie; detaillierte bibliografische Daten sind im Internet über http://www.d-nb.de/ abrufbar.

19 20 21 22 23 5 4 3 2 1

Um den Textfluss nicht zu stören, wurde bei Patienten und Berufsbezeichnungen die grammatikalisch maskuline Form gewählt. Selbstverständlich sind in diesen Fällen immer Frauen und Männer gemeint.

Planung: Alexandra Frntic, München
Abbildungen: Dr. med. Stephanie Schnichels, Traunstein [P527]
Projektmanagement und Herstellung: Petra Laurer, München
Redaktion: Walburga Rempe-Baldin, München
Satz: abavo GmbH, Buchloe
Druck und Bindung: Drukarnia Dimograf Sp.z.o.o., Bielsko-Biała/Polen
Umschlaggestaltung: SpieszDesign, Neu-Ulm

Aktuelle Informationen finden Sie im Internet unter **www.elsevier.de**

Geleitwort

Von welch großer Bedeutung kommunikative Kompetenz für eine erfolgreiche ärztliche Tätigkeit ist, lernen und erleben alle Studierenden der Medizin ebenso wie wir tätigen Ärztinnen und Ärzte ein Berufsleben lang. Dabei ist die kommunikative Kompetenz eng mit allen anderen ärztlichen Kompetenzen verwoben. Gelingende Kommunikation ist das wohl entscheidende Element einer guten, tragfähigen und tragenden Arzt-Patient-Beziehung, einer gelingenden Teamentwicklung und -kultur und damit einer nachhaltigen und ressourcenbewussten Gesundheitsversorgung. So forderte der Deutsche Ärztetag 2015 nachdrücklich, die ärztliche Kommunikationskompetenz zu verbessern.

Zur ärztlichen Kommunikationskompetenz und dem Nutzen bestimmter Kommunikationstechniken und -werkzeuge sowie zur Bedeutung und Wirksamkeit von Empathie gibt es inzwischen eine nur schwer zu überschauende Fülle von Forschungsdaten und Publikationen inklusive einiger Ratgeber, Leitfäden und Lehrbücher.

Folgende Aspekte erweisen sich als zentral und besonders bedeutsam für gelingende Kommunikation:

- Nicht urteilende mitfühlende Selbstbeobachtung und Beobachtung
- Die zentrale Rolle von Gefühlen
- Reflexion der eigenen Haltung
- Konkretion und Passung
- Selbstfürsorglichkeit, Geduld und Beharrlichkeit
- Offenheit, Aufrichtigkeit, Transparenz und Demut
- Personenzentrierung, Zielorientierung und Lösungsorientierung
- Ressourcenorientierung

Frau Dr. Schnichels gelingt es in ihrem Buch, in knapper, gut lesbarer Form diese Begriffe und Ideen mit Leben zu füllen. Sie wählt gut lern- und verstehbare Konzepte und Modelle, erläutert diese an praktischen Beispielen und reflektiert die zugrundeliegenden Haltungen. Im Zentrum stehen dabei die Ideen Marshall Rosenbergs zur „Gewaltfreien Kommunikation".

Das alles wird systematisch, übersichtlich und durch die bildreiche, didaktische Seitengestaltung höchst anschaulich dargeboten, um dann in Übungsangeboten sehr konkret zum Ausprobieren anzuregen.

Die Lektüre des Buches war auch für mich als erfahrenen Hausarzt, Teamleiter, Weiterbilder und akademischen Lehrer anregend und bereichernd. Weniger erfahrene Leser werden sich freundlich an die Hand genommen fühlen und schnell die Möglichkeit der selbstwirksamen Weiterentwicklung erleben, wodurch die Arbeit vielfach zufriedenstellender und nicht selten auch erfolgreicher gelingen wird.

Insofern danke ich Frau Dr. Schnichels für ihre bemerkenswerte Arbeit und wünsche dem Buch viele begeisterte Leserinnen und Leser.

Olaf Reddemann
Facharzt für Allgemeinmedizin, Homöopathie, Psychotherapie
Wissenschaftlicher Mitarbeiter am Institut für Allgemeinmedizin der Heinrich-Heine-Universität Düsseldorf
Praxis-Team Reddemann – Allgemeinmedizin in der Kölner Innenstadt
(Lehrpraxis der Heinrich-Heine-Universität Düsseldorf)

Vorwort

Als im Januar 2017 die Anfrage vom Elsevier Verlag kam, ob ich ein Kommunikationsbuch für Ärztinnen und Ärzte schreiben wolle, war ich sofort angetan. Nicht nur vom Thema ärztliche Gesprächsführung an sich, sondern von den geplanten Schwerpunkten dieses Buches.

In den letzten Jahren sind einige Bücher zum Thema Kommunikation für Ärztinnen und Ärzte erschienen. Ein deutliches Zeichen, dass Gesprächsführung im Arztberuf wieder als Schlüsselfunktion wahrgenommen wird. Nicht nur in der „sprechenden Medizin", sondern überall dort, wo sich Menschen als Ärztin und Arzt und als Patient, Angehöriger, Teamkollege, Mitarbeiter, Vorgesetzter etc. begegnen. Ein Großteil der ärztlichen Tätigkeit ist Gespräch und zwischenmenschlicher Austausch.

Welche Schwerpunkte und Ansätze hat dieses Buch?

Zum einen die „Gewaltfreie Kommunikation" nach Marshall Rosenberg, hier unter dem Namen „Vier-Schritte-Kommunikation" vorgestellt. Eine im Gesundheitswesen zunehmend bekannter werdende Gesprächsführungsmethode mit vier klar strukturierten Schritten und einer zielorientierten und zugleich empathischen Vorgehensweise.

Während meiner fünfzehnjährigen Klinikzeit als Ärztin lernte ich die Methode kennen und schätzen (siehe Schlüsselerlebnis Kap. 2.1.1) und war und bin fasziniert von ihrer Wirksamkeit, Menschen zu erreichen, sich klar auszudrücken und, wenn nötig, auch abzugrenzen. Einsetzbar in der Patienten-, Angehörigen- und Teamkommunikation beim konstruktiven Umgang mit Konflikten und Missverständnissen, als hilfreiche, deeskalierende Reaktionsmöglichkeit auf Kritik und Beschwerden, beim einfühlsamen Eingehen auf Menschen mit starken Emotionen. Und als wichtiges Werkzeug zum Ausdrücken von Feedback und von Wertschätzung und Dankbarkeit.

Das zweite Standbein dieses Buches ist die lösungs- und ressourcenorientierte Kommunikation – ein weiterer Grundpfeiler einer modernen Patienten- und Teamkommunikation. Ein Ansatz, den ich als Ärztin in meiner Arbeit mit Menschen nicht missen möchte. Über kreativ-anregende, bildhaft-spielerische Gesprächsinterventionen wird das Gegenüber auf charmante und effiziente Weise angesprochen. Statt defizitär auf Menschen zu schauen, wird das Gegenüber in seiner Kompetenz und seinem Ressourcenreichtum gesehen, selbst in schwierigen Lebens- und Krankheitsphasen. Durch die Begegnung auf Augenhöhe steigt die Kooperationsbereitschaft sowie die Motivation des Gesprächspartners, konstruktiv und eigenverantwortlich mitzuarbeiten. Was nicht zuletzt auch zu Ihrer eigenen Entlastung als Ärztin und Arzt führt.

Dieses Buch ist als praxisnaher Gesprächsleitfaden konzipiert. Anhand von Beispieldialogen mit Erläuterung der gewählten Gesprächsintervention, Übungen zum Reflektieren der eigenen Formulierungen und konkreten Vorschlägen für den Transfer in den Alltag möchte dieses Buch Impulse und Aha-Effekte geben. Es möchte anregen, mit Worten zu experimentieren, bewusster die Chancen und Fallstricke der Kommunikation wahrzunehmen und neue, zufriedenstellende Erfahrungen zu machen. Es möchte spürbar machen, dass eine gelungene Kommunikation die Effizienz der ärztlichen Tätigkeit verbessert und als „kostenlose Nebenwirkung" die Freude am Beruf steigert.

Traunstein, im Januar 2019
Dr. med. Stephanie Schnichels

Danksagung

Von Bernhard von Chartre gibt es ein Gleichnis zur Einordnung und Würdigung von Arbeiten in Wissenschaft und Kultur im Verhältnis zu den Vorleistungen vorausgehender Generationen. Der französische Gelehrte (um 1100) verglich die Eigenleistung eines heutigen Menschen mit der eines *„Zwerges, der auf den Schultern eines Riesen sitzt"*. Auf den „Schultern" all seiner Vordenkerinnen und Vordenker ist dieser zeitgenössische Mensch zu seinen Ideen, Weiterentwicklungen und Werken gekommen.

In meiner Danksagung möchte ich dieses anschauliche Bild übernehmen und all die Menschen nennen, auf deren inhaltlichen und konkreten Schultern ich beim Entstehen dieses Buches saß.

Ich danke …

meinen inhaltlichen VordenkerInnen und LehrerInnen:

- Dr. Marshall Rosenberg, dem Begründer der Gewaltfreien Kommunikation (GFK), von dem ich noch persönlich lernen durfte. Meiner ersten GFK-Lehrerin und Kollegin Dr. med. Ursula Schmid-Steinhöfel, der ich mein Schlüsselerlebnis (s. Kap. 2.1.1) verdanke, und allen TrainerInnen in meiner GFK-Trainerin-Ausbildung,
- meinen AusbilderInnen der Milton-Erickson-Gesellschaft für die Vermittlung der lösungs- und ressourcenorientierten Kommunikation,
- meinen PatientInnen, KlientInnen, SeminarteilnehmerInnen, von denen und mit denen ich die praktische Anwendung und innere Haltung dieser Methoden lernen und vertiefen konnte.

meinen konkreten UnterstützerInnen beim Entstehen dieses Buches:

- Frau Alexandra Frntic, Lektorin des Elsevier Verlags, für ihre inspirierende Idee, ein Kommunikationsbuch für Ärztinnen und Ärzte auf der Basis der Gewaltfreien Kommunikation herauszugeben, und die gemeinsame Planung.
- Frau Petra Laurer, ebenfalls Lektorin des Elsevier Verlags, und Frau Walburga Rempe-Baldin, freie Redakteurin, für die konstruktive Zusammenarbeit bei der redaktionellen Bearbeitung und intensiven Manuskriptüberarbeitung.
- Herrn Olaf Reddemann für das motivierende, wertschätzende Geleitwort.
- Frau Anja Sturmat für ihr großes Engagement als „private Lektorin" und hilfreiche Feedbackgeberin bei der Manuskripterstellung. Frau Dr. med. Clementina Zimmermann-Di Giovenale für ihre fachliche und „moralische" Unterstützung beim nicht selten herausfordernden Schreibprozess.

Und – last, but not least – allen hier nicht persönlich erwähnten, aber nicht weniger Anerkennung und Dank verdienenden KollegInnen, FreundInnen, Familienmitgliedern für ihren Beistand, ihre Aufmunterung und Geduld in der arbeitsintensiven und zugleich inspirierenden Buchentstehungsphase.

Dr. med. Stephanie Schnichels
Praxis für Kommunikationstraining –
Coaching – Supervision – Mediation
Gewaltfreie Kommunikation
Hypnotherapie
Zürcher Ressourcenmodell
Scheibenstr. 22
83278 Traunstein
www.gewaltfrei-traunstein.de

Inhaltverzeichnis

I Grundlegende Kommunikationsansätze

KAPITEL

1 Einleitung

LEITSATZ
„Worte sind Fenster, oder sie sind Mauern." Ruth Bebermeyer

Kommunikative Kompetenz

Im Laufe des Berufslebens führt eine Ärztin/ein Arzt[1] geschätzt mehr als 200.000 Gespräche (Erdogan-Griese 2012). Auch wenn diese Gespräche im Durchschnitt nur acht Minuten dauern (Deveugele et al. 2002), besteht die ärztliche Tätigkeit zu einem Drittel bis zur Hälfte aus Kommunikation (Schweikhardt, Fritzsche 2016). Eine professionelle, patientenzentrierte Kommunikation ist eine der wirksamsten ärztlichen Interventionen, deren Potenzial oft unzureichend genutzt wird.

An die kommunikative Kompetenz des Arztes werden hohe Anforderungen gestellt, um wechselnden Personengruppen und Rollenerwartungen in vielfältigen Settings gerecht zu werden (➤ Abb. 1.1 und ➤ Abb. 1.2):

- in Anamnese-, Aufklärungs-, Informations- und Beratungsgesprächen mit Patienten
- in der Begleitung verunsicherter, leidgeplagter, verzweifelter Kranker und Angehöriger, bei der Mitteilung ernster Diagnosen oder schwierigen Therapieverläufen
- bei starken Emotionen, Kritik, Beschwerden, Vorwürfen, Aggressionen im Arzt-Patienten-Kontakt oder im Team
- im Umgang mit Non-Compliance/Nicht-Kooperation sowie Konflikten und Missstimmungen im Arzt-Patienten-Kontakt oder im Team
- für eine wertschätzende, effiziente Mitarbeiterführung als Führungskraft
- bei Verhandlungen mit Vorgesetzten, Verwaltung, Kostenträgern

Erschwerend kommt ein chronischer Zeitmangel in Klinik und Praxis hinzu.

Die kommunikativen Herausforderungen gelten nicht nur in der sogenannten „sprechenden" Medizin, sondern für alle medizinischen Tätigkeitsbereiche. Jeder Arzt spricht, teilt sich mit, kommuniziert.

[1] Zur sprachlichen Vereinfachung wird im Folgenden immer nur die männliche Form (Arzt, Patient, Mitarbeiter, Kollege etc.) verwendet. Doch die Bezeichnung gilt gleichzeitig immer auch für Ärztinnen (Patientinnen, Mitarbeiterinnen, Kolleginnen etc.).

Kommunikative Kompetenz ist ein wichtiger Schlüssel für Zufriedenheit im Arztberuf. Sie dient als Türöffner, um Menschen erreichen zu können, und gibt Sicherheit im Umgang mit herausfordernden Gesprächssettings. Zugleich ebnet sie den Weg für eine konstruktive, wertschätzende Atmosphäre am Arbeitsplatz.[2]

Und nicht zu unterschätzen, sie ist eine Ressource für Freude und Spaß am Beruf.

Das Bewusstsein dafür zu schärfen, welche innere Haltung, Worte und Sätze hilfreich im zwischenmenschlichen Kontakt sind, und umgekehrt, welche Formulierungen zu unerfreulichen Missverständnissen, aufreibenden Konflikten oder gar unüberbrückbaren Differenzen führen, ist Ziel dieses Buches. Neben den großen Chancen der Kommunikation im Arztberuf möchte es auch die „Fallstricke" aufzeigen.

Wie lässt sich die kurze und zugleich lange Zeitspanne von durchschnittlich acht Minuten im Arzt-Patienten- oder Teamgespräch sinnvoll und wirksam nutzen?

Kurz zusammengefasst

Kommunikation ist kein „Buch mit sieben Siegeln", sondern unterliegt klaren Regeln und Gesetzen, die verstehbar und mit ein bisschen Training gut und wirksam einsetzbar sind.
Die Fähigkeit, professionell zu kommunizieren, ist keine angeborene Begabung, sondern eine erlernbare Qualität.

Schwerpunkte und Ziele

Es gibt ja schon ein paar Bücher zum Thema Kommunikation im Arztberuf. Warum nun dieses?

Neu ist der praxisorientierte Schwerpunkt in diesem Buch, das zwei sich ergänzende Kommunikationsansätze vorstellt. Dabei handelt es sich um

- die **Vier-Schritte-Kommunikation** (basierend auf der „Gewaltfreien Kommunikation") (➤ Abb. 1.3, Fokus 1) mit ihren vier klar definierten Schritten („einfach, aber nicht simpel") und ihrem bedürfnisorientierten Ansatz, der ein

[2] Ärzte mit ungenügender kommunikativer Kompetenz zeigen häufiger „Burn-out-Symptome". (Schweikhardt, Fritzsche 2016, nach Ramirez et al. 1996).

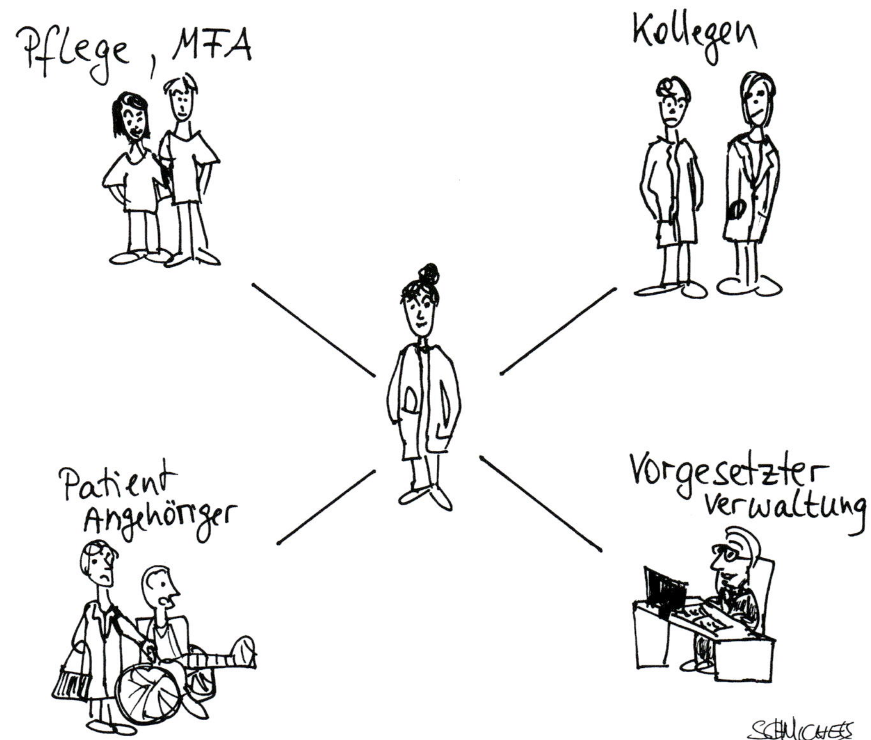

Abb. 1.1 Personengruppen, mit denen ein Arzt kommuniziert [P527]

passgenaues und zugleich empathisches Reagieren auf das Gegenüber ermöglicht (➤ Kap. 2 und ➤ Kap. 3), sowie

- die **ressourcen- und lösungsorientierte Kommunikation** (➤ Abb. 1.3, Fokus 2 und 3) mit einem kreativen, motivierenden und selbstwirksamkeitsfördernden Blick auf das Gegenüber, deren Fokus auf Ressourcen, Kompetenzen, Zielen und Lösungen liegt (➤ Kap. 4).

Diese Gesprächsführungsmethoden mit ihrer positiven, wertschätzenden Herangehensweise sind in diesem Buch erstmalig miteinander kombiniert. Sie stehen für einen respektvollen, achtsamen Arzt-Patienten- bzw. Arzt-Kollegen-Mitarbeiter-Kontakt, bei dem es um eine Begegnung auf Augenhöhe, Förderung der Selbst- und Teamverantwortlichkeit und Ressourcen- und Lösungsorientierung geht.

Insbesondere die im Gesundheitsbereich noch wenig bekannte „Vier-Schritte-Kommunikation“ nach Marshall Rosenberg ist eine hocheffiziente Methode, die durch ihre klare Struktur, praktische Anwendbarkeit und Wirksamkeit besticht.

Die ressourcen- und lösungsorientierte Kommunikation hilft über kreative Frage- und Gesprächsführungstechniken neue Impulse zu einem Umdenken und zur Veränderung eingespielter Verhaltensweisen zu geben. Ein Ansatz, der das Gegenüber stärkt und aufbaut und auch für den Arzt bereichernd und inspirierend ist.

Dieses Buch ist als alltagstauglicher Praxisleitfaden mit konkreten Anwendungs- und Dialogbeispielen konzipiert. Die beschriebenen Gesprächsführungstechniken sind in allen Settings (Klinik, Praxis, sonstige ärztliche Tätigkeit) und Personengruppen des ärztlichen Berufsfelds sofort anwendbar (Kommunikation mit Patienten und Angehörigen, mit Mitarbeitern und Vorgesetzten).

Die Ziele dieses Buchs sind:

- ein konkret wirksames Werkzeug für eine effiziente Gesprächsführung in diversen Gesprächssettings an die Hand zu geben,
- mit theoretischem Input und praktischen Beispielen bzw. Übungen auf typische, vermeidbare „Fallstricke“ der Gesprächsführung aufmerksam zu machen,
- über persönliche Aha-Effekte die Neugier und Experimentierfreude zum Ausprobieren der vorgestellten Techniken anzuregen,
- bewusst zu machen, dass die Beschäftigung mit dem Thema Kommunikation zu größerer Zufriedenheit bei Patienten und Angehörigen sowie Teammitgliedern und Mitarbeitern führt,
- zu vermitteln, dass gelungene Kommunikation – trotz scheinbaren Mehraufwands – Zeit spart,
- und – last but not least – spürbar zu machen, dass eine gelungene Kommunikation die Effizienz der ärztlichen Tätigkeit verbessert und die Freude am Beruf steigert.

In Teil I des Buches werden die verschiedenen Kommunikationsmethoden mit zahlreichen Beispielen und Übungen vorgestellt.

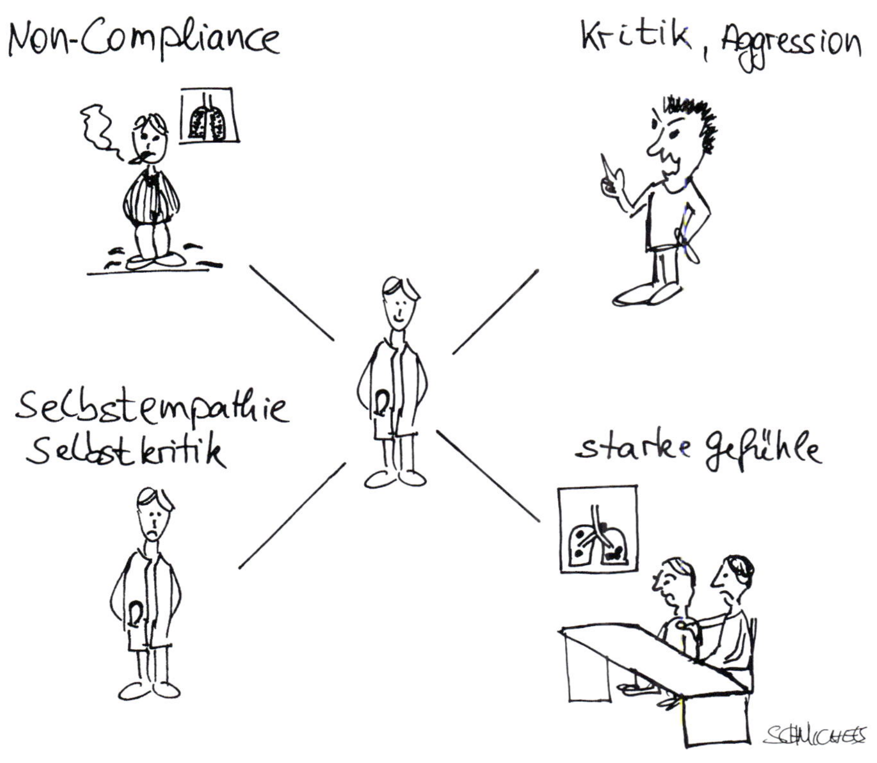

Abb. 1.2 Typische Gesprächsinhalte im Arztberuf [P527]

In Teil II geht es um konkrete Anwendungsbeispiele unter Kombination der verschiedenen Techniken und um besondere Herausforderungen in der Kommunikation mit Patienten und Angehörigen, der Teamkommunikation und der Kommunikation des Arztes mit sich selber.

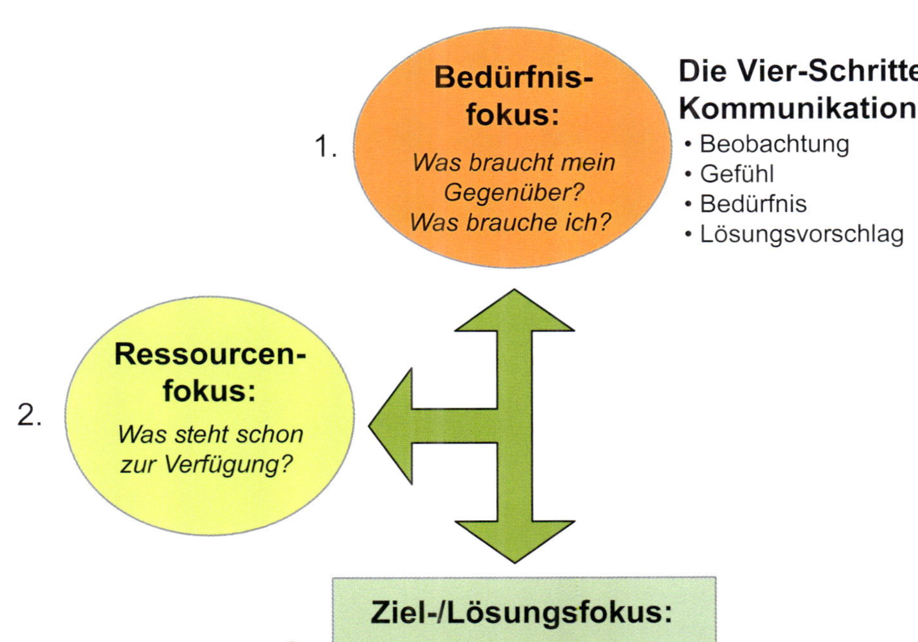

Abb. 1.3 Sich ergänzende Kommunikationsansätze mit bedürfnis-, ressourcen- und lösungsorientiertem Fokus [P527]

1

FAZIT

- Kommunikation ist ein wesentlicher Bestandteil des ärztlichen Berufs.
- Eine gelingende Gesprächsführung ist eine erlernbare Kompetenz.
- Unter Beachtung möglicher Fallstricke der Kommunikation halten Sie ein praktisches Werkzeug in der Hand, um die Kontakte zu Menschen in Ihrem beruflichen Umfeld positiv zu gestalten und passgenaue, nachhaltige Lösungen zu finden.
- Eine gelungene Kommunikation spart Zeit, steigert die Effizienz der ärztlichen Tätigkeit und sorgt für größere Zufriedenheit bei Patienten, Angehörigen und im Team.
- Sie erhöht zudem die Freude am Beruf.

Transfer in den Alltag

In welchen Situationen kommen Sie gut zurecht mit Ihrer Gesprächsführung, und wo hakt es? Welche Bedingungen erleichtern die Kommunikation und welche erschweren sie?

Welche Ausdrucksmittel (Worte oder Techniken) stehen Ihnen schon zur Verfügung und haben sich bewährt? Welche Reaktionsweisen haben sich als eher ungünstig erwiesen und könnten evtl. durch neue ersetzt werden?

LITERATUR

Deveugele M, Derese A, van den Brink-Muinen A, Bensing J, De Maeseneer J. Consultation length in general practice: cross sectional study in six European countries. BMJ 2002; 325: 472.

Erdogan-Griese B. Das schwierige Patientengespräch: Rheinisches Ärzteblatt 2012; 11: 12–13.

Keller M. Wie Gespräche mit Tumorpatienten leichter fallen: Erfahrungen mit dem KoMPASS Training. Hessisches Ärzteblatt 2015; 9.

Ramirez AJ et al. Mental health of hospital Consultants: the effects of stress and satisfaction at work. Lancet 1996; 347: 724–728.

Rosenberg MB. Gewaltfreie Kommunikation. 12. ü. a. A. Paderborn: Junfermann, 2016.

Schweikhardt A, Fritzsche K. Kursbuch ärztliche Kommunikation. 3. erw. A. Köln: Deutscher Ärzteverlag, 2016. (S. IX).

KAPITEL

2 Vier-Schritte-Kommunikation – einfach aber nicht simpel

Die hier vorgestellte Methode der Vier-Schritte-Kommunikation beruht auf der Gewaltfreien Kommunikation von Marshall Rosenberg (> Abb. 2.1).

Wir steigen ein mit einer Beschreibung der Grundhaltung (> Kap. 2.1) und den Gesprächstechniken (> Kap. 2.2) der Vier-Schritte-Kommunikation unter besonderer Berücksichtigung ihres bedürfnisorientierten Fokus.

Kurz zusammengefasst

Der amerikanische Psychologe Dr. Marshall Rosenberg (1934–2015)[1] entwickelte Ende der 1960er Jahre eine wirksame Kommunikationsmethode in vier Schritten. Die Gewaltfreie Kommunikation („Non-violent communication") steht für eine **wertschätzende, achtsame Kommunikation** mit einem bedürfnis- und lösungsorientierten Fokus.
Hinter jedem menschlichen Verhalten, jedem Vorwurf und jeder Kritik stehen Bedürfnisse und ungünstig formulierte Bitten der Gesprächspartner. Der Blick auf die zugrundeliegenden Motive fördert das gegenseitige Verständnis und die Kooperationsbereitschaft und trägt zu Win-Win-Lösungen bei.

2.1 Grundhaltung der Vier-Schritte-Kommunikation

LERNZIEL

- Der bedürfnisorientierte Fokus der Vier-Schritte-Kommunikation
- Das Modell der vier Reaktionsmöglichkeiten/„Ohren" nach Marshall Rosenberg
- Die Vier-Schritte-Kommunikation als „Übersetzungsprogramm"

2.1.1 Der bedürfnisorientierte Fokus

Bedürfnisse – fragen Sie sich vielleicht? Wieso sollten Sie sich im Arztberuf mit Bedürfnissen beschäftigen? Ist das nicht eher etwas für psychotherapeutisch oder sozialpädagogisch arbeitende Menschen?

Auf den ersten Blick wirkt es so. Doch die Beschäftigung mit den Bedürfnissen des Gegenübers ist der Schlüssel, um Menschen zu verstehen und wirksam zu unterstützen.

LEITSATZ

Bedürfnisorientierte Kommunikation

„Alles, was Menschen tun, sind Versuche, sich Bedürfnisse zu erfüllen." frei nach Marshall Rosenberg[2]

Folgendes Beispiel dürfte Ihnen aus dem Arztalltag vertraut sein: Sie investieren viel Zeit und Herzblut in die Betreuung und Begleitung eines Patienten und/oder Angehörigen. Doch beim nächsten Termin erfahren Sie, dass das Gegenüber nichts von den guten Ratschlägen umgesetzt hat. Eine frustrierende oder auch ärgerliche Situation.

Doch was war da los? Was steckt hinter dem nicht nachvollziehbaren Verhalten des Gegenübers? Der Schlüssel sind unberücksichtigte Bedürfnisse. Bleibt ein Bedürfnis des Gegenübers unbeachtet, kann dies dazu führen, dass gute Ideen nicht in die Tat umgesetzt werden (zur weiteren Vertiefung > Kap. 2.2.3).

Folgende kleine Episode aus einem meiner Kommunikationsseminare erläutert dies. Schauen Sie sich > Abb. 2.2 an. Was brachte die Teilnehmerin dazu, während des Seminars den Raum zu verlassen und ihren Daunenmantel anzuziehen?

Wahrscheinlich ein Bedürfnis nach Wärme. Wer in einem geheizten Raum einen Daunenmantel anzieht, friert offensichtlich und braucht Wärme. Dementsprechend bekam die Dame von der Gruppe viele Tipps wie z. B. sich näher an die Heizung zu setzen oder eine Decke zu nehmen. Doch all das wollte sie nicht.

Ihr ging es um etwas anderes. Wie sich herausstellte, war ihr plötzlich aufgefallen, dass sie ihren Pullover auf links anhatte. Dies war ihr so peinlich, dass sie den Daunenmantel darüberzog, damit niemand aus der Gruppe diesen „Makel" bemerkte und sie für senil hielt (mit ca. 70 Jahren war sie die Älteste in der Gruppe).

Ihr Bedürfnis war Schutz, nicht Wärme.

[1] Marshall Rosenberg war ein Schüler von Carl Rogers, dem Begründer der klient- bzw. patientenzentrierten Kommunikation.

[2] Einige Inhalte, insbesondere auch die hier zitierten Leitsätze oder Sprüche, hat die Autorin in Seminaren von Marshall Rosenberg mitgeschrieben. Sie sind nicht alle in der „offiziellen" Literatur zu finden. Um nicht auf diese wertvollen Inhalte verzichten zu müssen, wurden sie mit „frei nach Marshall Rosenberg" gekennzeichnet.

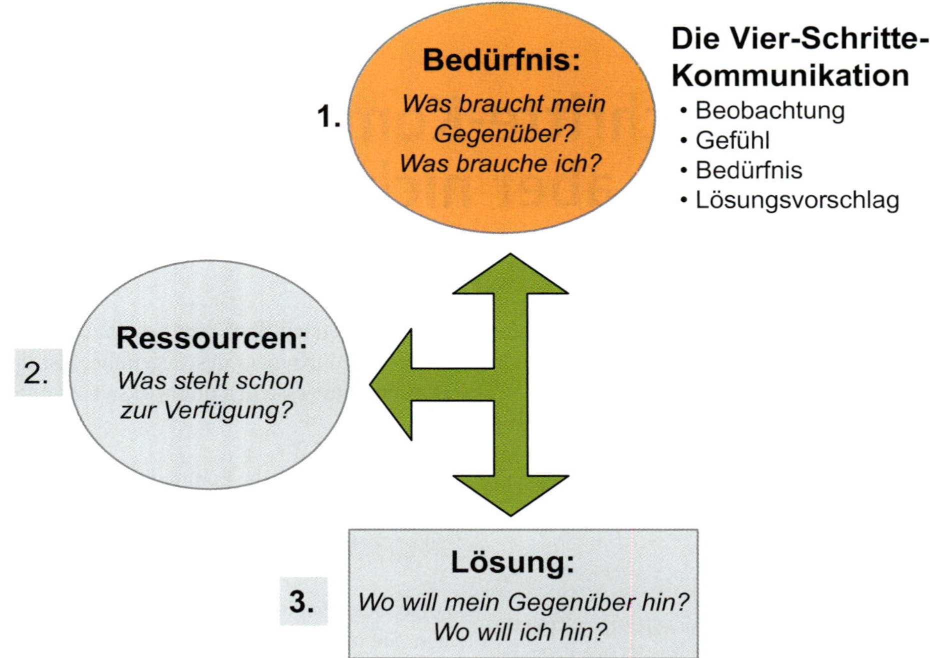

Abb. 2.1 Der bedürfnisorientierte Fokus in der Kommunikation [P527]

Alle gut gemeinten Vorschläge der Gruppe zum Thema Wärme gingen ins Leere. Im Gegenteil, sie hätten sogar eine ungesunde Überhitzung der Teilnehmerin bewirkt.

Übertragen auf den Arztberuf heißt das, wir glauben oft zu wissen, was ein Patient, Angehöriger oder ein Teammitglied braucht, und unterbreiten Lösungsvorschläge für ein Bedürfnis, das unser Gegenüber evtl. gar nicht hat. Eine nicht selten vorkommende Situation.

Im Arbeitsfeld des Arztes geht es um solche Fragen:

- Was brauchen der Patient und sein Angehöriger eigentlich, wenn sie sich über die medizinische Behandlung beschweren oder Maßnahmen nicht wie besprochen umsetzen?
- Welches Bedürfnis hat der Teamkollege, die Pflegekraft oder die MFA, wenn sie Kritik äußern oder sich unkooperativ verhalten?
- Was braucht der Chef oder der Verwaltungsangestellte, wenn sie auf die Erledigung bestimmter Aufgaben pochen?
- Und nicht zuletzt: Was brauchen Sie selber in Ihren vielfältigen Rollen als Ärztin oder Arzt, als Kollege, als Vorgesetzter, als Ehepartner, als Mensch?

Wie können Sie erkennen, was diesen Reaktionsweisen wirklich zugrunde liegt, und adäquat darauf reagieren?

Die zentrale Bedeutung der Bedürfnisse im menschlichen Miteinander wird in Marshall Rosenbergs Gewaltfreier Kommunikation hervorgehoben. Da der Begriff „gewaltfrei“[3] im Kontext des Gesundheitswesens oft Irritationen auslöst, wird diese Methode hier als „Vier-Schritte-Kommunikation“ vorgestellt.

Ein Schlüsselerlebnis

Woher ich diese Kommunikationsmethode kenne und warum ich in diesem Buch soviel Wert darauf lege, erklärt mein eigenes „Schlüsselerlebnis“ als Ärztin.

Ich arbeitete fünfzehn Jahre lang in einer Eltern-Kind-Reha-Klinik. Trotz eines individuell zugeschnittenen Behandlungsprogramms saßen immer wieder aufgebrachte Patientinnen vor mir – mit mehr oder weniger nachvollziehbaren Beschwerden. Es war eine Herausforderung, mit der teils heftig vorgetragenen Kritik umzugehen. Nicht selten trafen mich die Vorwürfe auch persönlich.

Als eine neue Ärztin in unser Team kam, beobachtete ich etwas Erstaunliches. Wenn sie die verärgerten, „meckernden“ Mütter in ihr Arztzimmer mitnahm, kamen sie nach ein paar Minuten entspannt, freundlich plaudernd wieder heraus. Nachdem ich dies ein paar Mal erlebt hatte, fragte ich die Kollegin neugierig, was sie denn mit den Müttern in ihrem Zimmer mache?

Die Antwort war: Gewaltfreie Kommunikation.

Davon hatte ich noch nie gehört. Die Kollegin erklärte, dass hinter jeder Kritik und jeder Beschwerde der Mütter unerfüllte Bedürfnisse stünden. Doch die Patientinnen drückten ihre Sorgen und Nöte leider oft in ungünstiger Weise aus. Wenn ich versuchen würde, hinter einer Kritik oder Nichtkooperation die

[3] Sobald Menschen sich und andere bewerten/beurteilen und sich damit in ein (ver)urteilendes, beschuldigendes Richtig-Falsch-Denken begeben, sieht Marshall Rosenberg darin eine frühe, unterschwellige Form von Gewalt.

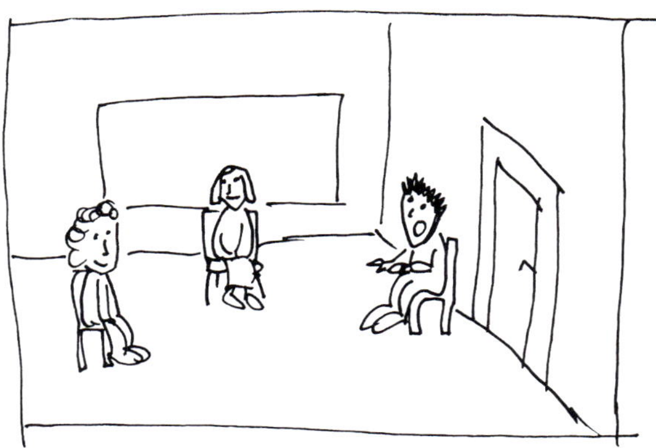

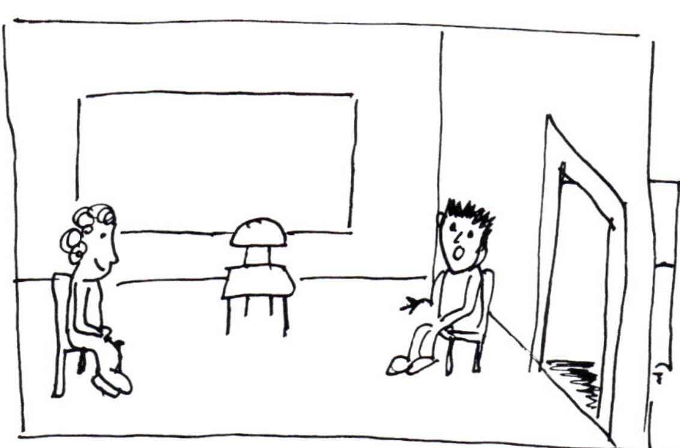

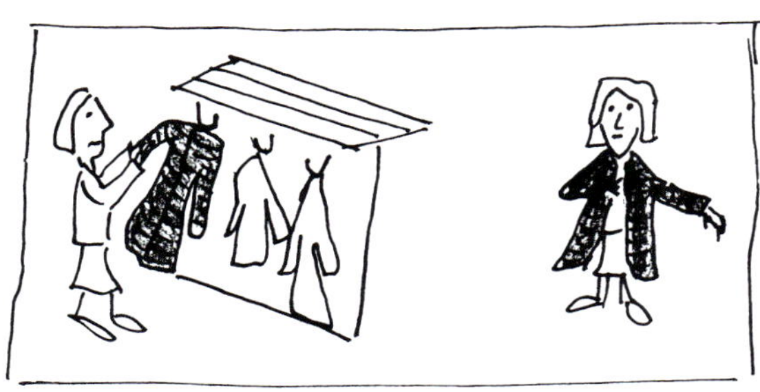

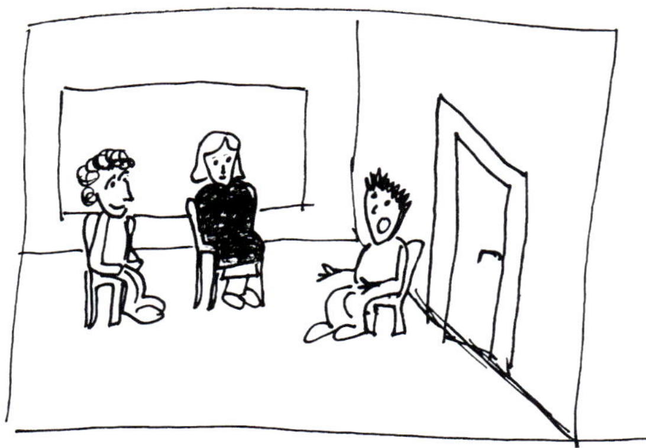

Abb. 2.2 Welches Bedürfnis hat die Frau mit dem Daunenmantel? [P527]

eigentlichen Motive des Gegenübers, z. B. eine Bitte um Hilfe und Unterstützung oder um Information und Mitbestimmung, zu erkennen, fühlte ich mich nicht mehr persönlich angegriffen und könnte entspannter auf die Anliegen der Mütter eingehen. Das klang einleuchtend, aber v. a. der „Vorher-Nachher-Effekt", den die Kollegin regelmäßig bei den unzufriedenen Patientinnen erzielte, sprach für sich.

LEITSATZ

Vier-Schritte-Kommunikation

„Vorwürfe sind ungünstig formulierte Bitten." (in Anlehnung an Marshall Rosenberg)

Einsatzmöglichkeiten der Vier-Schritte-Kommunikation

Wo können Sie diese Methode einsetzen? Die Vier-Schritte-Kommunikation ist eine überall im ärztlichen Berufsalltag nutzbare Gesprächsführungsmethode.[4] Sie ist ein „Übersetzungsprogramm" für Vorwürfe und Kritik (➤ Abb. 2.3, ➤ Kap. 7.2, ➤ Kap. 7.3 und ➤ Kap. 7.4) und gleichzeitig hilfreich für einen einfühlsamen Umgang mit starken Emotionen wie Angst, Trauer, Ärger, Ohnmacht (➤ Kap. 3.2 und ➤ Kap. 7.5).

Ihre Anwendung führt nicht nur zu größerer Zufriedenheit bei Ihrem Gegenüber, sondern steigert auch Ihr eigenes Wohlbefinden. Durch das empathische und zugleich klar strukturierte, lösungsorientierte Vorgehen werden die Kontakte im beruflichen Kontext entspannter und zielführender. Ihre Bemühungen und Interventionen als Ärztin/Arzt zeigen mehr Erfolg, und gleichzeitig haben Sie ein Instrument zur Hand, das Sie schützt, Kritik und Vorwürfe persönlich zu nehmen.

Einsatzmöglichkeiten

- Patienten-Angehörigen-Kommunikation:
  - Einfühlsame, empathische Kommunikation mit Patienten und Angehörigen (➤ Kap. 3), Überbringen schwerer Nachrichten (➤ Kap. 7.5)
  - Umgang mit schwierigen, kritischen, fordernden Patienten und Angehörigen (➤ Kap. 7.2 und ➤ Kap. 7.3)
  - Verbesserung der Compliance durch effektivere Kommunikation und Formulierung klarer Lösungsstrategien (➤ Kap. 2.2.4 und ➤ Kap. 7.4)

[4] Auch bei Kindern oder Menschen mit Sprachproblemen kann sie eingesetzt werden mit entsprechender Vereinfachung der Wortwahl. Lediglich bei stark kognitiv eingeschränkten Menschen (z. B. im Rahmen einer Demenz) ist die Methode eingeschränkt einsetzbar. Für diese Patientengruppe gibt es spezifische Kommunikationsansätze wie z. B. die Validation nach N. Feil und die integrative Validation® nach N. Richards.

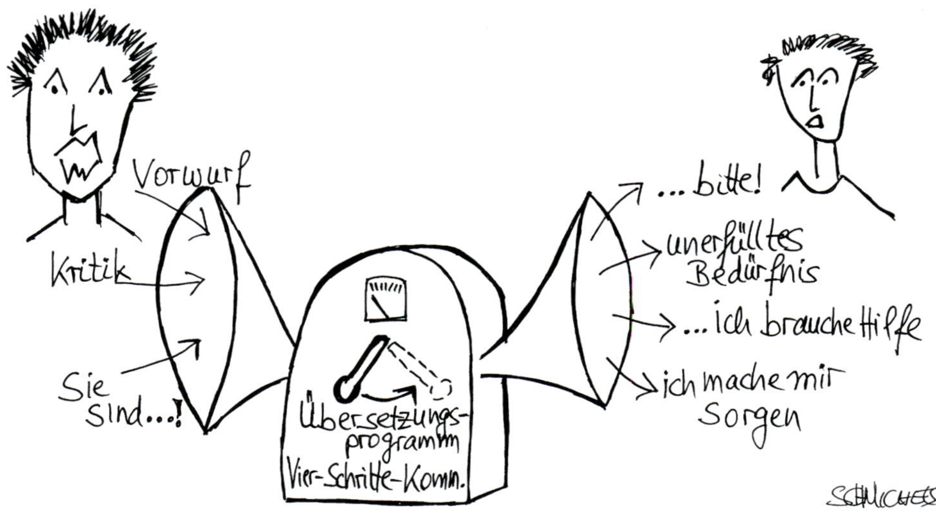

Abb. 2.3 Die Vier-Schritte-Kommunikation als „Übersetzungsprogramm" [P527]

- Kommunikation im Team (Kollegen, Pflege, MFAs), mit Vorgesetzten, Verwaltung und anderen Gesundheitsfachberufen
  - Umgang mit Kritik (➤ Kap. 3.4) und die Kunst des Feedbackgebens (➤ Kap. 7)
  - Umgang mit bzw. Prävention von Konflikten (➤ Kap. 3.4)
  - Teambildung und Verbesserung der Zusammenarbeit durch wertschätzende Kommunikation (➤ Kap. 8) und Einbringen der eigenen Bedürfnisse inkl. klarer Bitten/Lösungsstrategien (➤ Kap. 2.2 und ➤ Kap. 8)
- Innere Kommunikation mit sich selber
  - Entwicklung eines Bewusstseins für eigene Bedürfnisse (➤ Kap. 2.2.3) und empathischer Umgang (Dialog) mit sich selbst (➤ Kap. 9.1)
  - Konstruktiver Umgang mit eigenen Fehlern, Missgeschicken und Misserfolgen (➤ Kap. 9)

Ein Übersetzungsprogramm

Worin bestand der Schlüssel der Kollegin, um aus „meckernden" Müttern zufriedene Patientinnen zu machen?

Entscheidend war ihre innere Haltung im Umgang mit dem Gegenüber. Die Kollegin hatte ihren Gesprächs- bzw. Zuhörfokus verändert. Sie konzentrierte sich auf die eigentlichen Motive der Patientinnen. Statt Kritik hörte sie mit ihrem inneren Übersetzungsprogramm (➤ Abb. 2.3) das darunterliegende Bedürfnis.

Sobald sich das Gegenüber mit seinem Bedürfnis verstanden fühlt, lassen sich gemeinsam mit dem Gesprächspartner passgenaue Lösungen finden.

2.1.2 Modell der vier Reaktionsmöglichkeiten

Es gibt vier verschiedene Möglichkeiten, auf die Worte des Gegenübers zu reagieren. Das verdeutlicht das nachfolgend beschriebene Modell nach Rosenberg (➤ Abb. 2.4). Auf welchem Empfangskanal/Ohr[5] hören Sie die Aussage Ihres Gegenübers? Und wie antworten bzw. reagieren Sie auf diese Aussage?

Sie können mit einem bewertenden, kritisierenden Blick auf Menschen und ihr Verhalten schauen. Oder mit einem Fokus auf die Bedürfnisse. Ein großer Unterschied.

Nehmen wir ein konkretes Beispiel aus der Arztpraxis (➤ Abb. 2.5).

Mit einer Patientenbeschwerde umgehen

Franz Schneider, 58 Jahre, Dachdecker, ein Patient mit schwer einstellbarer arterieller Hypertonie, ist derzeit krank geschrieben wegen massivem Kopfdruck mit Sehstörungen. Seit einer Woche wird seine antihypertensive Medikation umgestellt. Der Patient beschwert sich in der Sprechstunde: *„Die neuen Medikamente bringen nichts!"*

Wie reagieren Sie darauf?

1. Kritikohren nach außen (➤ Abb. 2.4, Kasten 1)
Sie hören eine Kritik oder einen Vorwurf und ärgern sich über die Ungeduld des Patienten. Sie kritisieren ihn dafür laut oder in Gedanken:

„Herr Schneider, ich habe Ihnen doch schon beim letzten Mal gesagt, dass eine medikamentöse Einstellung Zeit braucht. Seien Sie mal nicht so ungeduldig. Sie erlauben sich viel zu früh ein Urteil."

[5] Ein ähnlich lautendes Vier-Ohren-Modell des Kommunikationswissenschaftlers Schultz von Thun fokussiert ebenfalls auf vier Aspekte beim Zuhören und Sprechen, unterscheidet sich aber inhaltlich vom oben vorstellten Modell.

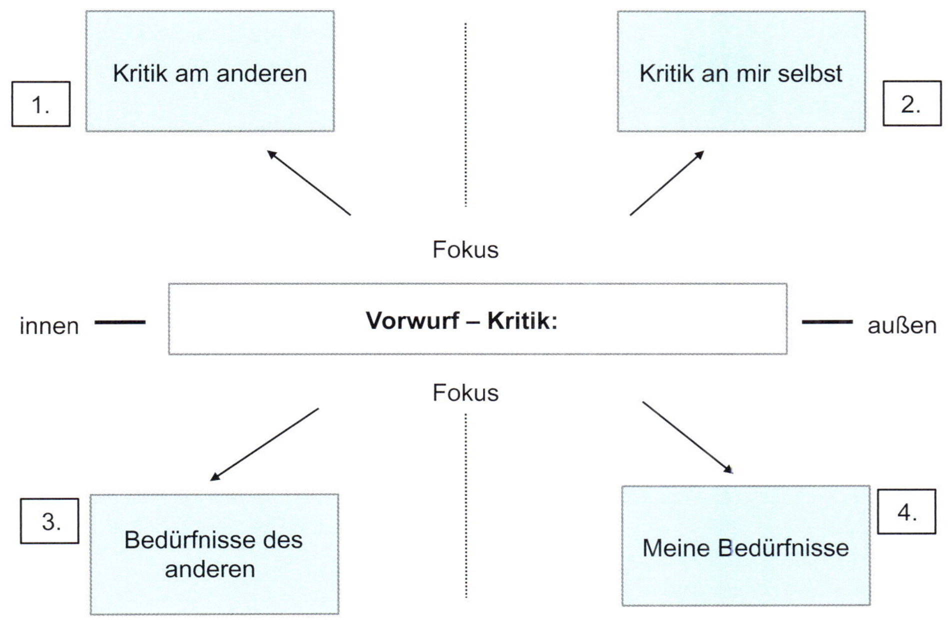

Abb. 2.4 Vier Reaktionsmöglichkeiten auf die Aussagen des Gegenübers (Vier-Ohren-Modell nach Marshall Rosenberg[6]) [P527]

2. Kritikohren nach innen (➤ Abb. 2.4, Kasten 2)
In diesem Fall kritisieren Sie nicht den Patienten, sondern reagieren mit Selbstkritik auf seine Aussage.

Sie ärgern sich vielleicht, dass Sie sich, anstatt bei der Standardmedikation zu bleiben, zu einer anderen, nicht so erprobten Medikation haben verleiten lassen. Oder Sie verurteilen sich, dass Sie die Aussage von Herrn Schneider mit vorwurfsvollen Worten und in einem scharfen Tonfall pariert haben. In diesem Fall richtet sich die Kritik nach innen, und Sie kritisieren sich selbst und Ihre eigene Reaktion.

„Ich hätte geduldiger auf Herrn Schneider eingehen sollen. Immer brause ich gleich so auf. Total unprofessionell von mir. Ich schädige meinen eigenen Ruf bzw. den meiner Praxis oder Klinik."

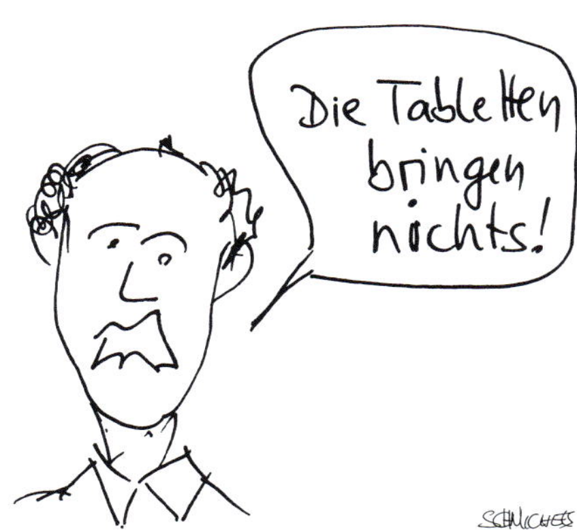

Abb. 2.5 Patientenbeschwerde [P527]

Bewertende, kritisierende, verurteilende Sprache oder Herangehensweise

Beide Reaktionsmöglichkeiten (1 und 2) stehen für eine bewertende, kritisierende, verurteilende Sprache oder Herangehensweise: Sie hören eine Anschuldigung und antworten mit einer Anschuldigung. Kritik wird mit Kritik begegnet. Die Energie der Aufmerksamkeit verliert sich in einer Bewertung des Gegenübers oder der eigenen Person. Diese anklagende Herangehensweise (Kritikohren gegenüber anderen und uns selbst) ist uns meist sehr vertraut. Menschen zu be- und verurteilen ist ein gewohntes Muster.

Der Nachteil: Statt die Energie in einen gewinnbringenden, konstruktiven Austausch mit dem Gegenüber zu stecken, erhöht sich die Wahrscheinlichkeit einer Eskalation. Die erste Druckentlastung ist zwar zunächst angenehm, doch wir zahlen einen Preis. Denn nicht selten ernten wir Abwehr, einen Gegenangriff oder Non-Compliance/Non-Kooperation.

[6] Nach Rosenberg (2013, S. 70) und Brüggemeier (2017) von der Autorin modifizierte Grafik.

„Jenseits von Richtig und Falsch gibt es einen Ort. Dort treffen wir uns." Rumi

Bedürfnisorientierte Sprache und Herangehensweise

Doch es gibt auch eine andere Umgangsweise mit den Aussagen des Gegenübers. Hierbei ist der Fokus bedürfnisorientiert.

Wieder die gleiche Ausgangssituation. Der Patient sagt: *„Die neuen Medikamente bringen nichts!"*

3. Verständnisohren nach außen (➤ Abb. 2.4, Kasten 3)
Diesmal schalten Sie das innere Übersetzungsprogramm der Vier-Schritte-Kommunikation ein. Sie hören keinen Angriff, sondern eine „ungünstig formulierte Bitte". Mit Verständnisohren nach außen können Sie die darunterliegenden Bedürfnisse aufspüren (➤ Kap. 2.2.3). Was möchte der Patient ausdrücken? Wie fühlt er sich gerade? Was braucht er? Um was bittet er Sie eigentlich?

- Vielleicht hat er gerade *Angst (Gefühl)* und braucht eine *Versicherung (Bedürfnis: Sicherheit)*, dass medizinisch alles in Ordnung ist. Für ihn als Dachdecker sind dieser massive Kopfdruck und die dazugehörigen Sehstörungen lebensgefährlich, deswegen muss sein Blutdruck so schnell wie möglich wieder im Normbereich sein. Oder sein Onkel starb an einer Hirnblutung, so dass der Patient Panik vor dem gleichen Schicksal hat.
- Oder er ist *verunsichert (Gefühl)*. Als ein strukturierter Mensch, der gerne alles unter Kontrolle hat, wird er unruhig, wenn Dinge nicht so funktionieren wie gedacht. Vielleicht braucht er einfach weitere *Information (Bedürfnis)*, dass eine neue Medikamenteneinstellung Zeit braucht. Mit so einer Information wäre er schon zufrieden.

In beiden Fällen hören Sie keine Kritik, sondern ungünstig ausgedrückte Bitten.

4. Verständnisohren nach innen (➤ Abb. 2.4, Kasten 4)
Nicht immer können wir trotz aller Professionalität Verständnis für das Gegenüber aufbringen. Wenn die Aussage des Patienten großen Ärger bei Ihnen ausgelöst hat, könnten Sie in dem Fall eine Ich-Botschaft äußern. Statt Ihre Energie darauf zu verwenden, den Patienten zu kritisieren, fokussieren Sie auf Ihr eigenes Anliegen und Ihre Irritation und bringen diese zum Ausdruck.

Wie fühlen Sie sich, wenn Sie Herrn Schneider hören?

- Sind Sie *sauer (Gefühl)*, weil es Ihnen um *Vertrauen* und *Wertschätzung (eigene Bedürfnisse)* Ihrer Person und Ihrer Berufserfahrung geht? Und um *Anerkennung (eigenes Bedürfnis)* dafür, dass Sie sich beim letzten Mal viel Zeit für ihn genommen haben trotz des vollen Wartezimmers?
- Oder Sie sind *irritiert (Gefühl)*, weil Ihnen nicht klar ist, wieso er jetzt so reagiert? Möchten Sie gerne *verstehen (eigenes Bedürfnis: Klarheit)*, wie es zu dieser Aussage gekommen ist?

Mit einem bedürfnisorientierten Fokus auf sich selber blicken Sie auf sich und Ihre eigenen Gefühle und Bedürfnisse.[7]

Die Entscheidung, ob Sie Ihr eigenes Anliegen kommunizieren wollen, hängt vom Einzelfall und Ihrem inneren Druck ab.

Diese vier Reaktionsmöglichkeiten stehen Ihnen jederzeit als Option zur Verfügung. Sie entscheiden, mit welchem Fokus Sie die Aussagen Ihres Gegenübers hören und darauf reagieren. In diesem Buch konzentrieren wir uns auf die zwei „Ohren" des bedürfnisorientierten Fokus. In den verschiedenen Kapiteln werden wir immer wieder auf dieses Vier-Ohren-Modell zurückkommen, z. B. beim Thema Empathische Kommunikation (➤ Kap. 3) oder beim Umgang mit Kritik und Non-Compliance (➤ Kap. 7.3).

Wichtig: Auch wenn Sie kritisierende Worte vermeiden, kann Ihr Gegenüber immer noch Kritik und Vorwürfe heraushören. Das lässt sich nicht verhindern. Aber Sie können entscheiden, mit welchen Worten Sie Ihre Botschaft aussenden. Das können Sie selbst gestalten.

FAZIT

Die Vier-Schritte-Kommunikation entspricht einer inneren Haltung mit einem bedürfnisorientierten Fokus auf Menschen. Sie ist ein Übersetzungsprogramm für Kritik und Vorwürfe in „ungünstig formulierte" Bitten.
Das Vier-Ohren-Modell zeigt zwei günstige Reaktionsweisen mit einem Fokus auf
- Gefühle, Bedürfnisse und Anliegen des Gegenübers (Verständnisohren nach außen)
- eigene Gefühle, Bedürfnisse, Motive und Anliegen (Verständnisohren nach innen)

Dies führt zu einer wertschätzenden, verständnisvollen Gesprächsatmosphäre. Die Kooperationsbereitschaft beider Seiten steigt und damit die Chancen, eine konstruktive Lösung zu finden.

Transfer in den Alltag

Beobachten Sie Ihre Reaktionen auf Menschen in Ihrem beruflichen und privaten Umfeld. Wo richten Sie einen kritisierenden, vorwurfsvollen Fokus auf andere und deren Verhalten? Wo gehen Sie urteilend und bewertend mit Ihrem eigenen Verhalten um? Wo haben Sie einen bedürfnisorientierten Fokus auf sich und andere?

Experimentieren Sie mit der neuen Sichtweise. Was könnten die darunterliegenden Bedürfnisse Ihres Gegenübers sein? Was Ihre eigenen?

---

7 Im Arzt-Patienten-Kontakt ist ein Ansprechen der eigenen Bedürfnisse eher unüblich. Der Patient ist der „Bedürftige". Doch es gibt Situationen, in denen ein Gespräch festgefahren ist und Sie mit einer Ich-Botschaft dem Verlauf eine entscheidende Wende geben können (➤ Kap. 3.4, ➤ Kap. 6, ➤ Kap. 7.2 und ➤ Kap. 7.3). Über eine Ich-Botschaft können Sie auch ein wichtiges Feedback geben (➤ Kap. 7.4).

2.2 Gesprächsführungstechnik in vier Schritten

„Gäbe es immer nur eine Wahrheit, könnte man von einem Thema keine hundert Bilder malen." Pablo Picasso

Neben der inneren Haltung im zwischenmenschlichen Kontakt umfasst die Vier-Schritte-Kommunikation auch eine konkrete Gesprächsführungstechnik. Die vier Schritte, die der Vier-Schritte-Kommunikation ihren Namen geben (➤ Abb. 2.6), machen aus ihr ein wirksames Werkzeug, um das Gegenüber zu erreichen bzw. die eigenen Anliegen auszudrücken. Einfach, aber nicht simpel.

Denn zu jedem Schritt gehören sogenannte Schlüsselunterscheidungen bzw. „Kommunikationsfallen", die ein Gespräch schnell eskalieren lassen (➤ Abb. 2.15).

2.2.1 Erster Schritt: Beschreibung der Ausgangslage/Beobachtung

LERNZIEL
- Was ist eine Beobachtung?
- Schlüsselunterscheidung: Beobachtung – Bewertung

Eine konkrete Schilderung der Ausgangssituation liefert die Gesprächsgrundlage für eine Veränderung des aktuell unerfreulichen Ist-Zustands.

Schritt:	
1.	Beobachtung = Ausgangssituation
2.	Gefühl
3.	Bedürfnis
4.	Bitte Lösung Strategie

Abb. 2.6 Die vier Schritte der Vier-Schritte-Kommunikation [P527]

Wenn Sie im ärztlichen Berufsalltag mit Patienten, Kollegen, Pflegekräften, Mitarbeitern oder Vorgesetzten eine Situation besprechen wollen, die Sie geärgert oder frustriert hat, ist es hilfreich, mit einer **konkreten Beschreibung der Ausgangssituation** einzusteigen. Doch nicht selten endet ein solches Gespräch schon beim Einstieg.

Zur Veranschaulichung zwei Beispiele.

Fall 1: Der Patient Franz Schneider klagt bei der Besprechung der Medikamentenumstellung: *„Die neuen Tabletten bringen nichts."* (➤ Abb. 2.5)

Fall 2: Der ärztliche Kollege Daniel beschwert sich: *„Immer mache ich die ganze Arbeit!"* (➤ Abb. 2.7)

Wie geht es Ihnen, wenn Sie solche Aussagen hören? Wahrscheinlich reagieren Sie ärgerlich oder genervt. Sie ärgern sich über die undifferenzierten Pauschalisierungen, Verallgemeinerungen, Übertreibungen und „Unwahrheiten" in diesen Aussagen. Es fehlt eine faire, korrekte Beschreibung der Ausgangssituation.

Hier setzt der erste Schritt der Vier-Schritte-Kommunikation von Marshall Rosenberg an, die Beobachtung und Beschreibung der Ausgangslage.

Zum Vergleich: Wie würden Sie reagieren, wenn die beiden Gesprächspartner Folgendes sagten (siehe Text in ➤ Abb. 2.8)?

Wie geht es Ihnen mit diesen Aussagen? Reagieren Sie anders darauf (siehe Text in ➤ Abb. 2.9)?

Mit einer neutralen Beschreibung der Ausgangslage können wir in der Regel besser umgehen. Wir wissen, um was es dem Gesprächspartner geht. Obwohl wir uns vielleicht immer noch über den Fakt ärgern, ist die Bereitschaft, gemeinsam eine konstruktive Lösung zu finden, wahrscheinlich gestiegen. Dies gilt natürlich genauso für uns selbst wie für unser Gegenüber.

Doch die Beschreibung der Tatsachen ist nicht so einfach, wie es zunächst scheint.

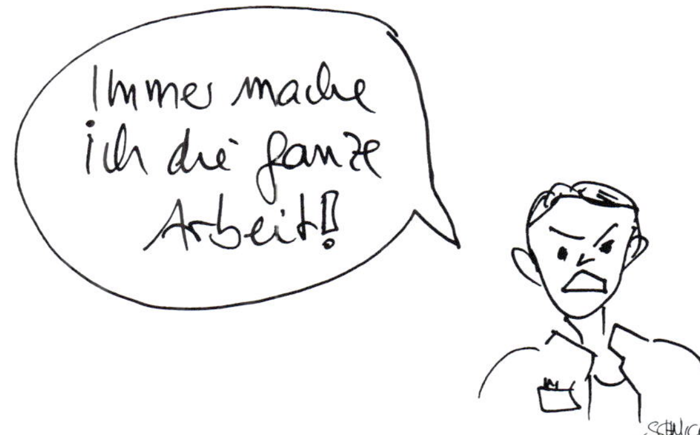

Abb. 2.7 Aussage des Kollegen [P527]

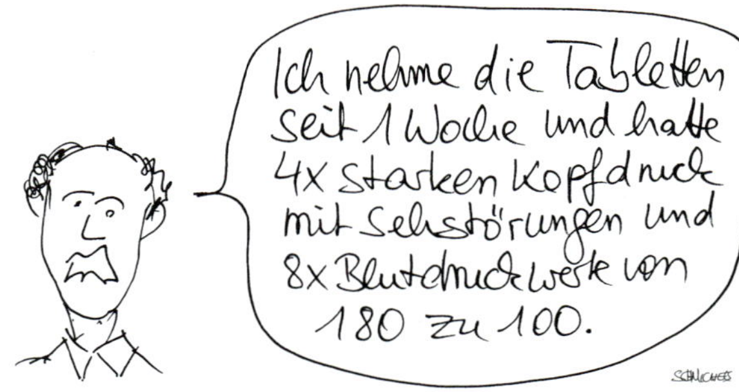

Abb. 2.8 Der Patient spricht eine Beobachtung aus [P527]

Von den sechs Patienten, die wir heute aufnehmen mussten, hast Du mir vier und Dir zwei gegeben

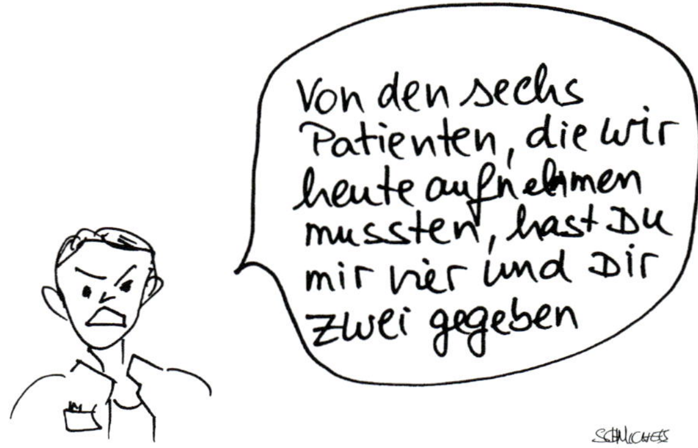

Abb. 2.9 Der Kollege spricht eine Beobachtung aus [P527]

„Die höchste Form menschlicher Intelligenz ist es, zu beobachten ohne zu bewerten." Krishnamurti

Beobachtung oder Bewertung?

- „Herr Lichtenstein ist ein typischer Privatpatient." Arzt über einen PKV-Patienten
- „Der Ehemann von Frau Pfeifer ist arrogant." Pflegekraft über einen Angehörigen
- „Maria drückt sich ständig vor der Arbeit." MFA über Teamkollegin
- „Die Angehörigen sind unkooperativ." Arzt über Angehörigen
- „Der Oberarzt ist ein Besserwisser." Schwester über den Oberarzt
- „Immer geht deine Arbeit vor." Partner/Partnerin des Arztes

In all diesen Aussagen sind Bewertungen enthalten: Wie ist ein typischer Privatpatient, was ist arrogant, was heißt Drückeberger oder Besserwisser? Wie sind unkooperative Menschen? Was heißt „immer geht die Arbeit vor"?

Es gibt keine objektiven Kriterien für diese Begriffe. Es sind subjektive Aussagen, Erfahrungen, Verallgemeinerungen und unklare Beschreibungen der Ausgangssituation. Jeder Mensch hat hierzu unterschiedliche Ideen und Vorstellungen.

Was ist eine Beobachtung?

Es ist die **Beschreibung von objektiven Fakten,** die für beide Gesprächspartner sichtbar, hörbar, fühlbar sind. Es geht um Tatsachen, denen alle Beteiligten zustimmen können.

Beim ersten Schritt empfiehlt es sich, die Szene als neutraler Beobachter wie durch eine Videokamera zu betrachten. Wie in einem Polizeibericht oder in einer juristischen Akte wird das, was man gerade sieht oder hört, mit **Zahlen, Daten, Fakten** (ZDF-Regel; Brüggemeier 2017) beschrieben. Verallgemeinerungen, Gemeinplätze, Bewertungen sind wegzulassen, um die Szene so neutral wie möglich zu beschreiben.

Beobachtung – mit Zahlen, Daten, Fakten (ZDF-Regel)

- **Ausgangslage mit messbaren, sichtbaren Tatsachen** beschreiben statt bewertende Begriffe wie „unsensibel", „unkooperativ", „trödeln" zu verwenden.
- **Dauer einer Handlung, eines Verhaltens, eines Geschehens** benennen: „Wir reden jetzt seit fünf Minuten über …"
- **Häufigkeit** konkretisieren („In den letzten zwei Wochen bist du dreimal jeweils fünfzehn Minuten später als vereinbart zur Teambesprechung gekommen") statt Verallgemeinerungen wie „immer, ständig, nie, dauernd".
- **Originalzitate** des Gegenübers wiedergeben („Als ich dreimal beim Blutabnehmen zustechen musste, meinte der Patient zu mir: ‚Sie sind wohl Anfänger'!") statt pauschal zu sagen: „Der Patient ist unverschämt."
- **Subjektive Empfindungen** als **subjektiv** kennzeichnen: „Die Kollegin spricht jeden Tag dreimal darüber, wie ungerecht sie den Chef empfindet, doch wenn ich ihr einen Tipp gebe, was sie tun könnte, sagt sie nur: ‚Das klappt ja eh nicht' Das nervt mich persönlich ziemlich." statt „Die Kollegin jammert zu viel."

Wichtig: Wenn Sie etwas neutral beschreiben, heißt das nicht, dass Sie einverstanden sind mit dem, was vorgefallen ist. Das Beobachten dient nicht dazu, Ihren Ärger, Unmut oder Ihre Frustration wegzudrücken, im Gegenteil. Im zweiten Schritt der Vier-Schritte-Kommunikation geht es um die Formulierung der Gefühle, dann sprechen Sie Ihren Ärger, Ihre Enttäuschung oder Empörung aus. Mit der neutralen Beschreibung schaffen Sie jedoch die Voraussetzung dafür, dass Ihr Gegenüber aufgeschlossen bleibt und Sie im günstigsten Fall eine gemeinsame Lösung finden können. Insofern lohnt sich beim ersten Schritt eine gewisse Disziplin!

Schlüsselunterscheidung: Beobachtung oder Bewertung?

Darüber hinaus gibt es noch einen weiteren wichtigen Aspekt bei der Unterscheidung von Beobachtung und Bewertung.

„Nicht die Tatsachen selbst machen das Leben schwer, sondern unsere Bewertung der Tatsachen." Epictetus

Tab. 2.1 Übung: Unterscheidung zwischen Beobachtungen oder Bewertungen

	Aussage	Ihr Kommentar
1	Frau Groß kommt immer zu spät zum Termin.	Frau Groß kam bei den letzten drei Terminen jeweils 20 Minuten nach der vereinbarten Uhrzeit in die Praxis.
2	Die Schwester ist übergriffig und rennt ständig in mein Arztzimmer rein.	Schwester Anna kam in den letzten zwei Tagen dreimal ohne zu klopfen in mein Arztzimmer, obwohl ein „Bitte nicht stören"-Schild während der Patientenuntersuchung an der Tür hing.
3	Die Patientin will immer wieder eine Extrawurst.	Nachdem ich ihr ein Rezept für Krankengymnastik ausgestellt hatte, forderte Frau Meyer: „Und was ist mit Massagen? Ich will auch noch Massagen!"
4	Der Chef bevorzugt die Kollegin Julia.	Der Chef hat bei den letzten drei Bronchoskopien die Kollegin Julia gefragt, ob sie sie durchführen möchte, obwohl Julia schon Fachärztin ist und mir noch drei Bronchoskopien für den Facharztkatalog fehlen.
5	Als ich bei der Visite sagte, ich müsste wegen der Medikation noch mit dem Oberarzt sprechen, hat Patient Huber mich gefragt: „Sind Sie überhaupt Arzt?"	Dies ist eine Beobachtung mit einem Zitat der Worte, die den Ärger auslösten.
6	Ich sollte sensibler mit den Patienten umgehen.	Ich habe zu dem jungen, angehenden Fußballer mit der schweren Knieverletzung gesagt, Fußball könne er vergessen, er solle lieber Ruderer werden, woraufhin er feuchte Augen bekam.
7	Schwester Maria ist sehr nett.	Schwester Maria hat mir nachts um drei ein belegtes Brot gebracht, als ich total ausgehungert mit der Ambulanz fertig war.

Denn unser Denken mit unseren innerlich oder laut ausgesprochenen Bewertungen prägt unsere Wahrnehmung der Wirklichkeit. Wenn ich über Pfleger Martin sage: „Er ist total respektlos zu den Patienten", hat diese Aussage Auswirkungen auf mein Erleben und meinen Umgang mit ihm. Die neutrale Beschreibung der beobachteten Situation klingt so: „Als eine Patientin zu Martin ins Stationszimmer kam und ihn bat: ‚Darf ich mal was fragen?', gab er gerade am Computer Daten ein. Beim dritten Nachfragen der Patientin wandte sich Martin ihr zu und sagte: ‚Ja gleich'."

Manchmal relativiert sich durch das Beobachten bereits ein vermeintliches „Fehlverhalten", das ich jemand anderem oder auch mir selber vorwerfe.

Hier nun eine **Übung** zur Unterscheidung von Beobachtungen und Bewertungen in verschiedenen Kontexten. Sind die folgenden Aussagen Beobachtungen oder Bewertungen? Sie können die rechte Spalte abdecken, um die Aussage zu überprüfen und in eine Beobachtung umzuformulieren (➤ Tab. 2.1).

Beispiel 6 fällt in die Kategorie Selbstvorwurf und Selbstkritik. Auch mit sich selber kann man beobachtend umgehen: Was habe ich als Arzt/Ärztin getan, dass ich solche Aussagen über mich mache (➤ Kap. 9)?

Aussage 7 ist positiv gemeint. Doch auch positive Aussagen oder ein Lob sind Bewertungen, wenn auch angenehme. Was hat Schwester Maria konkret getan, dass ich sie nett finde? Wofür genau möchte ich ihr danken (➤ Kap. 8.1.3)?

FAZIT

- Beobachtungen sind neutrale Beschreibungen der Ausgangssituation im Sinne konkret benannter Zahlen, Daten, Fakten.
- Das Aussprechen von Beobachtungen sorgt für **Transparenz** und eine **klare Gesprächsgrundlage.** Ihr Gegenüber weiß, worüber Sie mit ihm/ihr reden wollen.
- Durch Ihre Bereitschaft, achtsam und beobachtend mit Ihrem Gegenüber und der Situation umzugehen, sorgen Sie für **Wertschätzung,** ein **faires Miteinander** und **Effizienz im Gespräch.** Dies erhöht die Wahrscheinlichkeit, dass Ihre Worte Gehör finden und dass Sie gemeinsam mit Ihrem Gesprächspartner eine konstruktive Lösung finden.

Transfer in den Alltag

Versuchen Sie in der nächsten Woche, Situationen im Berufsalltag beobachtend zu beschreiben, entweder still für sich oder laut ausgesprochen.

Wo schleichen sich Bewertungen in Ihre Gedanken ein? In welchen Situationen lassen sich Übertreibungen, Verallgemeinerungen oder Etikettierungen beobachten? Was sehen Sie tatsächlich beim Blick durch die neutral die Szene filmende Videokamera?

Beobachten Sie auch, wie Sie mit sich selber umgehen, auf welche beurteilenden Worte Ihr innerer Kritiker zurückgreift (➤ Kap. 9).

2.2.2 Zweiter Schritt: Gefühle als emotionale Reaktion auf die Ausgangssituation

LERNZIEL

- Was sind Gefühle?
- Gefühle als wertvolle Signale
- Schlüsselunterscheidungen:
  - Gefühle – Interpretationen, Gedanken
  - Gefühle – Pseudogefühle, Opfergefühle

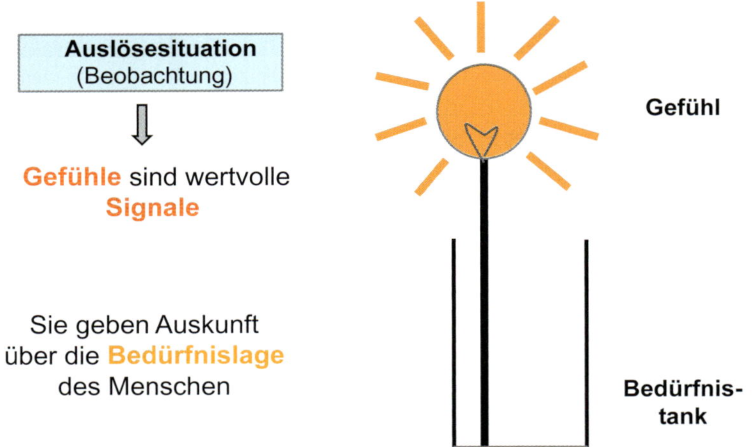

Abb. 2.10 Gefühle sind Signale für Bedürfnisse (bzw. Bedürfnis-„Tanks") [P527]

Im letzten Abschnitt ging es um die neutrale Beschreibung der Ausgangssituation als Basis für das Ansprechen einer belastenden oder als schwierig erlebten Situation.

Der zweite Schritt der Vier-Schritte-Kommunikation befasst sich mit der emotionalen Reaktion auf die Ausgangssituation – mit dem Gefühl.

„Wir sind keine Denkmaschinen, die fühlen, sondern Gefühlsmaschinen, die auch denken." in Anlehnung an Antonio Damasio (Neurobiologe)

Gefühle sind ein Indikator dafür, ob es in bestimmten Situationen überhaupt etwas mit unserem Gegenüber zu besprechen gibt. Ohne das Auftauchen von Gefühlen bei uns und/oder unserem Gesprächspartner zöge die Ausgangssituation unbemerkt an uns vorbei. Wir hätten keinen Anlass, sie zu erwähnen.

Im Arztalltag geht es immer wieder um Gefühle. Wenn Patienten und ihre Angehörigen eine belastende Diagnose erfahren, wenn Teamkollegen vor lauter Arbeitsüberlastung gereizt oder aggressiv reagieren, wenn der Chef unwirsch seine Kritik äußert. Im zeitlich eng getakteten Berufsalltag haben sich viele Ärzte antrainiert, Gefühlen möglichst wenig Beachtung zu schenken. Aus Sorge, sie könnten im Gespräch zu viel Raum einnehmen oder schwer auszuhalten sein. Schließlich muss zuerst der Patient medizinisch versorgt und das normale Arbeitspensum erledigt werden. Ebenso verhält es sich mit Ärger oder Aggressionen.

Doch immer, wenn wir Gefühle (die eigenen oder die von anderen) zur Seite schieben, kommen sie in unseren Alltag zurück. Wir sparen keine Zeit, wenn wir Gefühlen keine Bedeutung geben, im Gegenteil (➤ Kap. 3).

LEITSATZ

„Menschen, die sich sehr intensiv emotional äußern, möchten gerne eine Wiedergabe ihrer Gefühle hören." Marshall Rosenberg

Was sind Gefühle?

Gefühle sind wertvolle Signale und lebensdienliche Informationen über Menschen und ihre Befindlichkeit.

Sie sind vergleichbar mit Signal- oder Warnlämpchen im Auto (Klein, Gibson 2004). Wenn der Öltank leer ist, leuchtet das Öllämpchen auf. Es signalisiert einen kritischen Ölmangel. Bei Nichtbeachten dieses Signals wird es zu einem Motorschaden kommen. Aus diesem Grund reagieren Autobesitzer sofort auf das Warnlämpchen und füllen Öl in den leeren Tank.

Was hat das mit Gefühlen zu tun? Gefühle sind die Signallämpchen unseres Organismus für unsere Bedürfnislage (➤ Abb. 2.10).

Gefühle, die Sie bei sich oder Ihrem Gegenüber wahrnehmen, geben wichtige Hinweise auf die Bedürfnis-„Tanks"[8] – auf die eigenen oder die Ihrer Mitmenschen.

Angenehme, positive Gefühle zeigen einen vollen Bedürfnistank an, unangenehme, negative Gefühle einen leeren (➤ Abb. 2.11).

Betrachten wir unsere beiden Fallbeispiele (➤ Kap. 2.2.1) unter dem Aspekt Gefühle.

Fall 1: Wie fühlt sich der Patient Franz Schneider, wenn er zu Ihnen sagt: „Die neuen Tabletten bringen nichts!" Ist er frustriert oder hilflos? Oder eher wütend und geladen? Macht er einen ängstlichen oder einen resignierten Eindruck?

Fall 2: Wie fühlt sich der Kollege Daniel, der sich unzufrieden über die Patientenverteilung äußert? Ist er sauer, empört oder aufgebracht? Oder ist er erschrocken, alarmiert, enttäuscht, unter Druck?

[8] Bedürfnis-„Tanks" und das dazugehörige „Tankmodell" sind keine Begriffe oder Modelle von Marshall Rosenberg. Sie wurden von der Autorin im Rahmen ihrer Trainerinnentätigkeit entwickelt.

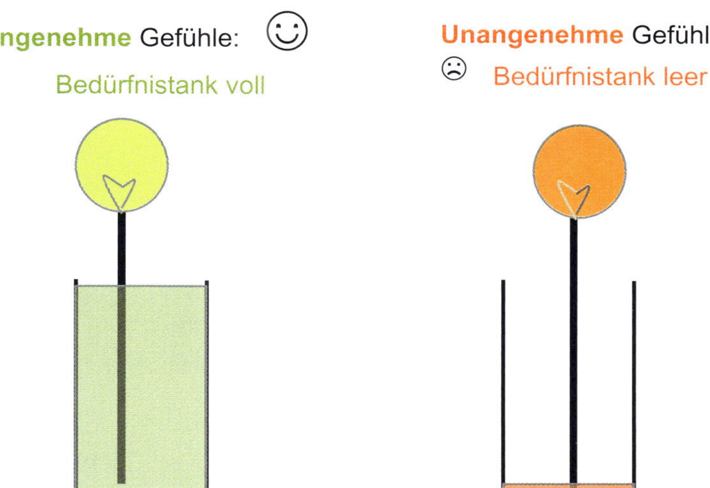

Abb. 2.11 Das „Tankmodell" für angenehme bzw. unangenehme Gefühle [P527]

Merken Sie, wie unterschiedlich Sie reagieren, abhängig von der Stimmung des Gegenübers? Unsere emotionale Reaktion auf empörte, aufgebrachte Gesprächspartner ist anders als die auf traurige, verzweifelte, niedergeschlagene Menschen.

Gefühle sind das Tor, die Eintrittspforte zu unseren Mitmenschen. Mit Hilfe von Spiegelneuronen im Gehirn (➤ Kap. 3.1.2) können wir die Gefühlslage des anderen erkennen und uns in ihn einfühlen.

Umgekehrt hat auch das Benennen eigener Gefühle eine wichtige Funktion im Kontakt. Es bringt Klarheit und Transparenz ins Gespräch – ist also kein Zeichen mangelnder Professionalität, im Gegenteil. Dies gilt sowohl für die Kommunikation im Team als auch mit Patienten und Angehörigen. Der Gesprächspartner reagiert anders auf Sie, wenn Sie ihm mitteilen, dass Sie gerade frustriert oder irritiert sind, als wenn er Sie als gefühlsneutral oder kritisierend erlebt (zu Ich-Botschaften vgl. ➤ Kap. 3.2, ➤ Kap. 6, ➤ Kap. 7.2 und ➤ Kap. 7.4).

Was für Gefühle gibt es?

Wie oben erwähnt, gibt es je nach Füllungsstand der Bedürfnistanks zwei Arten von Gefühlen, angenehme und unangenehme.

In der Vier-Schritte-Kommunikation wird mit einer umfangreichen Liste an Gefühlsbegriffen gearbeitet. Dadurch lassen sich die Feinheiten des emotionalen Erlebens sehr differenziert und vielfältig ausdrücken (➤ Tab. 2.2 listet angenehme Gefühle und ➤ Tab. 2.3 unangenehme Gefühle auf).

Für unangenehme Gefühle bei leerem Bedürfnistank kommen verschiedene Gefühlsbegriffe infrage (➤ Tab. 2.3).

Dies alles sind Gefühle.

Doch leider ist es in unserer Alltagswelt nicht mehr üblich, Gefühle auszudrücken. Es fehlt ein Gefühlsbewusstsein.

Äußerungen wie „Mir geht's gut" oder „Mir geht's schlecht" sind zwar weit verbreitet, sagen jedoch nichts über die emotionale Lage aus. Geht es der Person „schlecht" im Sinne von sorgenvoll oder ernüchtert? Geht es ihr „gut" im Sinne von erleichtert oder beschwingt? Das sind spürbare Unterschiede.

Auch wenn Menschen ihre Gefühle oft nicht aktiv benennen können, sind sie meist in der Lage, bei Vorgabe eines passenden Gefühls zu sagen, ob es für sie zutrifft oder nicht.

Tab. 2.2 Angenehme Gefühle bei erfülltem Bedürfnis bzw. vollem Bedürfnistank (Auswahl aus Rosenberg 2017)

angeregt	bewegt	erleichtert	geschützt	liebevoll	satt	unbekümmert
aufgeregt	eifrig	erstaunt	glücklich	locker	schwungvoll	unbeschwert
angenehm	energiegeladen	fasziniert	gut gelaunt	lustig	selig	vergnügt
aufgedreht	entschlossen	freundlich	heiter	motiviert	sicher	verliebt
ausgeglichen	entlastet	friedlich	hoffnungsvoll	munter	still	wach
befreit	entspannt	fröhlich	inspiriert	mutig	strahlend	offen
begeistert	entzückt	froh	kraftvoll	neugierig	überglücklich	wissbegierig
berührt	erfreut	gelassen	klar	optimistisch	überrascht	zufrieden
beruhigt	erfrischt	gesammelt	lebendig	ruhig	überwältigt	zuversichtlich

Tab. 2.3 Unangenehme Gefühle bei unerfülltem Bedürfnis bzw. leerem Bedürfnistank (Auswahl aus Rosenberg 2017)

ängstlich	bedrückt	einsam	gelähmt	mutlos	teilnahmslos	verletzt
ärgerlich	beklommen	empört	gelangweilt	nervös	unglücklich	verzweifelt
alarmiert	besorgt	ernüchtert	genervt	niedergeschlagen	unter Druck	verwirrt
ambivalent	bestürzt	erschöpft	hin- und hergerissen	perplex	unbehaglich	widerwillig
angeekelt	betroffen	erschrocken	hilflos	sauer	ungeduldig	wütend
angespannt	bitter	erschüttert	in Panik	schüchtern	unruhig	zappelig
apathisch	deprimiert	erstarrt	irritiert	schockiert	unsicher	zermürbt
aufgeregt	durcheinander	frustriert	kribbelig	sorgenvoll	unzufrieden	zögerlich
ausgelaugt	enttäuscht	geladen	lustlos	sprachlos	unwohl	zornig

Nach Gefühlen fragen

Es gibt zwei Möglichkeiten, das Gegenüber auf seine Gefühle anzusprechen oder zu fragen.

Fragetechniken

Offene Frage:
- „Wie fühlen Sie sich gerade?"

Geschlossene Frage: (mit Ja oder Nein zu beantworten)
- „Fühlen Sie sich müde und erschöpft?"
- „Sind Sie gerade geschockt/fassungslos?" (z. B. beim Mitteilen einer schlechten Nachricht)
- „Sind Sie jetzt erleichtert?"

Die offene Frage „Wie fühlen Sie sich gerade?" hat den Vorteil, dass sie sich frei beantworten lässt. Sie gibt Raum zur Introspektion und Selbstreflexion. Der Nachteil ist, dass sie den Gesprächspartner evtl. überfordert, weil er nicht daran gewöhnt ist, Gefühle zu benennen, oder weil sie ihm peinlich sind.

Geschlossene Fragen zum Thema Gefühle vermitteln Sicherheit und Vertrauen. Denn der Fragende zeigt, dass er sich mit dem Gegenüber beschäftigt und sich in ihn einfühlt. Ein Nachteil kann sein, dass manche Menschen dem vorgegebenen Gefühl unreflektiert zustimmen.

Kommunikationstipp

Beim Thema **Gefühle** sind **geschlossene Fragen hilfreich.** Der Gefragte spürt, dass der Gesprächspartner mitdenkt und versucht, sich in ihn einzufühlen.
Nicht ganz passend vorgegebene Gefühle (z. B. „Sind Sie aufgewühlt?", wenn der Patient eher erschrocken ist) können Suchprozesse nach dem wirklich zutreffenden Gefühl auslösen. Sie helfen daher bei der Selbstwahrnehmung und Selbstreflexion.

Zur weiteren Vertiefung des Themas vgl. Empathie im Umgang mit starken Gefühlen (➤ Kap. 3), den Umgang mit Kritik und Aggression (➤ Kap. 7.2) und die Mitteilung schlechter Nachrichten (➤ Kap. 7.5).

Schlüsselunterscheidung: Gefühle – Gedanken, Interpretationen bzw. Gefühle – Pseudo- oder Opfergefühle

Wie bei der Unterscheidung zwischen Beobachtung und Bewertung gibt es auch beim Thema Gefühle eine kommunikative „Falle" bzw. Schlüsselunterscheidung. Es geht darum, zwischen echten Gefühlen und Interpretationen, Gedanken bzw. Pseudo- oder Opfergefühlen zu unterscheiden.

Beispiele für Gedanken, Interpretationen

- „Ich habe das *Gefühl, wir reden aneinander vorbei.*" Ärztin zu Angehörigem
- „Ich habe das *Gefühl, die Behandlung bringt nichts.*" Patient zu Ärztin
- „Ich fühle mich als *Versager.*" Arzt über sich selber
- „Ich habe das *Gefühl, Martin passt nicht in unser Team.*" Schwester über Pfleger
- „Ich habe das *Gefühl, deine Arbeit ist dir wichtiger als deine Familie.*" Ehefrau zu Arzt

Beispiele für Pseudo-/Opfergefühle (grammatikalische Passivkonstruktion)

- „Ich fühle mich *benachteiligt.*" Arzt zu Kollegin
- „Ich fühle mich *angegriffen.*" Ärztin zu Schwester
- „Ich fühle mich *kritisiert.*" Pflegekraft zu Arzt
- „Ich fühle mich *alleingelassen.*" Patient zu Schwester/MFA

Gedanken und Interpretationen

„Ich habe das *Gefühl, wir reden aneinander vorbei*" ist ein Gedanke bzw. eine Interpretation. Diese Äußerung sagt nichts über den emotionalen Zustand aus und könnte sich auf Gefühle von ärgerlich bis frustriert beziehen. Auch wenn das Wort „Gefühl" in dem Satz enthalten ist, wird kein echtes Gefühl benannt.

Pseudo- und Opfergefühle

„Ich fühle mich *benachteiligt*" (bei der Patientenverteilung): Auch dies ist kein echtes Gefühl, sondern ein Pseudo- oder Opfergefühl. „*Benachteiligt*" beinhaltet eine Schuldzuweisung. Es handelt sich grammatikalisch um eine Passivkonstruktion mit einem „Täter“ (der benachteiligt) und einem „Opfer“ (das benachteiligt wird). Die Person, die von sich sagt, sie fühle sich benachteiligt, schiebt die Kausalität und die Verantwortung für ihre Gefühle dem Gesprächspartner zu. Ihre Gefühle sind aber die Signallämpchen ihrer eigenen Bedürfnisse.

Abgesehen davon wird mit dieser Aussage nicht ausgedrückt, wie sich das Gegenüber wirklich fühlt. Ist es wütend, aufgebracht oder eher erschöpft, ausgelaugt, erschrocken?

CAVE

Pseudo- und Opfergefühle wie „Ich fühle mich angegriffen!“ oder „Ich fühle mich ausgenutzt“ sind häufig Wegbereiter für Eskalationen im Gespräch. Wegen der versteckten Schuldzuweisung reagieren die Menschen meist widerwillig und ärgerlich auf solche Pseudo-/Opfergefühle.

In der folgenden Auflistung sind einige Beispiele für Pseudo- und Opfergefühle aufgeführt (➤ Tab. 2.4).

Tab. 2.4 Pseudo- und Opfergefühle (Auswahl aus Rosenberg 2017)

angegriffen	herabgesetzt	niedergemacht
ausgenutzt	hintergangen	provoziert
bedroht	manipuliert	übergangen
benutzt	missverstanden	unter Druck gesetzt
bevormundet	nicht beachtet	unwichtig
eingeengt	nicht verstanden	verlassen
eingeschüchtert	nicht respektiert	wertlos
gestört	nicht unterstützt	zurückgewiesen

Übersetzungshilfe

Um die eigentliche Emotion hinter Gedanken, Interpretationen, Pseudo- und Opfergefühlen herauszufinden, gibt es eine Übersetzungshilfe.

Gedanken, Pseudo-, Opfergefühle in echte Gefühle übersetzen

Wie *fühle* ich mich, wenn ich *denke, … (wir reden aneinander vorbei, die Behandlung bringt nichts, ich werde angegriffen, ich werde vernachlässigt)*?

Wie *fühlt* sich der Angehörige, wenn er *denkt,* er und Sie *reden aneinander vorbei?* Ist er frustriert, sauer, ausgelaugt oder ratlos?

Wie *fühlt* sich der Patient, wenn er *denkt,* die *Behandlung bringe nichts?* Ist er ärgerlich, hilflos, genervt oder eher enttäuscht, resigniert?

Wie *fühlt* sich die Ehefrau, wenn sie *denkt,* der Partner *vernachlässige sie* und die Familie? Ist sie sauer, verletzt, überfordert? Oder eher einsam, hilflos, traurig?

Das sind echte Gefühle.

Übung zum Erkennen und Benennen von Gefühlen

Nehmen Sie die Liste der oben aufgeführten Gefühle zur Hand. In der folgenden Übersicht sind echte Gefühle aufgeführt, aber auch Gedanken, Interpretationen und Pseudo- oder Opfergefühle (➤ Tab. 2.5). Decken Sie die rechte Spalte ab und versuchen Sie diese Aussagen in echte Gefühle zu überführen. Statt eines einzigen Gefühls können auch viele verschiedene dahinter stecken.

Tab. 2.5 Übung: Unterscheidung zwischen echten Gefühlen und Gedanken, Interpretationen, Pseudo- oder Opfergefühlen

Aussage	Anmerkung
Eigenes Gefühl	
Ich fühle mich schlecht behandelt.	Dies ist trotz Verwendung des Wortes *„fühlen“* ein Gedanke; darunterliegende Gefühle z. B. *ärgerlich, frustriert, enttäuscht, sauer, empört, sprachlos*
Ich habe das Gefühl, Sie kritisieren mich.	Gedanke bzw. Pseudo-/Opfergefühl (Passivkonstruktion: ich werde kritisiert); darunterliegende Gefühle z. B. *empört, ärgerlich, erschrocken, irritiert*
Ich bin *optimistisch.*	Ein echtes Gefühl
Ich bin ziemlich *frustriert.*	Ein echtes Gefühl mittlerer bis hoher Intensität durch das Wort „ziemlich“. Auf einer Skala von 0–10 (Minimum 0, Maximum 10) wahrscheinlich Gefühlsintensität von 6–8 (Skalierungsfragen ➤ Kap. 4.4.2)
Ich habe das Gefühl, Sie vertrauen mir nicht.	Gedanke; darunterliegende Gefühle z. B. *enttäuscht, irritiert, erstaunt, verletzt, ärgerlich, genervt*
Gefühl des Gegenübers	
Haben Sie das Gefühl, hier kennt sich keiner aus?	Gedanke, Interpretation Sind Sie gerade *unsicher, beunruhigt, irritiert, verwirrt, in Sorge, aufgebracht?*
Sind Sie *hin- und hergerissen?*	Echtes Gefühl, sogar zwei: Der Patient ist *erleichtert,* dass er keine organische Störung hat, und gleichzeitig *irritiert, verwirrt, in Sorge,* weil er sich die bestehenden Symptome trotzdem nicht erklären kann.
Fühlen Sie sich schuldig?	Gedanke, Interpretation Fühlen Sie sich z. B. *unter Druck, ängstlich* oder auch *ärgerlich, wütend (auf sich selbst)?*
Haben Sie das Gefühl, das macht alles keinen Sinn?	Gedanke Fühlen Sie sich z. B. *hoffnungslos, resigniert, gelähmt, tieftraurig, ratlos, hilflos* oder *ärgerlich, wütend (auf sich selbst)?*
Sind Sie total *erleichtert?*	Angenehmes Gefühl auf einer Skala von 0–10 bei >7

FAZIT

- Gefühle geben Auskunft über die Stimmungslage des Gegenübers. Sie sind das Tor bzw. die Eintrittspforte, um sich in andere und sich selbst einzufühlen (➤ Kap. 3).
- Gefühle sind wichtige Signale, die Hinweise auf darunterliegende Bedürfnisse geben. Werden sie geleugnet oder beiseite geschoben, bleiben die Bedürfnistanks leer. (Analogie: Durch Nichtbeachten von Signallämpchen im Auto kann es zu schwerwiegenden Motorschäden kommen.)
- „Echte" Gefühle zu benennen schafft Kontakt, sorgt für Transparenz und trägt zu einem Klima von Offenheit und Wertschätzung am Arbeitsplatz bei.
- Gedanken, Interpretationen, Pseudo- und Opfergefühle sind dagegen Wegbereiter für eine Eskalation in Gesprächen.

Transfer in den Alltag

Beobachten Sie in der nächsten Woche die Gefühle Ihrer Mitmenschen: Wie fühlt sich der Angehörige, die Pflegekraft, die Chefin oder der Partner zu Hause?

Was empfindet Ihr Gegenüber, wenn es Lob oder Dank hört? Trainieren Sie auch positive Gefühle.

Welche Gefühle haben Sie selber in solchen Situationen?

Wann drücken Sie oder Ihr Gesprächspartner echte Gefühle und wann Pseudo-und Opfergefühle aus?

Experimentieren Sie mit dem Ansprechen von Gefühlen und beobachten Sie die Wirkung auf Ihr Umfeld, die Situation und auf Sie selbst. Beginnen Sie nicht gleich in brenzligen Situationen zu üben. Testen Sie die Wirkung zuerst in einem emotional leichten bis mittelschweren Gelände.

Wichtig: Es geht nicht um Perfektion, sondern darum, den eigenen Gefühlswortschatz zu erweitern und ein Gefühlsbewusstsein zu entwickeln.

2.2.3 Dritter Schritt: Bedürfnisse als Motor unseres Handelns

LERNZIEL

- Was sind Bedürfnisse?
  - Bedürfnisse als Motor bzw. Antrieb unseres Handelns
  - Bedürfnisse als Schlüssel, um Menschen zu erreichen und zu unterstützen
- Schlüsselunterscheidung: Bedürfnis – Strategie

Nun sind wir beim dritten und zentralen Schritt der Vier-Schritte-Kommunikation angekommen, den Bedürfnissen.

Warum ist es wichtig, sich mit dem Thema Bedürfnisse zu beschäftigen?

Erinnern Sie sich an die ältere Dame mit dem Daunenmantel (➤ Abb. 2.2)? Auf den ersten Blick schien klar zu sein, was sie brauchte, nämlich Wärme. Doch in ihrem Fall ging es um Schutz. Sie wollte vermeiden, dass man sie für senil hielt, weil sie ihren Pullover auf links anhatte.

Dies zeigt, wie wichtig es ist, vor dem Anbieten von Lösungen den aktuellen „Bedürfnistank" des Gegenübers zu kennen. In diesem Sinne sind Bedürfnisse und das Entwickeln eines Bedürfnisbewusstseins ein zentrales Thema der Vier-Schritte-Kommunikation.

„Wer den Hafen nicht kennt, in den er segeln will, für den ist kein Wind der richtige."
Lucius Anaeus Seneca

Was sind Bedürfnisse?

Bedürfnisse sind abstrakte Begriffe. Sie sind universell auf alle Menschen übertragbare (Antriebs-)Motive, die sie zum Handeln oder auch Nicht-Handeln bewegen. Bedürfnisse sind unabhängig von Kultur, Geschlecht, Alter, Nationalität, Sozialstatus. Sie sind an keine Person, keinen Ort, keine Zeit gebunden. Denn: **Alle Menschen haben die gleichen Bedürfnisse.**

Zentrale Bedürfnisse sind Sicherheit, Schutz, Kontakt, Verbindung, Mitgefühl, Zugehörigkeit, Sinn, Wertschätzung, Selbstbestimmung, Freiheit, Entwicklung, Vertrauen sowie körperliche Bedürfnisse.[9]

Die folgende Liste von Bedürfnissen ist angelehnt an Rosenberg (2013, S. 75) mit Ergänzungen aus Basu (2015) und Brüggemeier (2017).

Körperliche Bedürfnisse
- Gesundheit – körperliche Unversehrtheit
- Luft – Wasser – Essen – Trinken
- Bewegung – Sport – Aktivität – Ruhe – Regeneration
- Sexualität – körperliche Nähe
- Unterkunft – Schutz

Selbstbestimmung/Autonomie
- Eigene Ziele, Werte, Träume bestimmen
- Freiheit

Integrität/Stimmigkeit mit sich selbst
- Authentizität – Echtheit – achtsamer Umgang mit sich selber
- Sinn – Effizienz – Effektivität – Perspektive – Kongruenz (Stimmigkeit) – Kontinuität
- Kreativität – Lebendigkeit
- Persönliches Wachstum – Entwicklung

Kontakt mit anderen
- Akzeptanz – Verständnis
- Mitgefühl – Empathie – gesehen, gehört, wahrgenommen werden
- Wertschätzung – Respekt – Anerkennung – ernst genommen werden

[9] Im Gegensatz zur Bedürfnispyramide nach Abraham Maslow gibt es bei der Vier-Schritte-Kommunikation keine Priorisierung der hier aufgeführten Bedürfnisse. Es geht vielmehr um das je nach Situation aktuell im Vordergrund stehende Bedürfnis.

- Gerechtigkeit – Gleichheit – Gleichwertigkeit – Fairness – partnerschaftlicher Umgang – Begegnung auf Augenhöhe
- Rücksicht – Fürsorge – Miteinander – Gemeinschaftssinn – Teamgeist
- Ehrlichkeit – Aufrichtigkeit – Klarheit – Transparenz – Information – Orientierung
- Liebe – Vertrauen – Nähe – Geborgenheit – Wärme – Menschlichkeit
- Verbindung – Kontakt – Gemeinschaft – Verbundenheit
- Emotionale Sicherheit – Offenheit – Toleranz – Verlässlichkeit – Angemessenheit
- Balance von Arbeit und Freizeit, von Geben und Nehmen, von Sprechen und Zuhören
- Sicherheit – Schutz – Privatsphäre – Abstand
- Unterstützung – Hilfe – Kooperation
- Beitrag leisten – sich mit seinen Möglichkeiten einbringen – Mitgestalten – Teilhabe
- Zugehörigkeit – Einbezogensein

Feiern
- Gelungenes feiern – Erfolge feiern
- Verluste und Abschiede „feiern" (= Trauern): von geliebten Menschen, körperlich-geistigen Fähigkeiten, Träumen, Zielen, Heimat etc. – Trauriges betrauern – Misslungenes bedauern

Spirituelle, übergeordnete Bedürfnisse
- Spirituelle Entwicklung – religiöses Leben
- Frieden – Harmonie
- Schönheit – Ästhetik
- Inspiration – Wachstum – Entwicklung
- Ordnung – Regeln – Struktur
- Wahrheit – Wahrhaftigkeit
- Wohlergehen aller – achtsamer Umgang miteinander

Leichtigkeit
- Flexibilität – Vielfalt – Abwechslung – Spielen

Vielleicht denken Sie, jetzt soll ich mir in meinem stressigen Berufsalltag auch noch eine Bedürfnisliste einprägen? Auch wenn es erst einmal ein zusätzlicher Aufwand zu sein scheint, er lohnt sich. Denn die Zahl der Bedürfnisse ist begrenzt. Es gibt nur ca. vierzig Bedürfnisse (plus ein paar umgangssprachliche Synonyme) – universell für die gesamte Menschheit! Das mag bei derzeit 7,5 Milliarden Menschen erstaunlich klingen. Doch tatsächlich lassen sich menschliches Verhalten, Worte und Taten auf ca. vierzig Bedürfnisse herunterbrechen.

Alle Begriffe oder Verhaltensweisen, die nicht auf dieser Liste stehen, sind keine Bedürfnisse im engeren Sinne, sondern Strategien zur Umsetzung von Bedürfnissen. Ein wichtiger Unterschied (vgl. die Schlüsselunterscheidung weiter unten).

Bedürfnisorientierter Fokus

Kommen wir zurück zum Fallbeispiel Franz Schneider. Betrachten wir seine Aussage „Die Tabletten bringen nichts" mit einem bedürfnisorientierten Fokus. Welche Bedürfnisse des Patienten könnten dahinter stehen?

- Geht es ihm um seine *Sicherheit* (gesundheitlich, finanziell), etwa weil er befürchtet, dass er als Dachdecker aufgrund des massiven Kopfdrucks und der Sehstörungen stark unfallgefährdet ist bzw. der Chef ihn entlässt, wenn er zu lange im Krankenstand ist?
- Geht es ihm um die *Wiederaufnahme seines normalen, tatkräftigen Lebens (Beitrag leisten, Wertschätzung, Sinn)?* Ist er frustriert und unter Druck, weil er sich durch die Krankheit als sinnlos und wertlos empfindet?
- Geht es ihm um *Zugehörigkeit* zu seinem Betrieb und *Kontakt* zu seinen Kollegen, wenn er zu lange dem Arbeitsplatz fern bleibt?
- Geht es ihm um *Orientierung, Information* und *Klarheit?* Ist er unsicher und möchte gerne verstehen, warum die Medikamente nicht so helfen, wie er sich das vorgestellt hat? Er bräuchte eine fachliche Beratung.
- Hat er ein Bedürfnis nach *Empathie* und *Mitgefühl?* Ist er frustriert und genervt, weil sein Umfeld ihm ständig Tipps gibt, was er tun solle, um gesund zu werden? Aber eigentlich bräuchte er erst einmal Verständnis, wie belastend das Ganze für ihn ist.

Wie Sie sehen, könnten sich vielfältige Bedürfnisse hinter der Aussage des Patienten verstecken. Wahrscheinlich sind sogar mehrere seiner Bedürfnistanks leer.

Um ihm wirklich helfen zu können, müssen Sie als Ärztin/Arzt wissen, was sein vorrangiges Bedürfnis ist. Sonst bieten Sie ihm ausführliche Informationen an, obwohl sein primäres Bedürfnis Verständnis für seine aktuelle Lebenssituation ist. Oder er sorgt sich um seinen Arbeitsplatz, während Sie glauben, Sie müssten die gewählte Medikation rechtfertigen.

In Unkenntnis des eigentlichen Bedürfnisses von Herrn Schneider füllen Sie evtl. einen Bedürfnistank, der gar nicht gefüllt werden muss (➤ Abb. 2.12).

Bedürfnisse erkennen

Wenn Sie offen fragen: „Herr Schneider, was ist denn Ihr Bedürfnis?", werden Sie wahrscheinlich erstaunte Blicke und Irritation bei ihm hervorrufen. Meist haben Menschen kein Bewusstsein für ihre Bedürfnisse und können eine solche Frage nicht beantworten.

Um herauszufinden, was der Gesprächspartner braucht, empfiehlt sich ein umgangssprachliches Nachfragen nach dem darunterliegenden Bedürfnis in Form einer geschlossenen Frage.

Fragen nach Bedürfnissen

- Geht es Ihnen um … (z. B. Information, Orientierung)?
- Ist es Ihnen wichtig, … (z. B. zu verstehen, wie es zu der jetzigen Medikation kam)?
- Brauchen/bräuchten Sie gerade … (Ruhe und eine Pause zum Nachdenken)?

2

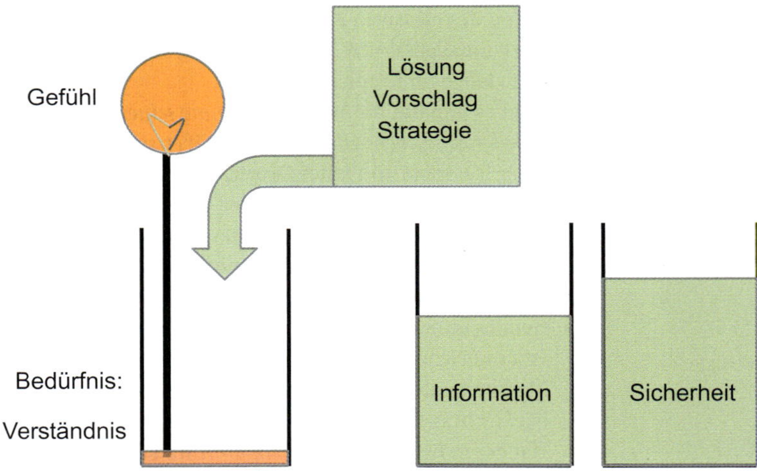

Abb. 2.12 Passgenaues Füllen des „Bedürfnistanks" [P527]

- Ihr Anliegen ist, … (z. B. in die Entscheidung einbezogen zu werden)?
- Wünschen Sie sich an dieser Stelle … (z. B. Unterstützung)?

Wichtig: Erkundigen Sie sich in einem fragenden Tonfall nach den Bedürfnissen. Sie können nicht sicher wissen, was das Gegenüber braucht. So bieten Sie Ihre Vermutung über das gezeigte Gefühl und das entsprechende Bedürfnis vorsichtig und respektvoll an.

Hier folgt eine Übung, um hinter den Aussagen, Vorwürfen oder der Kritik des Gegenübers dessen Bedürfnisse zu erkennen (➤ Tab. 2.6). Was braucht der Patient, der Kollege, die Pflegekraft, die Mitarbeiterin, wenn sie/er solche Aussagen macht? Decken Sie die mittlere und rechte Tabellenspal-

Tab. 2.6 Übung: Gefühle und Bedürfnisse hinter Kritik und Vorwürfen erkennen

	Aussage des Gegenübers	Gefühl (Wie fühlt sich die Person, die das sagt?)	Bedürfnis (Welches Bedürfnis könnte dahinterstecken?)
1	MFA zur Ärztin: „Der Patient wartet schon seit Stunden."	genervt, ärgerlich, empört, hilflos, erschöpft, müde, unter Druck, ratlos	Hilfe, Unterstützung, Mitgefühl, Empathie, Frieden, Anerkennung, Wertschätzung, Effizienz, Beitrag leisten
2	12-jähriger Asthmapatient zum Arzt: „Immer dieses blöde Inhalieren."	genervt, frustriert, ärgerlich, pessimistisch, lustlos, verbittert	Verständnis, Empathie, Selbstbestimmung, Freiheit, Leichtigkeit, Flexibilität, Sinn, Information
3	Lebenspartnerin zum Arzt: „Deine Arbeit ist dir wichtiger als die Familie."	überfordert, hilflos, sauer, empört, geladen, einsam, traurig, resigniert, aufgewühlt	Gleichheit, Fairness, Zugehörigkeit, Mitgefühl, Verständnis, Wertschätzung, Respekt, Hilfe, Unterstützung, Information
4	MFA zu leitendem Praxisarzt: „Das Team mobbt mich."	panisch, ängstlich, wütend, empört, verzagt, traurig, einsam	Zugehörigkeit, Kontakt, Frieden, Harmonie, Fairness, Respekt, Mitgefühl, Empathie, Hilfe
5	Patient zu PDL: „Ich will ein Einzelzimmer."	müde, erschöpft ärgerlich, empört, enttäuscht, unzufrieden, verwirrt	Ruhe, Schutz, Respekt, Wertschätzung, Hilfe, Unterstützung, Verständnis, Information
6	Arzt über Patient: „Er recherchiert ständig im Internet, ob seine Behandlung adäquat ist."	sauer, genervt, irritiert, alarmiert, verstimmt, besorgt	Vertrauen, Miteinander, Frieden, Wertschätzung, Respekt, Schutz (des Patienten vor Selbstgefährdung), Sinn, Effizienz
7	Assistenzarzt über Oberärztin: „Frau Dr. Aydin ist total nett."	erfreut, dankbar, erleichtert, inspiriert, ruhig, sicher, zuversichtlich, verliebt	Unterstützung, Hilfe, Sicherheit, Schutz, Kontakt auf Augenhöhe, Vertrauen, Wachstum, Entwicklung, Beitrag leisten, Kreativität (die Oberärztin lässt ihm Freiraum, seine Fähigkeiten auszuprobieren), Nähe, Kontakt
8	Patientin zum Arzt: „Sie sind ein toller Arzt. Sie nehmen sich immer so viel Zeit für Ihre Patienten."	zufrieden, zuversichtlich, dankbar, froh, glücklich, vertrauensvoll	Information, Klarheit, Wertschätzung, gesehen werden, Verbindung, Nähe, Kontakt

te zu und suchen Sie anhand der Listen der Gefühle und Bedürfnisse die passenden Begriffe (siehe Anhang).

Bei den letzten beiden Beispielen geht es um angenehme Gefühle und erfüllte Bedürfnisse. Auch volle Bedürfnistanks sind es wert, kommuniziert zu werden (➤ Kap. 8.3).

Schlüsselunterscheidung Bedürfnis – Strategie

Auch beim Thema Bedürfnisse gibt es eine wichtige Schlüsselunterscheidung. Denn oft verwechseln Menschen Bedürfnisse mit Strategien. Ein entscheidender Unterschied.

Konflikte und Missstimmungen entstehen immer bei der konkreten Umsetzung von Bedürfnissen, also auf der Ebene der Strategien. Auf der Ebene der Bedürfnisse gibt es keine Konflikte.

Der Unterschied zwischen Bedürfnis und Strategie wird durch die Bildsequenz mit dem Giraffenpaar verdeutlicht (➤ Abb. 2.13). Die Giraffen sind Sinnbilder für zwei Menschen, die miteinander in Verbindung stehen, wie die Schnur zwischen ihnen signalisiert. Doch die Schnur zwischen ihnen spannt sich, sobald beide in entgegengesetzter Richtung daran ziehen. Im ersten Bild setzt sich die linke Giraffe durch und zieht die andere nach links, im zweiten Bild setzt sich die rechte Giraffe durch und zieht die Kollegin nach rechts. Eine unbefriedigende Situation für beide (3. Bild). Das vierte Bild vermittelt die innere Haltung und Essenz der Vier-Schritte-Kommunikation.

In diesem Bild fokussieren die beiden Giraffen auf ihre Bedürfnisse in der Situation. Statt über mögliche Lösungsstrategien (Bild 1–3) sprechen sie darüber, aus welchen „guten" Gründen (Motiven) sie zu den jeweiligen Bäumen ziehen und die andere mitreißen. Dabei stellen sie fest, dass sie beide das Bedürfnis „Nahrungsaufnahme/Fressen" haben.

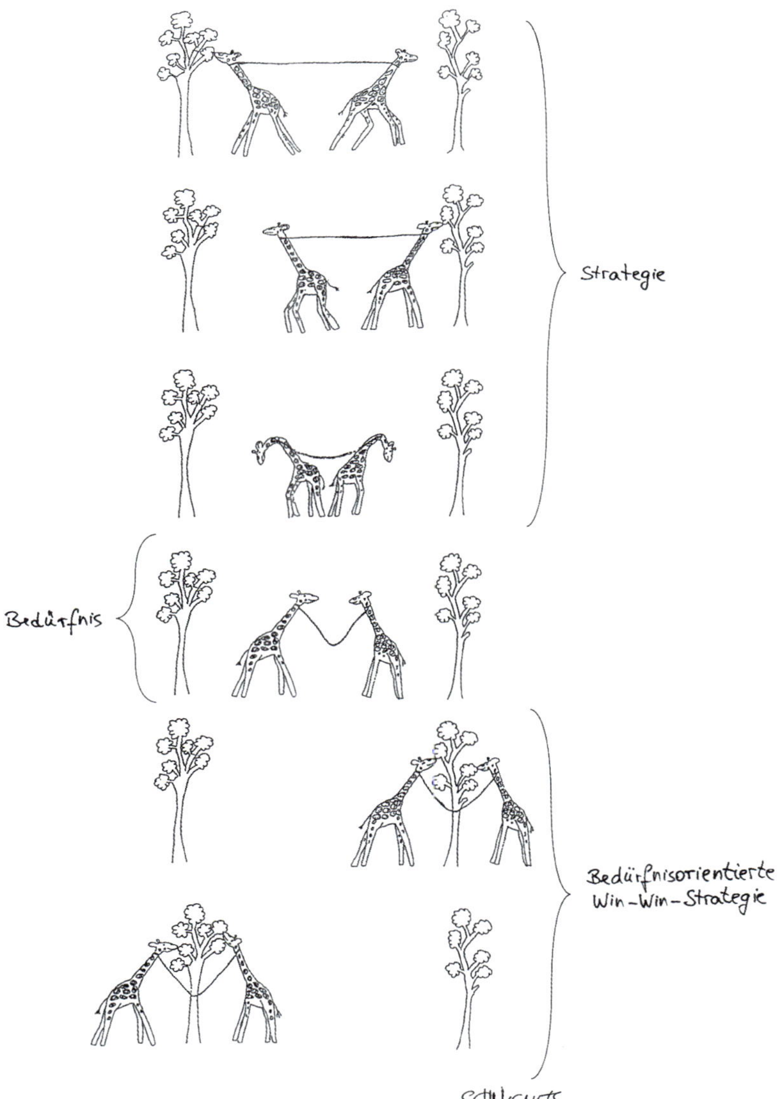

Abb. 2.13 Zwei Giraffen: Unterschied zwischen Bedürfnis und Strategie [P527]

Aktuelle Lieblingsstrategie
Halbe-Halbe bei der Patientenverteilung
Bedürfnis: abstrakter Begriff
Begleitung beim Gespräch mit einem Angehörigen
Arztbriefe abnehmen
Hilfe, Unterstützung, Fairness, Wertschätzung
Strategie: Konkrete Umsetzung
Die Patienten-verteilung transparent machen
Fallbesprechung mit dem jungen Kollegen
Telefonate mit zwei Hausärzten übernehmen

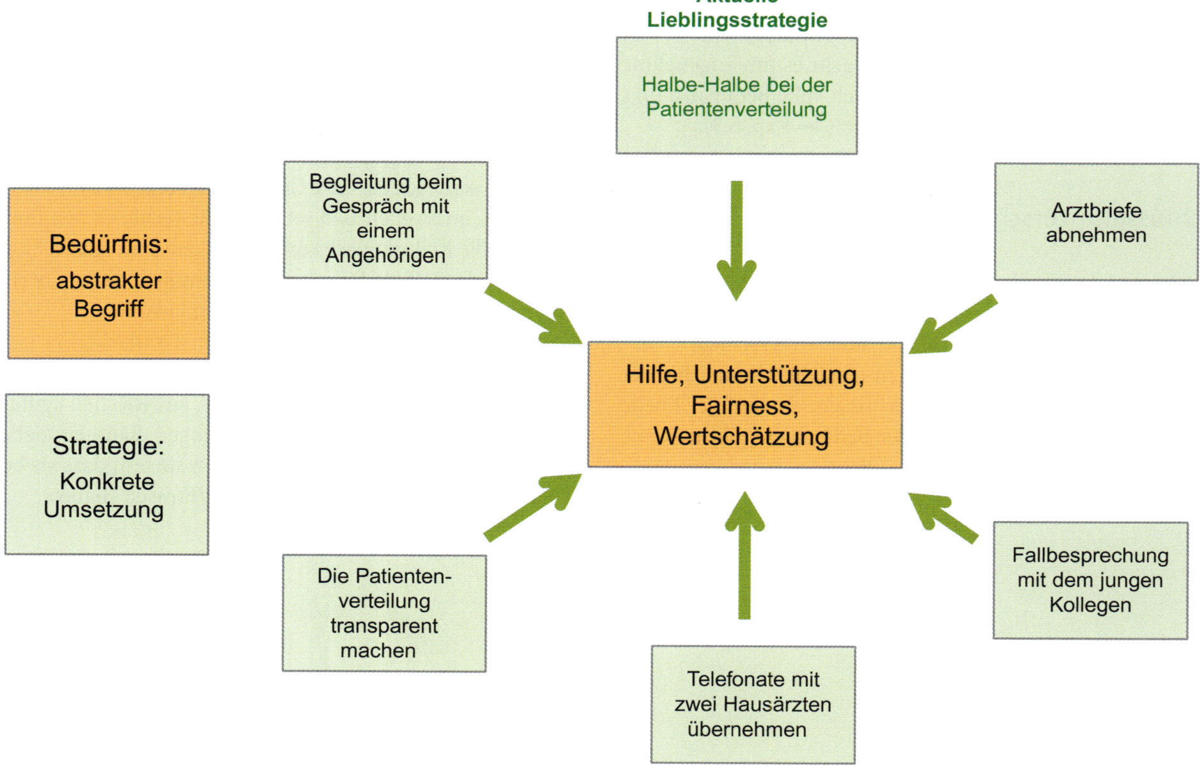

Abb. 2.14 Bedürfnis und Strategie: unterschiedliche Möglichkeiten (Strategien), das vorliegende Bedürfnis zu erfüllen [P527]

Der Konflikt zwischen beiden Giraffen entstand durch das Beharren auf einer konkreten Umsetzungsstrategie. Die linke Giraffe bestand darauf, ihr Bedürfnis nach Fressen sei nur am linken Baum zu befriedigen, die rechte war überzeugt, nur am rechten Baum bekäme sie ihr Futter. Beide „klebten" an ihrer Lieblingsstrategie (Fressen geht nur links bzw. nur rechts).

Dies ist gemeint mit der Aussage, Konflikte entstehen auf der Ebene der Strategien. Nachdem die beiden Giraffen klären konnten, welches Bedürfnis sie hatten, wurden plötzlich neue Lösungen sichtbar. Durch den Austausch über ihre Bedürfnisse fanden die beiden Giraffen eine Win-Win-Strategie (Bild 5 und 6). Dieses Beispiel ist auch auf Situationen von Gesprächspartnern mit unterschiedlichen Bedürfnissen übertragbar.

Was unterscheidet Bedürfnisse von Strategien?

Echte Bedürfnisse, wie oben aufgelistet, sind abstrakte Begriffe ohne Angabe von Person, Ort, Zeit, Art und Weise der Umsetzung. Sobald eine Aussage eins von diesen Kriterien enthält, kommt darin eine Strategie zum Ausdruck und kein Bedürfnis mehr.

Nehmen wir ein Beispiel aus der Teamkommunikation.

Assistenzarzt Daniel (➤ Kap. 2.2.1, Fall 2) beschwert sich bei seiner Kollegin Julia, dass er immer alles machen müsse. Er ist sauer, weil Julia ihm heute vier von sechs Patienten zugewiesen hat und sich selbst nur um zwei Patienten kümmern musste.

Welche Bedürfnisse von Daniel sind möglicherweise nicht erfüllt:

- Hilfe und Unterstützung
- Gerechtigkeit, Gleichheit und Fairness
- Respekt, Wertschätzung, Kontakt auf Augenhöhe
- Klarheit, Orientierung und Einbezogensein (Julia hatte ihm nicht erklärt, wie es zur heutigen Arbeitsverteilung kam)

Der Konflikt zwischen den beiden Ärzten entsteht, weil Daniel seine Vorstellung von Gerechtigkeit, Unterstützung und Respekt nur erfüllt sieht, wenn sich beide Kollegen die Patienten zahlenmäßig gleich aufteilen, sprich drei Patienten für jeden. Die Halbe-Halbe-Verteilung ist Daniels Lieblingsstrategie. Diese Aufteilung ist jedoch nur eine Möglichkeit, Daniel zu unterstützen, ihm respektvoll und auf Augenhöhe zu begegnen bzw. ihn einzubeziehen. Welche anderen Strategien könnten Daniels Bedürfnis nach Unterstützung, Fairness, Respekt erfüllen?

- Julia erklärt ihm, wie sie zu dieser Verteilung gekommen ist, und erfüllt damit sein Bedürfnis nach *Transparenz* und *Einbezogensein.*

- Zur *Unterstützung* von Daniel übernimmt Julia ein paar Arztbriefe von ihm, die er nur ungerne diktiert.
- Als erfahrene Fachärztin setzt sich Julia mit dem jungen Assistenzarzt Daniel zusammen und bespricht mit ihm ein paar schwierige Patientenfälle. Sie zeigt ihm ihre *Wertschätzung*, indem sie sich Zeit für ihn nimmt.

Dies sind nur einige Möglichkeiten, Daniel zu entlasten, Fairness zu zeigen und ihm Respekt und Wertschätzung zu vermitteln (➤ Abb. 2.14). Es gibt noch viele andere Varianten.

Wenn Daniel darauf beharrt, dass es nur gerecht und fair zugehe, wenn die Patienten halbe-halbe aufgeteilt werden, er also an seiner Strategie „klebt" (wie die Giraffen an ihren Bäumen), kommt es zu einem Konflikt zwischen ihm und Julia.

Abgesehen davon kann Julia die Aufteilung (2 zu 4) als gerecht empfunden haben. Als erfahrene Kollegin hat sie sich vielleicht zwei multimorbide Patienten zugeteilt, deren Aufnahme mehr Zeit beansprucht. Zum Ausgleich für die größere Patientenzahl hat sie Daniel unkomplizierte Fälle (Strumektomie- und Leistenhernien-Patienten) gegeben.

Wenn sich Daniel und Julia also, bevor sie über konkrete Lösungen sprechen, zuerst über ihre Bedürfnisse austauschen (Fairness, Entlastung, Unterstützung, Respekt), können sie gemeinsam eine Win-Win-Lösung finden – indem sie z. B. eine der oben genannten Alternativstrategien aufgreifen.

Es braucht zwar noch Flexibilität, Offenheit und Kreativität, um eine passende Lösung zu finden, aber die Chancen steigen, dass beide zufrieden aus der Situation herausgehen und die kollegiale Beziehung entspannt bleibt.

LEITSATZ

„When we focus on needs, our world can feel abundant with possibility. When we focus on a particular strategy, our world can feel scarce".[10]
Marshall Rosenberg

FAZIT

- Bedürfnisse sind der Schlüssel zum Verständnis von Menschen und deren Verhalten. Es gibt ca. vierzig, universell für alle Menschen geltende Bedürfnisse.
- Bedürfnisse sind abstrakte Begriffe, Strategien sind die konkrete Umsetzung von Bedürfnissen. Konflikte entstehen durch das Beharren auf festgelegten Strategien.
- Bei Berücksichtigung der Bedürfnisse beider Seiten lassen sich mit höherer Effizienz passgenaue Lösungen finden. Das stärkt die Verbindung und das gegenseitige Verständnis und fördert die Kooperationsbereitschaft.

[10] frei übersetzt: „Wenn wir auf Bedürfnisse fokussieren, kann sich unsere Welt reich an Möglichkeiten anfühlen. Wenn wir auf eine bestimmte Strategie fokussieren, kann sich unsere Welt karg anfühlen."

Transfer in den Alltag

Experimentieren Sie mit dem Thema Bedürfnisse. Welcher Bedürfnistank zeigt sich gerade leer bei Ihrem Gesprächspartner oder auch bei Ihnen? Was braucht der Angehörige, die Pflegekraft, der Vorgesetzte oder der Partner zu Hause, wenn sie sich beschweren oder die Mitarbeit verweigern?

Und umgekehrt, welches Bedürfnis ist (bei Ihnen oder einem anderen) erfüllt, wenn Sie Lob oder Dank hören? Trainieren Sie auch das Erkennen von vollen Bedürfnistanks.

Wann drücken Sie oder Ihr Gesprächspartner echte Bedürfnisse aus und wann Strategien?

Was passiert, wenn Sie Bedürfnisse laut aussprechen? Üben Sie das am besten in emotional nieder- bis mittelschwellig schwierigen Situationen.

Wichtig: Es geht nicht darum, sofort alle Bedürfnisse zu erkennen, sondern den eigenen Bedürfniswortschatz zu erweitern und ein Bedürfnisbewusstsein zu entwickeln.

2.2.4 Vierter Schritt: Lösungsvorschläge und Strategien

LERNZIEL

- Sich bewusstmachen, welches Ziel Sie erreichen wollen
- Konkrete Lösungsstrategien für Bedürfnisse formulieren
- Schlüsselunterscheidung: Strategie – frommer Wunsch bzw. Strategie – Forderung

Nachdem die Bedürfnisse und die zu füllenden Bedürfnistanks sichtbar geworden sind, geht es im letzten Schritt der Vier-Schritte-Kommunikation darum, eine Lösung zu finden. Also darum, vom bisherigen Ausgangs- bzw. Ist-Zustand zu einer Verbesserung der Situation, einem angenehmen Soll-Zustand zu kommen.

In der Öllämpchen-Metapher ist das Auto noch nicht repariert, wenn der Automechaniker erkannt hat, zu welchem Tank das Warnlämpchen gehört. Erst wenn der dazugehörige Tank gefüllt ist, ist das Problem behoben.

Wie wichtig dieser abschließende vierte Schritt ist, veranschaulicht eine kleine Geschichte.

Kommunikation ist alles! Eine Fabel

Großer Aufruhr im Wald! Das Gerücht geht um, der Bär habe eine Todesliste. Alle Tiere fragen sich, wer denn auf dieser Liste stehe.
Als erster nimmt der Hirsch seinen Mut zusammen, geht zum Bären und fragt: „Bär, steh ich auf deiner Liste?"
„Ja", sagt der Bär, „dein Name steht auf der Liste."
Voller Panik verlässt der Hirsch den Bären. Und wirklich, nach zwei Tagen wird der Hirsch tot im Wald aufgefunden.
Die Unruhe bei den Waldbewohnern steigt.
Der Keiler ist der nächste, der es nicht mehr aushält. Er geht zum Bären und fragt: „Bär, stehe ich auf der Liste?"
„Ja", antwortet der Bär, „du stehst auch auf der Liste."

Wie gelähmt verabschiedet sich der Keiler. Zwei Tage später findet man ihn tot im Wald.
Nun bricht Panik unter den Waldbewohnern aus.
Nur der Hase traut sich noch zum Bären zu gehen. „Bär, steh ich auf deiner Liste?", fragt er.
„Ja", antwortet der Bär. „Du stehst auf meiner Liste."
„Kannst du mich streichen?", fragt der Hase.
„Klar, kein Problem", antwortet der Bär.

Diese Geschichte zeigt, wie entscheidend es ist, am Ende eines Gesprächs auch über konkrete Lösungen zu sprechen.

Alle drei Tiere, die zum Bären gingen, hatten die gleichen Bedürfnisse: *Überleben, Existenzsicherung,* aber auch *Klarheit, Orientierung* und *Information.* Letzteres bekamen alle drei erfüllt. Doch was hat der Hase anders gemacht? Er hat eine konkrete Lösungsstrategie vorgeschlagen, wie der Bär sein Leben wieder angenehm machen könne. Er hat den vierten Schritt der Vier-Schritte-Kommunikation umgesetzt.

Probleme nur anzusprechen, ohne eine konkrete Lösung vorzuschlagen, ist ein Fehler, der auch im menschlichen Miteinander häufig gemacht wird. Oft formulieren Patienten, Teamkollegen, Vorgesetzte oder im Privatleben Familienangehörige, worum es ihnen geht oder was sie vermissen: „Ich möchte mehr Transparenz", „Mir geht's um Gerechtigkeit", „Ich möchte gesehen werden." Aber sie sagen nicht, was sie sich konkret von ihrem Gegenüber oder ihrem Umfeld wünschen. Der vierte Schritt bleibt aus.

Eine typische, nicht unproblematische Kommunikationsfalle.

Doch es geht nicht nur um einen Lösungsvorschlag für das bestehende Problem, sondern entscheidend ist auch das Wie. Dies leitet zur Schlüsselunterscheidung beim Thema Lösungsvorschläge über.

Schlüsselunterscheidung: konkrete Lösungsstrategie – frommer Wunsch

Denn nicht selten werden Lösungen vorgeschlagen, die zu unkonkret sind und zu viel Handlungsspielraum lassen, was zu ungewollten Missverständnissen oder bewusstem Missverstehen führt.
Das veranschaulicht folgende kleine Episode:

In einem Krankenhaus war für Freitagnachmittag eine Feuerwehrübung angesetzt. Auf die Frage des Chefarztes, ob er wisse, dass am Freitag um 17 Uhr die jährliche Feuerwehrübung sei, antwortete der Oberarzt: „Ja." Doch am Freitagnachmittag suchte der Chefarzt vergebens nach ihm. Der Oberarzt hatte sich ins Wochenende verabschiedet und war nach Hause gefahren. Der empörte Chefarzt stellte ihn am Montagmorgen zur Rede. Er hätte doch extra auf die Feuerwehrübung am Freitag hingewiesen. Der Oberarzt nickte: „Stimmt, Sie haben mich gefragt, ob ich wisse, dass die Übung stattfindet, und das habe ich bejaht. Mehr haben Sie nicht gesagt."

Egal, wie Sie das Verhalten des Oberarztes finden, Fakt ist, dass der Chefarzt ihm keine klare Anweisung zur Anwesenheit bei der Feuerwehrübung gegeben hat. Für den Chefarzt kam die Frage, ob der Oberarzt von dem Termin wisse, automatisch der Aufforderung gleich, bei der Übung auch präsent zu sein.

Solche Missverständnisse oder vielleicht auch bewusst genutzte Unklarheiten gibt es viele im Alltag. Sie bergen ein großes Konfliktpotenzial.

Unklare, missverständliche Aussagen werden in der Vier-Schritte-Kommunikation als „fromme Wünsche" bezeichnet.

Hier ein paar Beispiele. Überprüfen Sie die Klarheit der folgenden Lösungsvorschläge.

Konkrete Lösung oder frommer Wunsch?

- *„Seien Sie bitte höflicher zu den Patienten."* Chefärztin zum Assistenzarzt
- *„Schreib das Protokoll bitte ausführlicher."* Schwester zum Arzt bei der Teambesprechung
- *„Könnten Sie uns bitte mehr vertrauen?"* Arzt zu einem Patienten, der im Internet recherchiert
- *„Können wir bitte die Patienten gerechter aufteilen?"* Arzt zur Kollegin
- *„Kommen Sie bitte rechtzeitig zu Dienstbeginn?"* Leitende Praxisärztin zu MFA

Alle oben aufgeführten Aussagen sind „fromme Wünsche".

Was meint die Chefärztin konkret mit *höflicher* zu den Patienten sein: Möchte sie,

- dass der Assistenzarzt jeden neuen Patienten mit Namen und per Handschlag begrüßt und sich selber mit Namen und Funktion vorstellt?
- dass der Assistenzarzt, wenn er kurzfristig zu einem anderen Termin gerufen wird, dem vor der Tür wartenden Patienten kurz mitteilt, dass sich das geplante Gespräch um 10 Minuten verschiebt?
- dass der Assistenzarzt junge, ungefähr gleichaltrige Patienten siezt statt wie bisher duzt?

Und was heißt genau:

- „Schreib das Protokoll bitte *ausführlicher*"? Was soll denn genau darin stehen?
- „Können Sie uns bitte mehr *vertrauen*"? Woran erkennt der Arzt, dass der Patient ihm vertraut?
- Was ist eine *gerechte* Patientenaufteilung?
- Wann ist *rechtzeitig* zu Dienstbeginn?

Diese diffusen, unklaren Aussagen sind potenzielle Stolpersteine in der Kommunikation.

Was sind konkrete Aussagen? Wie formuliert man klare Bitten oder Anweisungen? Und was kennzeichnet fromme Wünsche?

Konkrete Bitten, Strategien, Anweisungen formulieren

(vgl. SMART-Plus-Ziele ➤ Kap. 4.4.1)

- genaue Angaben zu Art, Ort, Zeit und Person bezüglich Umsetzung der Lösung (wer wann was tun soll)
- realistischer und erfüllbarer Vorschlag für alle Beteiligten und die vorgegebenen Rahmenbedingungen
- Vorschlag in positiver Handlungssprache

Unkonkrete Aussage, lässt Raum für Missverständnisse	Konkret formulierte Bitte/Anweisung mit klarer Zielbeschreibung, Zeit- und Ortsangabe
Assistenzarzt zu Kollegin: „Können wir bitte die Patienten gerecht aufteilen?"	„Könntest du bitte ab sofort jedem von uns die gleiche Menge an Patienten zuteilen oder, falls dies nicht möglich ist, mir die Gründe für deine anderweitige Verteilung sagen?"
Leitende Praxisärztin zu MFA: „Bitte seien Sie rechtzeitig am Morgen in der Praxis!"	„Bitte seien Sie fünf Minuten vor der Praxisöffnung um 7:25 Uhr – umgezogen in Ihrer Dienstkleidung – hier an der Anmeldung."

Vielleicht klingt die Formulierung insbesondere beim letzten Beispiel zu konkret, im Sinne von zu bestimmend, fordernd. Doch mit der unpräzisen Anweisung an die MFA könnte es passieren, dass sie glaubt, es reiche, um 7:30 Uhr zur Praxisöffnung da zu sein. Die Praxisinhaberin möchte aber, dass die MFA schon fünf Minuten vor Praxisöffnung in Dienstkleidung am zugewiesenen Arbeitsort (Anmeldung) erscheint – zur Sicherstellung des Praxisablaufs und zur Gleichbehandlung aller Angestellten.

Deswegen ist es empfehlenswert, potenzielle Quellen für Missverständnisse und spätere Konflikte durch klare Aussagen auszuräumen.

Wichtig ist auch, dass der Vorschlag (Bitte, Anweisung) in positiver Handlungssprache formuliert ist (➤ Kap. 5.1), sprich: dass Sie beschreiben, was Sie wollen (Annäherungsziel), und nicht, was Sie nicht wollen (Vermeidungsziel).

Negativ formuliertes Ziel	Positiv formuliertes Ziel
Arzt zum Patienten: „Bitte machen Sie **nicht** mehr auf eigene Faust einen Therapieversuch mit Naturheilverfahren."	„Könnten Sie bitte, bevor Sie eine alternativmedizinische Behandlung beginnen, kurz mit mir Rücksprache halten, ob es Komplikationen mit der jetzigen Behandlung geben könnte?"
Partnerin zum Arzt: „Kannst du bitte **nicht** mehr so lange arbeiten?"	„Könntest du bitte zweimal die Woche um 19 Uhr zum gemeinsamen Abendessen mit den Kindern nach Hause kommen? Oder wenn du es nicht schaffst, mich eine halbe Stunde vorher anrufen?"

Das ist mit konkreten, positiv formulierten Bitten gemeint.

Um eine klare Formulierung etwas „weicher" und sozialverträglicher klingen zu lassen, können daran noch verbindliche Sätze als eine Art „Brücke" für den Gesprächspartner angeschlossen werden (Langemann, Yamaner 2008):

- „Können wir das so vereinbaren?"
- „Passt das so für Sie?"
- „Ist das so für Sie vorstellbar?"
- „Wie ist das für Sie/dich?" (offene Frage mit Feedbackmöglichkeit für Gesprächspartner)

Alternativ können Sie, wenn Sie keinen eigenen Vorschlag parat haben oder Ihr Gegenüber bzw. das Team in die Entscheidungsfindung einbinden wollen, nach einem konkreten Vorschlag oder Ideen für eine Lösung fragen. Dies erfüllt ebenfalls die Kriterien einer konkreten Bitte:

- „Hätten Sie einen Vorschlag, eine Idee oder Anregung, wie wir die Situation lösen könnten?"
- „Was könnte Sie/dich/euch jetzt unterstützen?"

Es kann auch hilfreich sein, die zu füllenden Bedürfnistanks kurz zusammenzufassen, damit klar ist, welche Bedürfnisse die Lösungsstrategie abdecken muss:

- „Mir geht es in der jetzigen Situation um ein *faires Miteinander* und Ihnen darum, *mitbestimmen* zu dürfen. Hätten Sie einen konkreten Vorschlag, wie wir die Situation lösen könnten?"

In der folgenden Übung (➤ Tab. 2.7) geht es um das Erkennen von echten Bitten bzw. Anweisungen. Es sind sowohl fromme Wünsche formuliert als auch konkrete Aussagen. Decken Sie die rechte Spalte ab, um „Wischiwaschi"-Aussagen in konkrete Lösungsstrategien oder Anweisungen umzuformulieren.

Schlüsselunterscheidung: Bitte oder Forderung

Beim vierten Schritt der Vier-Schritte-Kommunikation gibt es eine weitere Schlüsselunterscheidung bzw. Kommunikationsfalle: Was unterscheidet eine Bitte von einer Forderung?

Es geht um die **innere Haltung,** mit der eine Bitte vorgetragen bzw. ein Vorschlag gemacht wird.

- Eine **Bitte** ist ein Vorschlag, bei dem das Gegenüber entscheiden kann, wie es darauf reagiert. Es darf mit Ja oder Nein antworten. Eine Bitte ist verhandelbar.
- Eine **Forderung** lässt nur eine einzige Antwort/Reaktion auf den Vorschlag zu. Der andere muss so reagieren, wie ich mir das vorgestellt habe. Das Bedürfnis des Gegenübers nach Autonomie, Einbezogensein und Wertschätzung wird nicht berücksichtigt.

Woran erkennen Sie, ob Sie eine Bitte oder eine Forderung ausgesprochen haben? Zum Beispiel bei der Frage an den Kollegen: „Könntest du bitte jetzt für mich den Patienten XY übernehmen?"

Ist dies eine Bitte oder eine Forderung?

2

Tab. 2.7 Übung zur Unterscheidung zwischen Bitte oder frommer Wunsch

	Aussage	Bitte oder frommer Wunsch? Wie könnte eine echte Bitte oder Anweisung lauten?
1	Arzt zu aufgebrachtem Angehörigen: „Jetzt reißen Sie sich mal zusammen und reden vernünftig mit mir."	Frommer Wunsch Es ist unklar, wie sich der Angehörige verhalten soll – was möchte der Arzt stattdessen? „Können Sie bitte in unserem Gespräch Worte wie ‚unverschämt' weglassen und mir jetzt genau schildern, welche Punkte Sie aktuell aufgebracht haben?" Im Anschluss ggf. verbindlicher Satz: „Passt das so für Sie? Können wir das so vereinbaren?"
2	Arzt zu Patientin: „Bitte sprechen Sie mich beim nächsten Mal, wenn Sie Zweifel an der Therapie haben, gleich bei der Visite an oder machen Sie einen Termin mit mir aus."	Echte Bitte Der Patient bekommt einen klaren Handlungsvorschlag.
3	Arzt zu Medizinstudent: „Halte dich bitte das nächste Mal mit Aussagen zur Prognose bei Patienten zurück!"	Unkonkret – was stattdessen? „Könntest du beim nächsten Mal, wenn dich ein Patient nach seiner Prognose fragt, ihn bitten, diese Frage mit dem betreuenden Stationsarzt zu klären?"
4	Ärztin zu MFA/Sekretariat: „Bitte terminieren Sie mir die Patienten besser!"	Unkonkret – was stattdessen? „Können Sie bitte nach fünf Patienten in der Sprechstunde jeweils einen Zeitpuffer/eine Pause von 10 Minuten einplanen?"
5	Ärztin an interdisziplinäres Team: „Habt ihr einen Vorschlag, wie wir ab sofort die Teambesprechungen strukturierter und effektiver durchführen können?"	Echte Bitte Bitte um einen Vorschlag, verbunden mit Benennung der zu klärenden Bedürfnisse (Struktur und Effizienz), die die Lösung abdecken muss.
6	Arzt zur MFA/Schwester: „Bitte bringen Sie sich mehr ein!"	Unkonkrete Aussage „Könnten Sie bitte, wenn Sie sehen, dass an der Anmeldung mehr als zwei Patienten stehen, nach vorne zu Ihrer Kollegin gehen und den nächsten Patienten übernehmen? Oder kurz nachfragen, ob sie Hilfe braucht?"

Forderungen in vermeintlichen Bitten

Ob eine Bitte bzw. Forderung ausgesprochen wird, lässt sich nicht immer am Tonfall oder am Wort „bitte" erkennen. Forderungen können in einem sanften, freundlichen Tonfall gestellt werden und auch ein „bitte" enthalten. Wie es gemeint ist, erkennen Sie an Ihrer eigenen gefühlsmäßigen Reaktion auf ein Nein des Gegenübers.

Versteckte Forderung

Immer wenn Sie **Ärger** spüren, wenn Ihr **Gegenüber** mit einem **Nein** auf Ihren Lösungsvorschlag reagiert, war Ihr Vorschlag keine **Bitte,** sondern eine **Forderung.**
Ihr Ärger zeigt, dass für Sie schon im Vorfeld klar war, wie der andere reagieren sollte.

Wichtig: Grundsätzlich erfüllen Menschen lieber Bitten als Forderungen. Doch es gibt Situationen im ärztlichen Berufsalltag, in denen das Selbst- und Mitbestimmungsbedürfnis des Gegenübers bewusst zu vernachlässigen bzw. hintanzustellen ist (medizinische Notfallsituationen oder Situationen, in denen Sie als Verantwortlicher/Vorgesetzter wichtige Entscheidungen zum Wohl des Patienten, des Teams oder des Verwaltungs-, Praxis- bzw. Klinikablaufs treffen müssen).

Bewusst gestellte Forderungen

Beim Thema Forderungen empfiehlt sich eine Bewusstheit für folgende Fragen:

- Sind Sie gerade in einer Situation, in der Sie Ihrem Gegenüber auf Augenhöhe begegnen können/möchten, oder in einer Situation, in der es um teils hierarchisch vorgegebene Verantwortlichkeiten oder klare Entscheidungen geht?
- Was ist Ihr Bedürfnis, und welchen Preis sind Sie bereit zu zahlen? Geht es Ihnen um eine kurzfristige Druckentlastung oder suchen Sie eher eine nachhaltige Lösung mit der Chance auf langfristige Kooperation?

Es ist eine Kosten-Nutzen-Abwägung. Grundsätzlich lohnt es sich, Bitten statt Forderungen auszusprechen.

Wenn Sie sich bewusst entschieden haben, eine Forderung zu stellen, ist es hilfreich, mit einer klaren Formulierung für Transparenz zu sorgen.

Transparenz bei Forderungen

Folgende Formulierungen schaffen Klarheit über nicht verhandelbare Situationen:
„An diesem Punkt gibt es für mich keinen Spielraum, hier *fordere/entscheide* ich …"

„Mir ist bewusst, dass Sie gerne einbezogen wären, *und gleichzeitig*[11] trage ich hier die Verantwortung. Und aus diesem Grund *bestehe* ich darauf, dass …"

Weitere Beispiele siehe beim Thema Entscheidungen treffen (➤ Kap. 2.2.6) bzw. Umgang mit Kritik (➤ Kap. 7.2.3).

FAZIT

- Mit konkret formulierten Bitten oder Anweisungen in positiver Handlungssprache beenden Sie Ihre Aussage. Das Gegenüber weiß, worum es genau gebeten wird, und kann darauf reagieren. Dies erhöht die Effizienz Ihrer Lösungsvorschläge.
- Klärung der inneren Haltung: Bitte versus Forderung. Echte Bitten lassen dem Gegenüber die Wahlfreiheit, zustimmend oder ablehnend auf den Vorschlag zu reagieren. Sein Bedürfnis nach Respekt, Fairness, Einbezogensein und Mitbestimmung wird erfüllt, und damit erhöhen sich die Chancen auf Kooperation.
- Je nach Gesprächssetting sind klare Anweisungen bzw. Entscheidungen erforderlich. Deutlich formulierte Forderungen bzw. das Ansprechen des vorgegebenen oder eingeschränkten Handlungsspielraums bringen Transparenz und Orientierung für das Gegenüber.

Transfer in den Alltag

Überprüfen Sie in der nächsten Woche die von Ihnen ausgesprochenen oder gehörten Bitten/Lösungsvorschläge. Sind es echte Bitten oder diffuse, unkonkrete Wünsche?

Mit welcher inneren Haltung werden diese Lösungsvorschläge von Ihnen oder Ihrem Gegenüber ausgesprochen? Sind es Bitten oder Forderungen?

Was passiert, wenn Sie nicht auf Ihrer Lieblingsstrategie beharren und offen bleiben? Welche neuen, kreativen Lösungen tauchen auf?

Wo sprechen Sie bewusst eine Forderung aus und stehen dazu?

2.2.5 Anwendungsbeispiele für alle vier Schritte

LERNZIEL

- Zusammensetzen aller vier Schritte
- Fragetechniken zu den jeweiligen Schritten

Nachdem wir alle vier Schritte der Vier-Schritte-Kommunikation einzeln beschrieben haben, geht es nun darum, sie zusammenzusetzen (➤ Abb. 2.15). Die Vier-Schritte-Kommunikation lässt sich sowohl zur Mitteilung eigener Anliegen nutzen als auch zur Unterstützung des Gegenübers bei der Formulierung seiner Anliegen.

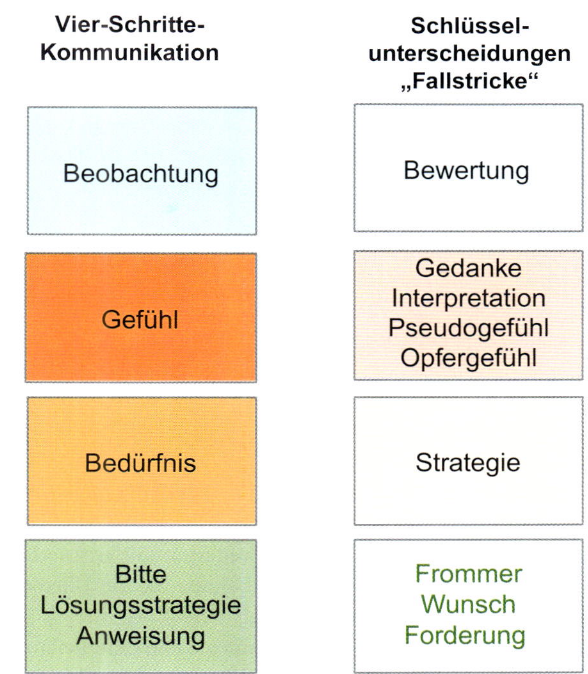

Abb. 2.15 Alle vier Schritte mit ihren Schlüsselunterscheidungen („Fallstricke") [P527]

Anwendung im Arzt-Patienten-Kontakt

Fangen wir wieder mit unserem Patientenbeispiel an. Diesmal stellen wir uns vor, Franz Schneider habe dieses Buch gelesen und wende nun selber die Vier-Schritte-Kommunikation im Gespräch an. Auf diese Weise können Sie nachvollziehen, wie sich das veränderte Sprachverhalten des Patienten auf Ihre Bereitschaft zur konstruktiven Zusammenarbeit mit ihm auswirkt (➤ Tab. 2.8).

Herr Schneider spricht darüber: Was vorgefallen ist (1.), wie es ihm geht (2.), was er braucht (3.) und worauf er hinaus will (4.). Seine Aussage ist klar formuliert. Sein Anliegen, wieso er zu Ihnen kommt, ist nachvollziehbar.

Vielleicht denken Sie, solche bewussten, bedürfnisorientierten Patienten habe ich nicht, was wahrscheinlich stimmt. Im Grunde genommen bringt jeder Patient immer nur solche Inhalte zum Ausdruck wie Franz Schneider. Doch durch die Art seiner Aussagen ist der Inhalt leider oft in „hässliches Geschenkpapier" verpackt.

Mit der Vier-Schritte-Kommunikation haben Sie ein Werkzeug an der Hand, mit dem sich die Anliegen der Patienten aus ihrer schwer verständlichen Verpackung holen und die Worte auf einem anderen Kanal hören lassen. Darin liegt der große Vorteil dieser Kommunikationsmethode.

[11] Vermeiden Sie das Wort „aber", denn es ist ein klassischer Gesprächskiller. „Ich verstehe Sie, aber …" Dieses „aber" löscht alle zuvor geäußerten verständnisvollen Worte. Das Wort „gleichzeitig" lässt zwei Positionen nebeneinander stehen, die Position des Gegenübers und die eigene Position.

Tab. 2.8 Patientenaussage mit allen vier Schritten

Schritt	Vier Schritte Kommunikation	Kritisierende Aussage
1. Schritt: *Beobachtung*	Frau Doktor, ich nehme die Tabletten seit einer Woche und hatte in dieser Zeit viermal starken Kopfdruck mit Sehstörungen und achtmal Werte von 180 zu 100.	Die Tabletten bringen nichts! (Bewertung, Interpretation)
2. Schritt: *Gefühl*	Ich bin total *beunruhigt.*	Ich fühle mich schlecht betreut. (Pseudo-, Opfergefühl)
3. Schritt: *Bedürfnis*	Ich würde gerne *verstehen,* wie die Werte zustande kommen und wie es nun weitergeht. (Bedürfnis nach *Klarheit, Orientierung und Perspektive*)	Sie müssen etwas tun. (Strategie statt Bedürfnis)
4. Schritt: *Lösungsvorschlag*	Können Sie mir bitte erklären, wie Sie die Behandlung sehen und das weitere Vorgehen für die nächsten Wochen mit mir besprechen?	So geht das nicht weiter.

Zurück zu unserem ersten Beispiel der Patienten-Arzt-Kommunikation. Wenn Franz Schneider kein Kommunikationsseminar besucht hat und sich weiterhin mit kritisierenden Worten bei Ihnen beschwert, können Sie die Übersetzungsfunktion für ihn übernehmen.

Ihr Aufmerksamkeitsfokus liegt nun auf den Gefühlen und Bedürfnissen des Gegenübers (Verständnis-/Empathie-Ohren nach außen, vgl. Vier-Ohren-Modell, ➤ Abb. 2.4) und der Dialog könnte wie folgt verlaufen (➤ Tab. 2.9).

Wenn der Patient jedoch weniger das Bedürfnis nach Information und sachlichen Erklärungen als vielmehr ein Bedürfnis nach Empathie und Verständnis für seine schwierige, beunruhigende Situation hat, empfehlen sich zuerst empathische Interventionen (➤ Kap. 3).

Anwendung im kollegialen Kontext

Im zweiten Beispiel ging es um die Patientenverteilung zwischen den Arztkollegen Daniel und Julia. Diesmal wendet der Assistenzarzt Daniel die Techniken der Vier-Schritte-Kommunikation im Gespräch an (➤ Tab. 2.10).

So könnte Daniel seine Unzufriedenheit über die Arbeitsverteilung kommunizieren. Wenn er jedoch primär erfahren möchte, wie es zu der Verteilung kam, also eher ein Bedürfnis nach *Klarheit* und *Orientierung* hat, könnte er seine Irritation so formulieren:

1. Schritt: *Beobachtung*	Von den sechs Patienten, die wir heute aufnehmen mussten, hast du mir vier und dir zwei gegeben.
2. Schritt: *Gefühl*	Ich bin *irritiert.*
3. Schritt: *Bedürfnis*	Ich würde gerne *verstehen,* wie es zu dieser Verteilung gekommen ist.
4. Schritt: *Lösungsvorschlag*	Kannst du mir das bitte kurz erklären?

Dieser Gesprächseinstieg ist zuweilen günstiger. Oft lässt sich durch Fragen nach den „guten" Gründen und Motiven einer anderen Person schon vieles klären. Auf diese Weise erübrigt es sich ggf. für Daniel, das Thema „Gerechtigkeit" anzusprechen. Wenn er die Gründe der Kollegin für die Verteilung der Patienten kennt, kann er immer noch entscheiden, ob er auch noch sein Bedürfnis nach Gerechtigkeit ansprechen will.

In diesen Beispielen hatte der Arzt noch einen Handlungsspielraum, um nach einer gemeinsamen Lösung zu suchen.

Tab. 2.9 Übersetzung der Patientenaussage mit Verständnis-/Empathie-Ohren nach außen

Schritt	Vier-Schritte-Kommunikation	Kommentar
1. Schritt: *Beobachtung*	Herr Schneider, Sie sagen gerade zu mir: „Die Tabletten bringen nichts!"	*Zusammenfassung der Fakten*
2. Schritt: *Gefühl*	Machen Sie sich gerade ziemliche *Sorgen* …?	Frage nach dem *Gefühl* des Patienten
3. Schritt: *Bedürfnis*	… um Ihre *Gesundheit?* Würden Sie gerne *verstehen,* wie die aktuellen Werte zustande kommen und wissen, *wie es weitergeht?*	Umgangssprachliche Beschreibung der Bedürfnisse des Patienten nach *Gesundheit, Klarheit, Orientierung, Perspektive*
4. Schritt: *Lösungsvorschlag*	Möchten Sie, dass ich Ihnen aus meiner Sicht erkläre, wie Ihre Werte einzuordnen sind? Und wie das weitere Vorgehen in den nächsten Wochen ist? Würde Ihnen das helfen? (Pause) Also, aus meiner Sicht sehe ich Ihre Werte …	Konkretes *Lösungsangebot* *Kurze verbindliche Frage* *Sachliche Erklärung*

Tab. 2.10 Kommunikation mit Kollegin mit allen vier Schritten

Schritt	Vier-Schritte-Kommunikation
Einleitung zur Klärung des Settings, ob die Kollegin gerade Zeit für ein Gespräch hat	Julia, ich würde gerne etwas mit dir besprechen. Hast du gerade ein paar Minuten Zeit?
1. Schritt: *Beobachtung*	Von den sechs Patienten, die wir heute aufnehmen mussten, hast du mir vier und dir zwei gegeben.
2. Schritt: *Gefühl*	Ich bin *irritiert* und ziemlich *unter Druck.*
3. Schritt: *Bedürfnis*	Mir geht's um eine *faire Verteilung* der Arbeit und darüber hinaus auch um *Unterstützung.*
4. Schritt: *Lösungsvorschlag*	Könntest du bitte ab sofort die Patienten zu gleichen Teilen unter uns aufteilen? Oder wenn es nicht möglich ist, mir die Gründe für die anderweitige Verteilung nennen? Können wir das so vereinbaren? *(verbindlicher Satz)*

2.2.6 Entscheidungen mitteilen

Es gibt aber auch Situationen, in denen auf Ihrer Seite keine Gesprächsbereitschaft mehr besteht, sondern klare Grenzen gesetzt werden sollen: Eine Mitarbeiterin hält sich trotz mehrfacher Unterredungen nicht an die Absprachen. Ein Kollege macht weiterhin anzügliche Bemerkungen trotz Ihrer Bitte, dies zu unterlassen. In diesen Fällen möchten Sie nicht mehr verhandeln, sondern eine klare Entscheidung treffen.

Fallbeispiel: Die leitende Praxisärztin hat die MFA Elisabeth schon mehrfach auf das Thema Pünktlichkeit angesprochen, ohne jedoch eine nachhaltige Verhaltensänderung zu erreichen. Jetzt möchte die Ärztin klare Konsequenzen dieses Verhaltens aufzeigen (➤ Tab. 2.11).

FAZIT

Unter Anwendung aller vier Schritte – **Beobachtung, Gefühl, Bedürfnis, Lösungsvorschlag** – können Sie mit Ihrem Gesprächspartner einen Konflikt oder eine belastende Situation ansprechen und klären.

Gleichzeitig helfen diese vier Schritte, klar und zugewandt auf das Gegenüber einzugehen.

Vermeiden Sie die „Fallstricke" im Gespräch wie Bewertung statt Beobachtung (1.), Gedanken bzw. Pseudogefühle statt „echte" Gefühle (2.), Strategien statt Bedürfnisse (3.), fromme Wünsche bzw. Forderungen statt konkrete Lösungsvorschläge (4.). Damit schaffen Sie eine wohlwollende und wertschätzende Gesprächsatmosphäre als Basis für konstruktive Lösungen.

Mit der bedürfnisorientierten inneren Haltung begegnen Sie Menschen auf Augenhöhe und sorgen für ein Klima der Offenheit und Kooperationsbereitschaft. Dies verbessert die Effizienz der Zusammenarbeit.

Sie können mit der Vier-Schritte-Kommunikation auch Entscheidungen mitteilen, klare Anweisungen oder Verwarnungen aussprechen – jeweils mit einem bedürfnisorientierten Fokus.

Transfer in den Alltag

Experimentieren Sie mit den vier Schritten in Ihrem beruflichen Alltag. Konzentrieren Sie sich zuerst auf Einzelschritte, die Sie nach und nach zusammensetzen. Wie fühlt sich Ihr

Tab. 2.11 Mitteilen einer Entscheidung in vier Schritten

Schritt	Vier-Schritte-Kommunikation	Kommentar
1. Schritt: *Beobachtung*	Elisabeth, im letzten halben Jahr habe ich mit Ihnen in zwei Mitarbeitergesprächen über das Thema Pünktlichkeit geredet. Im letzten Gespräch hatten Sie mir zugesichert, dass Sie von nun an pünktlich um 7:25 Uhr in der Praxis sein werden. Jetzt sind Sie in den letzten drei Wochen fünfmal um 7:45 Uhr gekommen.	Zusammenfassung der letzten Gespräche und Vereinbarungen Ansprechen des aktuellen Anlasses zu diesem Gespräch
2. Schritt: *Gefühl*	Ich bin total *sauer.*	
3. Schritt: *Bedürfnis*	Mir geht es um *Verbindlichkeit* der vereinbarten Regeln und auch um *Fairness* und *Gleichbehandlung* in Bezug auf Ihre Teamkolleginnen.	
4. Schritt: *Lösungsvorschlag*	Ich werde Ihnen jetzt eine Abmahnung schreiben. Und wenn sich beim Thema Pünktlichkeit in den nächsten zwei Monaten nichts verändert, steht mir als nächster rechtlicher Schritt eine Kündigung zur Verfügung. (Fakultativ ergänzen) Wie ist das für Sie, wenn Sie das von mir hören?	Entscheidung und mögliche weitere Konsequenz ggf. Nachfrage nach Feedback

2

Gegenüber, was braucht es gerade? Und wie geht es Ihnen in dieser Situation, welches Bedürfnis haben Sie? Nutzen Sie hierzu die im Anhang zusammengestellte Auflistung der Gefühle und Bedürfnisse und der Vier Schritte und platzieren Sie sie zur Unterstützung Ihrer Alltagskommunikation in der Nähe Ihres Arbeitsplatzes.

Wenden Sie die neue Kommunikationsmethode zunächst in emotional nicht belastenden Situationen an. Nehmen Sie bewusst wahr, wie das Ansprechen von Beobachtungen oder das Benennen von Gefühlen, Bedürfnissen und konkreten Lösungsvorschlägen kleine Veränderungen in Ihren Kontakten bewirkt.

Und reagieren Sie mit Nachsicht, wenn Sie mal wieder in alte Kommunikationsfallstricke reingeraten. Nutzen Sie die Möglichkeit, nach einer misslungenen Gesprächssituation mit etwas Abstand das Thema erneut anzusprechen und zu klären. Die meisten Gesprächspartner geben Ihnen eine solche „zweite Chance“ (➤ Kap. 3.4).

LITERATUR

Basu A, Faust L. Gewaltfreie Kommunikation. Taschenguide. 3. A. Freiburg: Haufe, 2015.

Brüggemeier B. Wertschätzende Kommunikation im Business. 4. A. Paderborn: Junfermann, 2017 (S. 24).

Klein S, Gibson N. What's making you angry? Encinitas: Puddle dancer press, 2004 (p. 2).

Langemann R, Yamaner S. C'est la wie! Skript „Empathisches Coaching". Zürich: Metapuls 2008.

Rosenberg MB. Gewaltfreie Kommunikation. 11. A. Paderborn: Junfermann, 2013 (S. 70 und S. 75).

Sears M. Gewaltfreie Kommunikation im Gesundheitswesen. Paderborn: Junfermann, 2012.

Weckert A. Gewaltfreie Kommunikation für Dummies. Weinheim: Wiley VCH, 2014 (S. 56).

KAPITEL

3 Empathische Kommunikation – die Kunst, Menschen zu erreichen

LERNZIEL
- Was ist Empathie bzw. empathische Kommunikation?
- Die innere Haltung
- Indikationen der empathischen Kommunikation
- Hindernisse für empathische Kommunikation
- Empathische Gesprächsführungstechniken

3.1 Grundlagen

Mit der Vier-Schritte-Kommunikation haben Sie eine Basis für Gespräche in vielfältigen Kontexten bekommen.

Vielleicht fragen Sie sich, warum hier so viel Wert auf das Thema Empathie gelegt wird? Ist das nicht eher etwas für psychotherapeutische oder sozialpädagogische Berufsgruppen mit zeitlich größeren Spielräumen?

Nein. Empathie und die dazugehörigen empathischen Gesprächsführungstechniken sind ein Schlüssel für eine erfolgreiche Kommunikation und die Kunst, Menschen zu erreichen.

„Alles wirkliche Leben ist Begegnung." Martin Buber

Mit empathischen Interventionen können Sie trauernde, leidende Menschen begleiten und ihnen in ihrem objektiven oder subjektiven Krankheitserleben oder bei Schicksalsschlägen einfühlsam und tröstend zur Seite stehen. Sie können aber auch festgefahrenen, konfliktreichen Gesprächen eine entscheidende Wende geben, indem Sie mit kurzen empathischen Sätzen den Ärger und Widerstand des Gegenübers auffangen und ihn so „zurück ins Boot holen" (➤ Kap. 3.4, ➤ Kap. 7.2 und ➤ Kap. 7.3).

Dies gilt sowohl für die Kommunikation mit Patienten und Angehörigen als auch im Team.

Erinnern Sie sich an die ärztliche Kollegin in der Eltern-Kind-Reha-Klinik (➤ Kap. 2.1.1), die aufgebrachte Mütter in ihr Arztzimmer bat, aus dem sie nach ein paar Minuten entspannt wieder herauskamen? Diese „Verwandlung" von wütenden, nicht erreichbaren Menschen in zugängliche, zufriedene Menschen ist mit den hier vorgestellten empathischen Gesprächsführungstechniken möglich.

3.1.1 Was ist Empathie?

„Empathie" ist ein im Alltag immer häufiger gebrauchter Begriff. Er taucht in sozialen, pädagogischen und medizinisch-psychologischen Kontexten und immer selbstverständlicher auch im Wirtschaftsbereich auf.

Manager großer Firmen werden im „Erfolgsfaktor" (Brüggemeier 2017) Empathie geschult. Denn Wirtschaftsunternehmen, die sich an ökonomischen Kriterien orientieren, haben erkannt, dass sie viel Zeit und Geld sparen, wenn Führungskräfte lernen, wertschätzend und einfühlsam auf ihre Mitarbeiter einzugehen. Mitarbeiter, die sich von Vorgesetzten und Kollegen gesehen und verstanden fühlen, haben weniger Stress, sind motivierter, kooperativer und gesünder. Dies lässt sich auf das ärztliche Arbeitsumfeld übertragen.

Definitionen

Empathie steht zum einen für das menschliche **Einfühlungsvermögen** an sich. Es geht um die Fähigkeit, sich in andere Menschen und deren Erleben hineinzuversetzen (aufgrund sog. Spiegelneuronen im Gehirn)[1].

Zum anderen geht es um eine Interaktion im zwischenmenschlichen **Kommunikationsprozess,** basierend auf einer wertschätzenden inneren Haltung und konkreten Gesprächsführungstechniken.

Im Folgenden ist mit „Empathie" immer der empathische Interaktionsprozess gemeint.

Wichtig: Empathie und empathische Kommunikation sind keine angeborene, in die Wiege gelegte Fertigkeit, sondern eine erlernbare Gesprächsführungskompetenz.

[1] Über Spiegelneuronen im Gehirn kann ein Mensch die gleichen Emotionen spüren wie eine andere Person, die er gerade beobachtet. Wenn er z. B. sieht, wie sein Gegenüber eine Verletzung oder einen Verlust erleidet, aktiviert das die gleichen neuronalen Netzwerke für Schmerz und Trauer in seinem Gehirn. Es ist, als spüre der Beobachter selber den Schmerz bzw. den Verlust. Die Spiegelneuronen „spiegeln" das, was gerade im anderen passiert. So lässt sich erklären, „warum ich fühle, was du fühlst" (Bauer 2008). Das ist wichtig, um nachvollziehen zu können, was im anderen vor sich geht, und adäquat auf ihn reagieren zu können.

3

Positive Wirkung der empathischen Kommunikation

Die empathische Kommunikation hat eine positive Wirkung bei Patienten, Teamkollegen und Mitarbeitern (➤ Abb. 3.1):

- Das Gegenüber fühlt sich mit seinen Anliegen und Emotionen angenommen und verstanden
- Der Kontakt zum Arzt wird als sicher und vertrauensvoll empfunden.
- Die Compliance/Adhärenz bzw. die Kooperation verbessern sich.
- Das Benennen des eigentlichen Anliegens vermittelt dem Gegenüber Klarheit über seine leeren Bedürfnistanks.
- Das hilft dem Gesprächspartner, selbstständig zu effektiveren Lösungen für sich und seine Situation zu kommen (Self-Empowerment).
- Darüber hinaus können die jeweiligen Gesprächspartner gemeinsam mit dem Arzt neue Umgangsweisen mit der Krankheit, der Situation bzw. dem Problem finden (partizipative Entscheidungsfindung, ➤ Kap. 7.4.5).

Auf Seiten des Arztes:

- Empathisches Eingehen auf Patienten sorgt für mehr Zufriedenheit im Beruf.
- Die eigentlichen Anliegen (leere Bedürfnistanks) der Gesprächspartner werden schneller sichtbar. Das macht die ärztliche Tätigkeit und Lösungsfindung effizienter.
- Vertrauen und Klarheit im Umgang stärken die Beziehungsebene.
- Compliance und Therapietreue des Patienten sowie die Kooperationsbereitschaft im Team nehmen zu (➤ Kap. 3.2, ➤ Kap. 3.3, ➤ Kap. 3.4und ➤ Kap. 7.4).
- Missstimmungen und Konflikte mit Patienten oder im Team werden frühzeitig aufgefangen (➤ Kap. 3.4), wodurch sich die Beschwerdehäufigkeit verringert.
- Und nicht zu unterschätzen: Empathie ist ein kostenloser, wirksamer Werbefaktor für Sie als Ärztin/Arzt, für Ihre Praxis oder Ihre Klinik(-Abteilung).

3.1.2 Innere Haltung und Indikationen

> *„Tu nicht irgendetwas, sei einfach da.“* Buddhistische Weisheit
> *„Urteile nie über einen anderen, bevor du nicht einen Mond lang in seinen Mokassins gelaufen bist.“*
> Weisheit nordamerikanischer Indianer

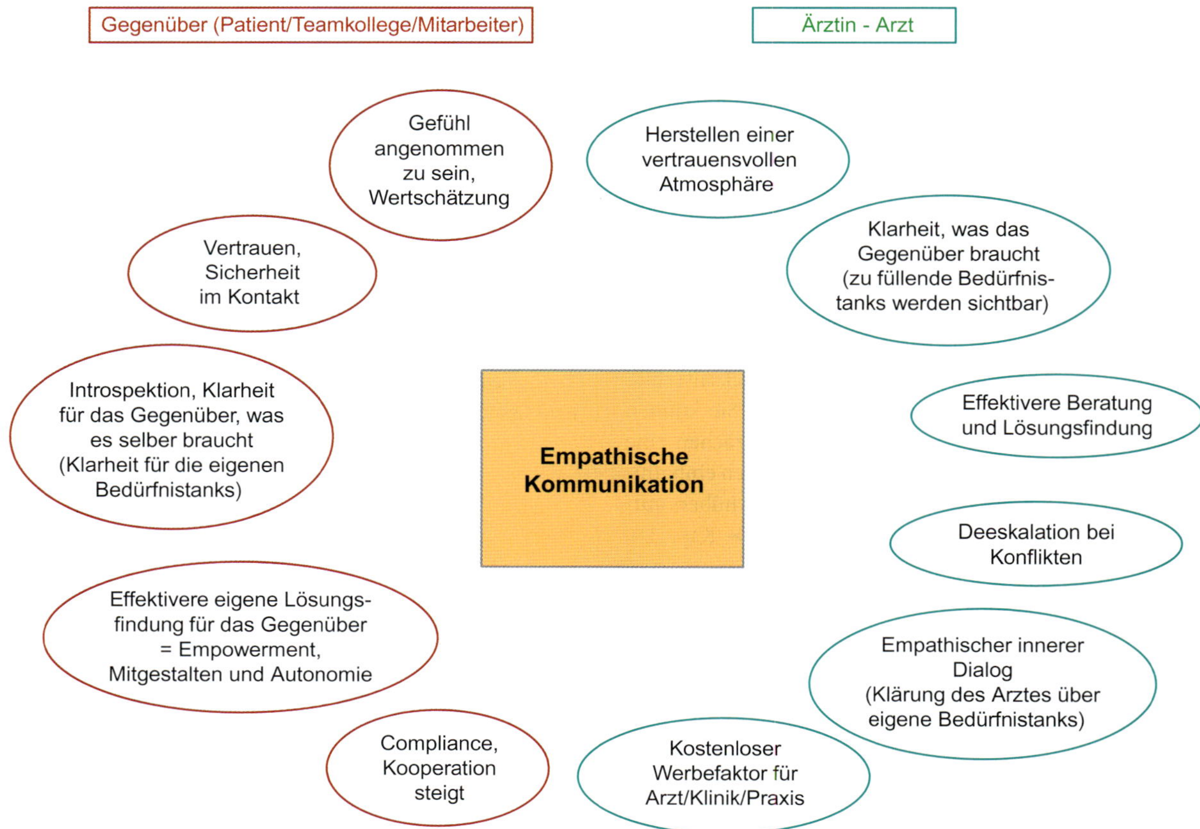

Abb. 3.1 Wirkung der empathischen Kommunikation auf das Gegenüber und den Arzt [P527]

Unter der inneren Haltung eines empathischen Gesprächsprozesses ist das respektvolle, bewertungsfreie Annehmen der subjektiven Wahrnehmungswelt eines anderen Menschen zu verstehen. Es geht darum, dessen Gedanken, Sichtweisen, Gefühlen und Bedürfnissen Präsenz und Raum zu geben, unabhängig davon, ob sie nachvollziehbar oder sinnvoll erscheinen.

Nach Carl Rogers, dem Begründer der klientzentrierten Psychotherapie und Mitbegründer der humanistischen Psychologie, ist Empathie eine der drei Voraussetzungen[2] für eine gelungene Klient/Patient-Therapeut/Arzt-Beziehung (Rogers 1983). Die nicht-bewertende Anerkennung der Wahrnehmungswelt des Gegenübers über aktives Zuhören führt zu einem Gefühl des Verstandenseins und der Akzeptanz.

Dies ist eine wichtige Voraussetzung für Veränderungsprozesse in Menschen.

LEITSATZ

„Menschen sind bereit, sich zu verändern, wenn sie mit ihren Gefühlen und Bedürfnissen angenommen wurden."
frei nach Marshall Rosenberg

Indikationen

Wo können Sie empathische Gesprächsführungstechniken einsetzen? Diese Frage lässt sich einfach beantworten: Eigentlich überall. Denn jeder Mensch kann in jeder Situation ein einfühlsames Gegenüber gebrauchen.

Sie können unterschiedlichsten Personengruppen und Themen mit Empathie begegnen (➤ Tab. 3.1) und – nicht zu unterschätzen – auch mit sich selber verständnisvoll umgehen (➤ Kap. 9).

3.1.3 Drei Schwierigkeitsgrade

Sie haben sicherlich schon Situationen in Ihrem Berufsalltag oder auch Privatleben erlebt, in denen es Ihnen leichtfiel, einfühlsam auf das Gegenüber zu reagieren. Und umgekehrt Situationen, in denen dies schwerfiel oder nicht möglich war, auch wenn der Gesprächspartner Empathie und Verständnis gebraucht hätte.

Zum Beispiel: Wenn sich ein Patient lauthals im Flur über die „stundenlange" Wartezeit (➤ Kap. 7.2) oder den „ständigen" Arztwechsel in der Klinik oder Praxis beschwert.

Sie können den Patienten schon verstehen, aber …

[2] Die drei Faktoren sind: bedingungslose Wertschätzung des Gegenübers – authentische, ehrliche, vertrauensvolle Begegnung – empathisches, einfühlsames Eingehen auf das Gegenüber.

Tab. 3.1 Einsatzmöglichkeiten für empathische Kommunikation

Personengruppen	Themengebiete
• Kommunikation mit Patienten und Angehörigen • Kommunikation mit Teamkollegen, Mitarbeitern, Vorgesetzten, Verwaltungsangestellten • Kommunikation im privaten Umfeld (Familie, Partner, Kinder, Freunde, Nachbarn)	• Umgang mit Kritik, Vorwürfen, Aggression, bei Konflikten (➤ Kap. 7.2 und ➤ Kap. 7.3) • Umgang mit starken Gefühlen (Trauer, Ängste, Wut bei Schicksalsschlägen und belastenden Diagnosen; ➤ Kap. 7.5) • Umgang mit Non-Adhärenz, mangelnder Kooperation (➤ Kap. 7.4) • Fehlerkommunikation mit Patienten, Angehörigen, Vorgesetzten, im Team etc.
• Umgang mit sich selber	• Selbstkritik und Umgang mit eigenen Fehlern (➤ Kap. 9)

Ob Sie empathisch auf Ihr Gegenüber eingehen können oder nicht, hängt entscheidend von Ihrem eigenen Bedürfnistank bzw. dessen Füllungsgrad ab. Trotz großer Professionalität können Sie Ihrem Gegenüber nur dann einfühlsam und zugewandt begegnen, wenn der eigene Tank (z.B. Bedürfnis nach Wertschätzung, Respekt, Klarheit, Effizienz etc.) gefüllt ist.

Es gibt drei Schwierigkeitsgrade im Rahmen empathischer Gesprächsinterventionen (➤ Tab. 3.2).

Schwierigkeitsgrad 1 Am einfachsten ist es, einem Menschen mit Empathie zu begegnen, wenn Sie entspannt sind und Ihr eigener Bedürfnistank voll ist. Sie können von ganzem Herzen das Leid, den Kummer, die Sorgen Ihres Gesprächspartners mitfühlen und empathisch auf ihn eingehen.
Schwierigkeitsgrad 2 und 3 Anspruchsvoller, jedoch umso wirksamer sind empathische Interventionen, wenn Sie selber nur einen halbvollen oder fast leeren Bedürfnistank haben. Doch auch in diesen Fällen können Sie durch den achtsamen und gezielten Einsatz der hier vorgestellten Gesprächsführungstechniken das Gegenüber erreichen und Veränderungsprozesse einleiten bzw. zur Deeskalation beitragen (➤ Kap. 3.2, ➤ Kap. 3.3 und ➤ Kap. 3.4).

Vielleicht fallen Ihnen eigene Beispiele ein, in denen Sie nicht so zugewandt reagiert haben, wie Sie es sich oder Ihr Gegenüber gewünscht hätten. Diese Einteilung kann als Orientierung dienen, wieso es dazu gekommen ist.

Sich bewusst zu machen, dass die erlebte Situation in eine dieser Kategorien (Schwierigkeitsgrade) fällt, kann bereits zu einer Deeskalation beitragen.

FAZIT

Empathie und empathische Kommunikationstechniken sind ein hilfreiches Werkzeug für einen wertschätzenden, konstruktiven und vertrauensbildenden Umgang im Arzt-Patienten-Verhältnis, im Team und in der Mitarbeiterführung.
Die Grundlagen sind Präsenz und ein bewertungsfreies Annehmen der subjektiven Wahrnehmungswelt des Gegenübers sowie der gezeigten Gefühle und Bedürfnisse.

Tab. 3.2 Schwierigkeitsgrade bei der empathischen Kommunikation

Schwierigkeit beim „empathischen Zuhören"	Beispiel	Kommentar Bedürfnistank des Arztes
Grad 1: Das Gegenüber befindet sich gerade in einer schweren Lebenslage (Krankheit), einer beruflichen oder privaten Krise.	Der Patient hat gerade eine belastende Diagnose erfahren. Ihr Kollege hat gerade versucht, einen Patienten zu reanimieren, leider ohne Erfolg.	Sie sind entspannt, Ihr eigener Bedürfnistank ist voll. Ihr natürliches Mitgefühl lässt Sie empathisch auf das trauernde, leidende Gegenüber reagieren.
Grad 2: a) Der Gesprächspartner tut Ihnen leid; gleichzeitig ist er selber „schuld" an seiner Situation oder seinem Zustand. b) Sie haben gerade keine Zeit oder kein Interesse an einem Gespräch.	a) Eine Patientin (➤ Kap. 3.2.2) sitzt wiederholt mit akuten LWS-Schmerzen in Ihrer Sprechstunde trotz Ermahnung Ihrerseits zu einem rückenschonenden Verhalten. b) Der Angehörige erzählt ausführlich über Probleme mit dem Pflegedienst seiner Frau, während viele Patienten im Wartezimmer sitzen (➤ Kap. 7.3.1).	a) Ihr Mitgefühl ist begrenzt, weil Sie das Verhalten nicht nachvollziehen können oder unvernünftig finden. Sie verstehen das Gegenüber, **aber** … b) Sie sind selber unter Druck. Ihr eigener Bedürfnistank ist halbvoll.
Grad 3: akuter Konfliktfall mit Kritik und Schuldzuweisung. Das Gegenüber ist verärgert und kritisiert Sie – berechtigt oder unberechtigt. Es möchte Verständnis für die Unannehmlichkeiten oder ein (vermeintlich) erlittenes Unrecht.	Die Pflegekraft/MFA kritisiert Sie laut im Flur wegen einer Patientenbeschwerde über einen zu spät abgegebenen Arztbrief. Sie sind selber überlastet und müssen den Ärger der Teamkollegin aushalten (➤ Kap. 3.4).	Wegen der Kritik fällt es Ihnen schwer, empathisch auf das Gegenüber einzugehen. Sie bräuchten selber Verständnis für Ihre Situation. Oder Sie haben überhaupt kein Verständnis für das Gegenüber bzw. ein schlechtes Gewissen wegen eines Fehlers, der Ihnen unterlief. Dies ist eine Pattsituation: Ihr Bedürfnistank ist leer, ebenso wie der des Gegenübers.

Empathie hilft mit starken Emotionen umzugehen, trägt zur Deeskalation bei und bereitet den Boden für Veränderungsprozesse.
Empathische Kommunikation spart Zeit – trotz des scheinbaren Mehraufwands.
Empathie und empathische Kommunikation sind kein angeborenes Talent, sondern eine erlernbare, trainierbare Kompetenz.

Transfer in den Alltag

Beobachten Sie Gesprächssituationen in Ihrem beruflichen und privaten Umfeld.

Wo hätten Sie oder Ihr Gegenüber Empathie gebraucht?

Wo fiel es Ihnen leicht, empathisch zuzuhören und auf das Gegenüber einzugehen?

Wo war es schwer? Wie hätten Sie gerne reagiert?

3.2 Empathische Gesprächsführungstechniken

LERNZIEL

Schlüsselunterscheidung: Hindernisse für Empathie – einfühlsames Zuhören
Empathische Kommunikationstechniken:
- Paraphrasieren
- Nonverbale Kommunikation
- Spiegeln von Gefühlen und Bedürfnissen

Während zunächst die innere Haltung bei der empathischen Kommunikation beschrieben wurde, geht es in diesem Abschnitt um die konkreten Gesprächsführungstechniken.

Der hier vorgestellte Ansatz beruht im Wesentlichen auf den Methoden der patientenzentrierten Kommunikation des amerikanischen Psychologen Carl Rogers, die unter dem Begriff des „aktiven Zuhörens" (Rogers 1985) bekannt wurde, und der „Gewaltfreien Kommunikation" von Marshall Rosenberg, die hier als Vier-Schritte-Kommunikation beschrieben ist (➤ Kap. 2).

Zäumen wir das Pferd diesmal von hinten auf. Statt zu erklären, wie einfühlsames Zuhören geht, fangen wir mit den sogenannten „Hindernissen für Empathie" an, die verbreiteter sind, als man denkt.

3.2.1 Hindernisse für Empathie

Steigen wir mit einem konkreten Beispiel aus dem Privatleben ein. Nach einem fast zwölfstündigen Arbeitstag in der Klinik oder Arztpraxis kommen Sie erschöpft nach Hause und begrüßen Ihren Partner/Ihre Partnerin: „Heute war wieder wahnsinnig viel los!"

Was würden Sie jetzt am liebsten hören? Wahrscheinlich verständnisvolle Sätze wie:

- „Oh, je. Das tut mir aber leid. Jetzt bist du ganz schön kaputt, oder?"
- „Erzähl mal, was war denn los?"
- „Jetzt kannst du sicher erst mal eine Pause gebrauchen, stimmt's?"

Doch vermutlich bekommen Sie eher Sätze aus dem großen Fundus der „Hindernisse für Empathie" zu hören:

- „Bei mir war heute auch viel los in der Arbeit", oder: „Die Kinder waren heute total anstrengend." (Eigene Geschichten erzählen)
- „Du wolltest ja in die Uniklinik. Ich habe dir gleich gesagt, dass das stressig wird." (Belehrung)
- „Sieh es als Lernchance. Vielleicht schaffst du es nun, deine Zeit besser einzuteilen." (Ermunterung)
- „Ach, das ist noch gar nichts. Eine Freundin muss in ihrer Klinik sechs Tage die Woche, auch Samstags, dreizehn Stunden arbeiten." (Vergleiche anstellen)
- „Du solltest mal mit deinem Chef reden. So geht das nicht weiter." (Ratschlag)

Wie geht es Ihnen, wenn Sie solche Sätze hören?

Wahrscheinlich fühlen Sie sich wenig aufgemuntert, im Gegenteil. Vielleicht sind Sie sogar ärgerlich und wütend, weil Sie ungefragt Tipps, Kommentare und Belehrungen bekommen, aber Ihre eigentliche Erschöpfung nicht gesehen wurde.

Hindernisse für Empathie (Rosenberg 2013)

- Ratschläge: Ich finde, du sollest ... Warum hast du nicht ...?
- Noch eins draufsetzen: Das ist ja noch gar nichts; hör erst mal, was mir passiert ist ...
- Belehren: Das kann sich in eine positive Erfahrung verwandeln, wenn du nur ...
- Trösten: Das war nicht dein Fehler. Du hast dein Bestes getan.
- Geschichten zum Besten geben: Das erinnert mich an ...
- Über den Mund fahren: Komm, lach mal wieder. Lass dich nicht so hängen.
- Bemitleiden: Ach, du Armer ...
- Verhören: Wann hat das angefangen?
- Erklärungen abgeben: Ich hätte ja angerufen, aber ...
- Verbessern: So ist das nicht gewesen.

Was könnten Sie stattdessen sagen? Wie Menschen empathisch begegnen?

3.2.2 Präsenz und Raum geben

Wie schon erwähnt, ist Empathie vor allem Präsentsein für das Gegenüber und dessen subjektive Wahrnehmungswelt. Empathie braucht zunächst keine Worte. Gefragt ist die menschliche Qualität, dem Gegenüber Halt zu geben (holding function) bei starken Emotionen und Reaktionen. Insbesondere wenn Menschen gerade eine erschütternde Nachricht oder Diagnose bekommen haben (➤ Kap. 7.5).

Raum geben, innehalten und „da sein" fällt nicht immer leicht im hektischen ärztlichen Berufsalltag. Insbesondere wenn das ärztliche Selbstverständnis vornehmlich über Aktivität und Lösungsvorschläge definiert wird. Doch auch „Nichts-tun" im Sinne von Aushalten und Halt geben hat eine therapeutische, heilende, medizinische Wirkung.[3]

„Gott gab den Menschen zwei Ohren, aber nur einen Mund, damit sie mehr zuhören und weniger reden."
Jüdisches Sprichwort

Steigen wir mit einem Fallbeispiel ein.

Martha Beier, eine 64 Jahre alte Hausfrau, leidet an einem chronischen LWS-Syndrom. Sie kommt schmerzverzerrt in die Sprechstunde der Ärztin Dr. Anna Lorenz. Diagnose: akute Lumbalgie. Am Vortag hat die Patientin zwei Stunden lang das Kartoffelbeet umgegraben.

Frau Beier: „Ich habe entsetzliche Rückenschmerzen, Frau Doktor. Heute Nacht wusste ich vor Schmerzen nicht ein und aus. Ich war kurz davor, den Notarzt zu rufen."
Dr. Lorenz: „Oh je. Was war denn los?"
Frau Beier, zögerlich: „Na ja, ich habe ein bisschen im Garten gearbeitet. Am Abend ging's dann los mit fürchterlichen Schmerzen. Sie müssen mir jetzt eine Spritze geben."
Dr. Lorenz: „Im Garten gearbeitet?"
Frau Beier: „Ja, die Kartoffeln mussten raus. Mein Mann hatte keine Zeit."
Dr. Lorenz, irritiert: „ Sie haben Kartoffeln geerntet, obwohl Sie wissen, dass Sie auf Ihren Rücken aufpassen müssen?"
Frau Beier, verteidigend: „Was sollte ich denn machen? Bitte geben Sie mir jetzt die Spritze."

Der Dialog könnte unerfreulich weitergehen und vielleicht sogar zu einer Eskalation führen. Beide Gesprächspartner sind am Ende wahrscheinlich frustriert. Beide fühlen sich nicht gehört und haben einen leeren oder halbleeren Bedürfnistank.

Frau Beier hätte gerne Empathie für ihre Schmerzen, auch wenn sie weiß, dass ihr Verhalten unvernünftig war. Auch die Ärztin ist frustriert. Sie möchte die Patientin unterstützen, weiß aber nicht wie.

Wie könnten Sie Frau Beier erreichen?

Mit empathischen Interventionen.

Die Patientin braucht zuerst Empathie, auch wenn Sie das Verhalten der Patientin nicht gutheißen („Verstehen heißt nicht Einverstandensein", ➤ Kap. 3.3.2).

LEITSÄTZE

„Empathy first" und **„Connection before correction":**
„Menschen brauchen zuerst Verständnis (empathy) und einen guten Kontakt zum Gegenüber (connection), bevor sie Lösungen, Ratschläge oder Verhaltenskorrekturen (correction) annehmen können." Marshall Rosenberg

[3] Krebspatienten reagieren auf eine vertrauensvolle, zugewandte, einfühlsame Haltung des Arztes mit vermehrter Ausschüttung endogener Opioide und geringerer Schmerzwahrnehmung (Arora 2003).

3

3.2.3 Empathische Kommunikationstechniken

Hier werden zunächst die einzelnen Techniken der empathischen Kommunikation vorgestellt. Alle Techniken sind sowohl in der Kommunikation mit Patienten und Angehörigen als auch bei Team- oder Mitarbeitergesprächen einsetzbar.

Paraphrasieren

Mit Paraphrasieren ist eine Wiedergabe der Worte des Gegenübers mit eigenen Worten gemeint. Sie fassen das Gehörte in ein, zwei Sätzen zusammen. Für manche mag dies papageienhaft klingen. Doch das Wiederholen bewirkt eine Entspannung, da sich das Gegenüber mit seinen Worten und Aussagen gehört und gesehen fühlt.

Gleichzeitig dient die Zusammenfassung in eigenen Worten zur Überprüfung, ob Sie die geschilderte Situation sowie die Gefühls- und Bedürfnislage Ihres Gesprächspartners richtig erfasst haben oder er noch etwas ergänzen möchte.

Patientin: „Ich habe entsetzliche Rückenschmerzen, Frau Doktor. Heute Nacht wusste ich vor Schmerzen nicht ein und aus."
Ärztin: „Die Schmerzen scheinen ja richtig schlimm zu sein. Und in der Nacht war dann jede Bewegung eine Qual?"
Patientin: „Ja, allerdings. Es war furchtbar."

Hilfreich ist auch, den Sprachstil des Gegenübers zu spiegeln.

- Bei lebhaften Menschen sind eher kräftige, übertreibende Worte angebracht: „Ihre Schmerzen sind gerade *ganz schön heftig.* Es tut *höllisch* weh."
- Bei nüchtern-distanzierten, untertreibenden Menschen sind eher trockene, reduzierte Beschreibungen geeignet: „Ich habe den Eindruck, hier an der Stelle tut es *ein bisschen* weh?"

Beides vertieft die Resonanz.

Sie können auch ein Bild oder eine Metapher verwenden, insbesondere wenn Menschen nicht gewöhnt sind, über Gefühle zu reden oder dies als Schwäche ansehen (➤ Kap. 5.1):

„Fühlt sich das so an, als hätten Sie sich die ganze Nacht *geprügelt?* Oder als wäre eine *Dampfwalze über Sie drübergefahren?*"

Pausen

Pausen sind eine wichtige und oft unterschätzte Gesprächsintervention. Ärzte unterbrechen ihre Patienten schon nach durchschnittlich 18 Sekunden (Langewitz 2002). Pausen von ca. drei Sekunden geben dem Gegenüber Raum und Zeit zur Selbstreflexion und zum Nachdenken.

Dieser Raum ist ein Ausdruck von Wertschätzung im Sinne von „Ich nehme mir Zeit für Sie" und fördert das Vertrauen. Darüber hinaus erhalten Sie in Pausen oft weitere Hintergrundinformationen oder Details, die der Patient oder der Teamkollege sonst vielleicht nicht mitgeteilt hätte.

Ärztin: „Der Rücken tut gerade ordentlich weh." (Paraphrasieren)
(Pause)
Patientin: „Hm, ich gebe es ja nur ungern zu, aber ich habe gestern den Garten umgegraben."

Wiederholen

Sie können Pausen auch mit der Wiederholung wichtiger Schlüsselworte kombinieren wie eine Art Echo (Echoing).

Patientin: „Ich habe ein bisschen im Garten gearbeitet."
Ärztin: „Ein bisschen im Garten gearbeitet? …" (Pause und Abwarten)
Patientin: „Ja, ja, ich weiß schon, was Sie jetzt sagen. Es war total unvernünftig."

Verbale und nonverbale Bestätigung

Als Zeichen von Zugewandtheit braucht Ihr Gegenüber gelegentlich kurze, bestätigende Äußerungen wie „hm", „aha", „so ist das". Auch nonverbale Zeichen wie Blickkontakt, Nicken und eine zugewandte Körperhaltung lassen das Gegenüber spüren, dass Sie präsent sind und zuhören.

Gefühle und Bedürfnisse spiegeln und benennen

Die zentralen Schritte des empathischen Zuhörens kennen Sie schon aus der Vier-Schritte-Kommunikation. Es geht darum, die Gefühle und Bedürfnisse des Gegenübers zu benennen und sich insbesondere auf die leeren Bedürfnistanks zu fokussieren (➤ Abb. 3.2).[4]

Dies hilft Vertrauen aufzubauen und die Compliance zu vertiefen. Und hat den positiven Nebeneffekt, dass das Gegenüber seine eigenen Bedürfnisse erkennt – und imstan-

[4] Während es bei Rogers vor allem um die Spiegelung der Gefühle des Klienten geht, hat Rosenberg diese Vorgehensweise noch um den Fokus Bedürfnisse erweitert. Für ihn sind Gefühle wichtige Anzeiger für die aktuelle Stimmungslage; bedeutsamer ist jedoch das Spiegeln des darunterliegenden Bedürfnisses, damit sich das Gegenüber verstanden fühlt.

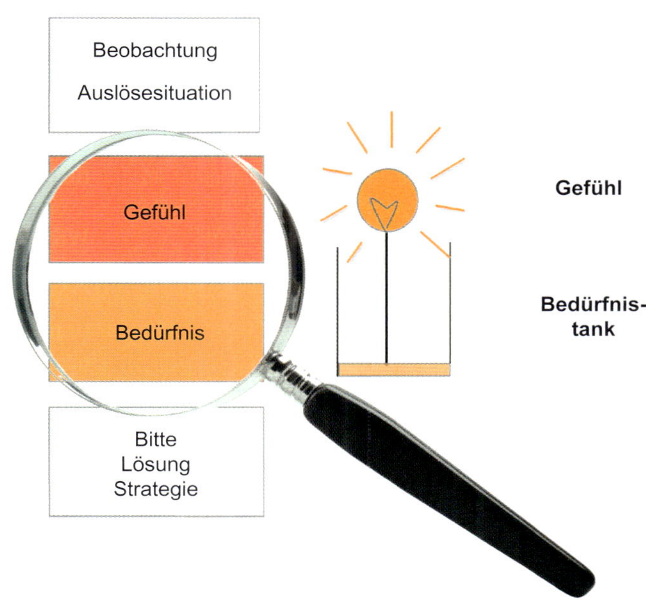

Abb. 3.2 Zentraler Schritt der empathischen Kommunikation: Benennung der Gefühle und Bedürfnisse [P527]

de ist, bessere Verhaltensweisen als bisher zu finden (Self-Empowerment).

Gefühle und Bedürfnisse erfragen[5]

- Patientin, die sich über die zweitägige Wartezeit auf die Bronchoskopie beschwert: „Sind Sie gerade total *unter Druck (Gefühl)*, weil Sie sich von der Untersuchung endlich *Klarheit (Bedürfnis)* versprechen, woher Ihre Symptome kommen?"
- Patient, der nach einem Herzinfarkt ein gerinnungshemmendes Medikament einnehmen muss: „Sind Sie gerade *in Sorge (Gefühl)*, was das neue Medikament und seine Wirkung angeht? Brauchen Sie ein paar *Informationen (Bedürfnis)*, wie man damit umgeht?"
- Kollegin, die erfahren hat, dass ein Kollege sich über sie beim Chef beschwert hat, ohne vorher mit ihr zu reden: „Bist du total *wütend/erschrocken (Gefühl)?* Geht's dir um ein *ehrliches, aufrichtiges Miteinander?* Und auch um deinen *Schutz* bzw. deine *Sicherheit (Bedürfnis)?*"

Empathisches Zuhören: die wichtigsten Punkte

- Paraphrasieren und Echoing
- Pausen
- Kurze verbale oder nonverbale Bestätigung
- Zentrale Schritte: Gefühle und Bedürfnisse des Gegenübers spiegeln und benennen

Hier folgt nun der ausführliche Dialog zwischen der Ärztin und Frau Beier. Die jeweiligen Gefühle und Bedürfnisse im Text sind zur Verdeutlichung kursiv geschrieben.

Ärztin-Patientin-Dialog mit Erklärungen (Schwierigkeitsgrad 2)

Ärztin nach der körperlichen Untersuchung: „Da haben Sie sich ja einen schlimmen Hexenschuss zugezogen, Frau Beier."	Wenn Patienten körperlich untersucht und mit ihrem Namen angesprochen werden, fühlen sie sich mehr vom Arzt gesehen (➤ Kap. 7.1)
Patientin: „Ja, es tut wahnsinnig weh."	
Ärztin: „Haben Sie eine Erklärung, wie es dazu kam?"	Klärung der Ausgangslage
Patientin zögerlich: „Ich gebe es ungern zu. Ich habe gestern die Kartoffeln im Garten ausgegraben. Die mussten raus."	
Ärztin: „Die Kartoffeln mussten raus, aha." (Pause)	Paraphrasieren/Wiederholen der Gründe, ohne sie zu kommentieren
Patientin: „Es ging nicht anders. Mein Mann arbeitet immer so viel. Irgendwer musste die Kartoffeln doch rausmachen."	
Ärztin: „Waren Sie *ziemlich unter Druck?* Wollten Sie mit dem Kartoffelnausgraben einen *Beitrag leisten* für die Familie?"	Spiegeln der *Gefühle* und *Bedürfnisse* = Benennen der guten Gründe für Frau Beiers Verhalten
Patientin: „Ja, genau. Mein Mann hat immer so viel um die Ohren. Ich verdiene ja nichts."	
Ärztin: „Hm. Da haben Sie gedacht, dass es besser ist, wenn Sie die Kartoffelernte übernehmen?"	Paraphrasieren

[5] Da wir nicht mit absoluter Sicherheit wissen können, wie sich das Gegenüber fühlt und was es braucht, werden Gefühle und Bedürfnisse in fragendem Tonfall benannt (➤ Kap. 2.2.3).

3

Ärztin-Patientin-Dialog mit Erklärungen (Schwierigkeitsgrad 2) *(Forts.)*

Patientin nickt: „Ja, ich wollte meinen Mann *entlasten.* Eigentlich war es total verrückt von mir, diese Gartenarbeit zu machen. Denn so falle ich ja zusätzlich noch aus."	Sie benennt hier selbstständig ihr eigentliches *Bedürfnis* (Entlastung bzw. Unterstützung des Mannes). Im Anschluss macht sie sich selbst einen Vorwurf.
Ärztin: „Und jetzt *ärgern* Sie sich auch noch über sich selber, dass Sie nicht *besser für sich gesorgt haben?"*	Keine Bestätigung des Selbstvorwurfs; Spiegeln der *Gefühle* und *Bedürfnisse*
Patientin: „Ja, klar. Jetzt muss mein Mann sogar noch zu Hause mitanpacken."	Selbsterkenntnis der Patientin, ohne dass die Ärztin darauf hinweisen musste
Ärztin: „Das klingt, als habe sich für Sie im Nachhinein die ganze Aktion nicht wirklich gelohnt."	Paraphrasierende, nicht-bewertende Zusammenfassung
Patientin: „Allerdings nicht." Seufzt.	
Ärztin: „Wollen wir jetzt gemeinsam kurz überlegen, was Sie das *nächste Mal machen können,* wenn Sie Ihren Mann *entlasten* wollen. Gibt es einen rückenschonenden Beitrag für die Familie?" (Pause)	Der zu füllende Bedürfnistank ist klar; *Übergang zur Lösungssuche;* Patientin selber überlegen lassen
Patientin überlegt: „Mhm. Ja, ich könnte meinem Mann bei der Buchhaltung helfen, Belege sortieren oder so. Das würde ihn auch entlasten. Und ich schone meinen Rücken."	
Ärztin: „Das klingt doch nach einer guten Idee und vor allem machbar. Und wegen der Gartenarbeit. Fällt Ihnen da jemand ein, der Sie unterstützen könnte?" (Pause)	Validierung der gefundenen Lösung Zweite Lösungssuche
Patientin: „Mein Neffe hat sich schon angeboten zu helfen. Bisher habe ich mich nicht getraut, das anzunehmen."	
Ärztin: „Könnten Sie sich vorstellen, ihn nach Ihrer jetzigen Erfahrung mit dem Rücken doch zu fragen?"	Bewertungsfreies Beschreiben des „ungünstigen" Verhaltens
Patientin: „Ja, schon."	
Ärztin: „Da bin ich aber *erleichtert.* Das klingt doch nach einer echten *Perspektive,* Frau Beier.	Ich-Botschaft (*Gefühl* und *Bedürfnis* der Ärztin)

Die Ärztin hat alle Techniken der empathischen Gesprächsführung angewendet nach den Leitsätzen „Verstehen heißt nicht Einverstandensein" (➤ Kap. 3.3), „Empathy first" und „Connection before correction".

Nachdem sie die guten Gründe von Frau Beier gewürdigt hat, wird das eigentliche Bedürfnis sichtbar, nämlich ihren Mann mit Gartenarbeit zu unterstützen. Leider war die Strategie ungünstig, wie die akute Lumbalgie zeigt.

Durch Aufzeigen des eigentlichen Bedürfnistanks der Patientin konnte die Ärztin zusammen mit Frau Beier nach einer neuen Strategie suchen. Nach einer neuen, günstigeren Lösung, die beide Bedürfnisse erfüllt – auf die Gesundheit achten und den Mann unterstützen. Dabei fielen der Patientin die Mithilfe bei der Buchhaltung und der hilfsbereite Neffe ein.

Wichtig: Empathie und empathische Gesprächsinterventionen sparen Zeit.

Vielleicht dauert ein Gespräch, wie oben beschrieben, ein paar Minuten länger als üblich. Doch der Ausgang ist ein anderer – sowohl hinsichtlich der zwischenmenschlichen Ebene von Ärztin und Patientin als auch in der nachhaltigen Wirkung auf das zukünftige Verhalten von Frau Beier.

Übungsbeispiele

Hier wieder ein paar Beispiele zum Ausprobieren der neuen Technik.

Wie die Anwendung der vier Schritte sind auch empathische Gesprächsinterventionen ungewohnt und wenig trainiert. Am Anfang klingt es in unserem Sprachgebrauch vielleicht ein bisschen holprig. Zumal die Menschen im Umfeld eher Ratschläge oder Belehrungen gewohnt sind.

Hier gilt es, wie beim Erlernen einer Fremdsprache oder beim Autofahren die neu erworbene Fertigkeit immer wieder auszuprobieren und zu üben.

LEITSATZ

„Es geht nicht darum, perfekt zu sein, sondern jeden Tag ein bisschen weniger ungeschickt." (in Anlehnung an Marshall Rosenberg)

Beginnen wir mit Reaktionen auf die Aussagen von Patienten oder Angehörigen (➤ Tab. 3.3). Decken Sie die rechte Tabellenspalte ab und versuchen Sie, empathisch auf die Aussagen zu reagieren. Wie fühlt sich das Gegenüber? Was könnte sein Bedürfnis sein? Als Gegenentwurf steht in der linken Spalte jeweils ein Hindernis für Empathie.

Versuchen Sie das Gesagte zu paraphrasieren. Sie können *offene Fragen* stellen (z. B. „Wie geht es Ihnen, wenn Sie das hören?"). Oder auch *geschlossene Fragen,* in denen Sie Gefühle und Bedürfnisse vorgeben. „Sind Sie gerade … ?" (*Gefühl*) „Geht es Ihnen um … ?" (*Bedürfnis*) (➤ Kap. 2.2 und ➤ Kap. 2.3, siehe auch Liste mit Gefühlen und Bedürfnissen).

FAZIT

Empathische Gesprächsführung:

- Zentraler Schritt: Gefühle und Bedürfnisse des Gegenübers spiegeln
- Neutrales, nicht kommentierendes Paraphrasieren des Gehörten und Echoing
- Pausen und Abwarten
- Verbale und nonverbale Zuwendung

Tab. 3.3 Empathieübungen

Hindernis für Empathie	Empathische, einfühlsame Antwort
A) Gespräch mit Patienten oder Angehörigen	
1. Ein Patient mit Typ-II-Diabetes sagt nach Umstellung auf eine Insulintherapie zum Arzt: „Soll das etwa heißen, dass ich jetzt für den Rest meines Lebens Insulin spritzen muss?"	
Erklärungen abgeben: „Ich hatte Sie ja schon gewarnt, dass das so kommen würde, wenn Sie weiterhin so wenig Sport machen und kein Gewicht abnehmen."	Offene Frage: „ Was genau geht Ihnen beim Gedanken an die Insulintherapie durch den Kopf?" Geschlossene Frage: „Sind Sie gerade richtig erschrocken, das mit dem Insulinspritzen von mir hören? Haben Sie Sorge, dass die Behandlung mit Insulin jetzt Ihr Leben sehr verändert?"
2. Die Ehefrau eines Patienten mit COPD sagt zum Arzt: „Mein Mann raucht wie ein Schlot. Ich habe ihm schon oft gesagt, er solle weniger rauchen. Aber er macht einfach weiter."	
Belehrung: „So ist Ihr Mann halt. Er ist ein erwachsener Mann. Vielleicht merkt er es, wenn er vor lauter Atemnot auf der Intensivstation landet."	Offene Frage: „Was ist es genau, das Sie so betroffen macht?" Geschlossene Frage: „Machen Sie sich gerade richtig Sorgen um Ihren Mann? Sind Sie hilflos, weil Sie keine Idee haben, wie Sie ihn dazu bewegen können, besser auf sich zu achten? Geht es Ihnen auch um Rücksicht auf Sie und Ihr Nervenkostüm?"
B) Teamkommunikation	
1. Aussage eines Arztes über Teamkollegen Thomas, der zweimal vom Chefarzt auf einen interessanten Kongress mitgenommen wurde: „Immer drängelt sich Thomas vor."	
Verbesserung und Belehrung: „So stimmt das aber nicht. Der Chef hat euch beide gefragt. Du bist wegen des Nachtdiensts zurückgetreten. Du hättest dich besser für dich einsetzen müssen. Selber schuld."	Offene Frage: „Was ist es konkret, das dich so ärgert?" Geschlossene Frage: „Bist du frustriert? Geht es dir um Gerechtigkeit und Fairness? Geht es dir auch um Anerkennung für dein Engagement?"
2. Aussage eines jungen Assistenzarztes zu Kollegen: „Morgen ist mein erster Nachtdienst! Seit zwei Wochen schlafe ich kaum noch!"	
Belehren: „Jetzt übertreibe mal nicht. Wenn du so ein empfindsamer Typ bist, hast du dir mit dem Arztberuf den falschen Job ausgesucht."	Offene Frage: „Was genau ist es, das dich beunruhigt?" Geschlossene Frage: „Du scheinst dir ja gerade ziemlich Druck zu machen? Geht es dir um die Sicherheit der Patienten oder auch um deine? Geht es dir um die Gewissheit, dass du jederzeit Hilfe bekommst, wenn du dich unsicher fühlst?"

Kommentare, Belehrungen, Tipps, Ratschläge sind **Hindernisse** für Empathie. Das Gegenüber fühlt sich nicht angenommen, sondern nur schnell „repariert". Dies kann Wegbereiter für Ärger und Eskalation sein.

Transfer in den Alltag

Beobachten Sie Gespräche zwischen Menschen an Ihrem Arbeitsplatz.

Wo erleben Sie einen teilnehmenden, empathischen Austausch miteinander?

Wo Hindernisse für Empathie? Welche empathischen Sätze hätte die betreffende Person wahrscheinlich lieber gehört?

Experimentieren Sie – in emotional nicht zu belastenden Situationen – damit, die Gefühle und Bedürfnisses Ihres Gegenübers zu spiegeln. Welche Wirkung hat das auf Ihr Gegenüber? Und auf Sie selber?

Unter welchen Voraussetzungen fällt es Ihnen leicht, empathisch zu sein?

3.3 Einfühlsame Gesprächsinterventionen als Türöffner

LERNZIEL

Das „Türenmodell" der Kommunikation
Schlüsselunterscheidung: Verstehen heißt nicht Einverstandensein
Ich-Botschaft des Arztes
Übergang vom empathischen Zuhören zu Lösungsangeboten

LEITSATZ

„Menschen, die sich sehr emotional zeigen, brauchen eine Wiedergabe ihrer Gefühle und Bedürfnisse."
frei nach Marshall Rosenberg

Dieser Leitsatz gibt Ihnen einen guten Anhaltspunkt dafür, wann Ihr Gegenüber Empathie braucht: Immer wenn Menschen starke Gefühle zeigen, brauchen sie in der Regel zuerst ein offenes Ohr für ihre aktuelle Gefühls- und Bedürfnislage. Und erst danach eine Lösung für die Situation.

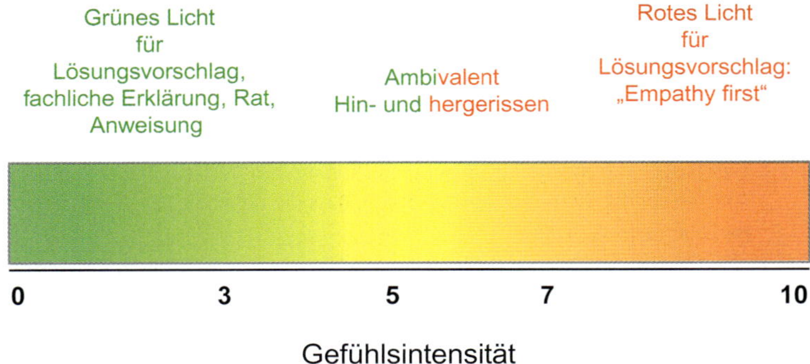

Abb. 3.3 Gefühlsintensität als Indikator für die Fähigkeit, Lösungsvorschläge aufzunehmen [P527]

Erinnern Sie sich an einen Patienten, Angehörigen oder Teamkollegen, den Sie als „undankbar" empfanden? Um den Sie sich sehr bemüht haben und der dennoch nicht zufrieden aus dem Gespräch gegangen ist?

„Undankbare" Menschen hätten oft zuerst einen empathischen Zuhörer benötigt statt Lösungen und Unterstützungsangebote. Einen Gesprächspartner, der die aktuelle Frustration oder den Ärger hört und aushält. Und erst im Anschluss ein paar gute Tipps gibt – im Sinne von „Connection before correction".

3.3.1 Das „Türenmodell" der Kommunikation

Welche Kriterien zeigen, dass der Gesprächspartner zuerst empathische Interventionen braucht? Und ab wann es sinnvoll ist, Lösungsvorschläge anzubieten?

Das folgende „Türenmodell"[6] (➤ Abb. 3.3) und die dazugehörige Gefühlsskala geben eine Orientierungshilfe, ob Ihre Lösungsvorschläge beim Patienten oder Teammitglied auf offene Ohren stoßen oder ob Sie sie besser auf einen späteren Zeitpunkt (ggf. nur zwei, drei empathische Sätze später) verschieben sollten.

Immer wenn Ihr Gegenüber sehr starke Gefühle zeigt, ist es mit großer Wahrscheinlichkeit momentan nicht offen für Lösungsvorschläge oder Handelsanweisungen.

Menschen, die innerlich zu sehr mit ihren Gefühlen oder Gedanken beschäftigt sind (insbesondere in akuten Notsituationen, ➤ Kap. 5.3.2, oder bei der Vermittlung schlechter Nachrichten, ➤ Kap. 7.5), können sachliche Informationen, Lösungsvorschläge oder fachliche Anweisungen emotional und kognitiv nicht aufnehmen. Ohne vorherige Würdigung (Validation) ihres aktuell leeren Bedürfnistanks sind sie kaum bzw. nicht erreichbar. Ihre Tür für konkrete Lösungsschritte ist verschlossen.

Aufnahmefähigkeit für Lösungsangebote

- **Tür zu:**
  Ihr Gesprächspartner ist emotional sehr aufgewühlt (traurig, empört, ärgerlich, geschockt) mit einer Gefühlsintensität von 7 und größer (auf einer Skala von 0–10). Seine Empfangskanäle für Lösungen sind verschlossen. Er braucht zuerst eine kurze Spiegelung seiner Gefühle und Bedürfnisse („empathy first"). „Rot" signalisiert wie bei der Ampel: Stopp, keine Vorschläge.
- **Tür halb offen:**
  Bei mittelstarken Gefühlen (Intensität 4–6 auf der Skala) steht das „Gelb" für Aufpassen und Achtsamkeit. Das Gegenüber ist ambivalent, die Tür halb offen und halb verschlossen. Ihr Gegenüber kann zugänglich für Vorschläge oder Anweisungen sein, vielleicht aber auch nicht.[7] Auch hier empfehlen sich zur Vorsicht empathische Interventionen.
- **Tür offen:**
  Einem relativ gefühlsneutralen Gegenüber (Gefühlsintensität von 0–3) können Sie Vorschläge anbieten. Die Farbe „Grün" zeigt, dass die Tür offen und damit der Weg für konkrete Lösungen, Vorgaben, Anweisungen frei ist.

Dies alles ist natürlich kein Muss.

[6] Das „Türenmodell" wurde von der Autorin entwickelt, um zu verdeutlichen, wann Lösungsvorschläge sinnvoll sind und wann sie erst nach einer empathischen Intervention gemacht werden sollten – dies gilt sowohl im beruflichen als auch privaten Kontext.

[7] Sie können – wie einen Testballon – einen Lösungsvorschlag machen. Wenn Ihr Gegenüber in eine abwehrende „Ja-aber"-Energie geht oder die Gefühlsintensität steigt, empfiehlt sich ein Umschalten auf empathisches Abholen.

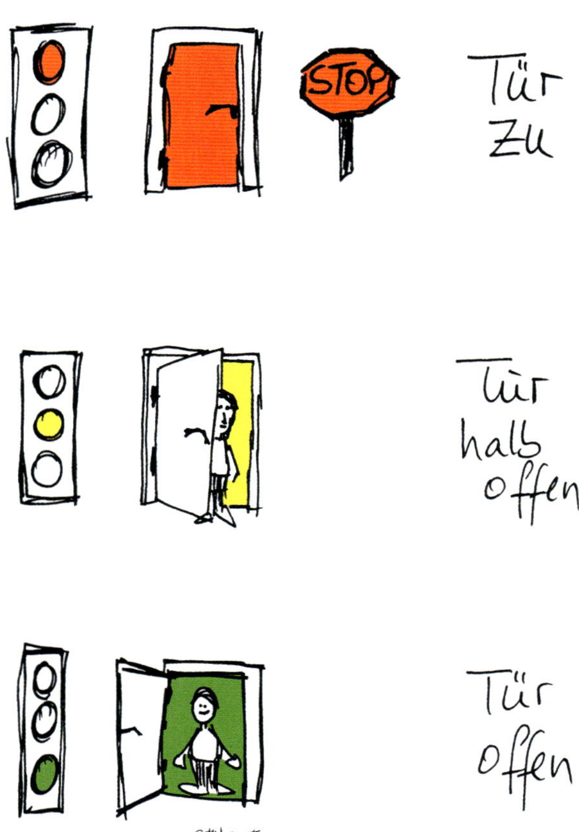

Abb. 3.4 Das „Türenmodell" als Orientierungshilfe, wann der Zeitpunkt für Lösungsangebote oder Verhaltenskorrekturen günstig ist [P527]

Sie können Ihrem Gegenüber auch weiterhin Lösungen, Erklärungen oder fachliche Informationen[8] anbieten. Nur haben Sie jetzt, wenn es nicht funktioniert, einen Anhalt dafür, wieso Ihr Gegenüber so „undankbar" oder „uneinsichtig" reagiert. Das „Türenmodell" schärft den Blick dafür, wann Lösungsvorschläge sinnvoll sind (➤ Abb. 3.4).

Im Zweifelsfall gilt „empathy first", besonders in Konfliktfällen (➤ Kap. 3.4).

Beispieldialog

Frau Wagner, 32 Jahre, Mutter der fünfjährigen Sonja, im Gespräch mit dem Kinderarzt Dr. Neubauer. Bei Sonja wurde vor ein paar Tagen eine Leukämie diagnostiziert. Die Mutter wirft sich vor, dass sie die Hämatome am Körper ihrer Tochter nicht als Krankheitssymptome erkannt, sondern als Sturzfolgen des lebhaften Kindes gedeutet hat. Sie macht sich massive Selbstvorwürfe.

Mutter (aufgewühlt): „Ich hätte viel früher hellhörig werden müssen, dass Sonja so viele blaue Flecken hatte."
Arzt: „Nein, Frau Wagner, da muss ich widersprechen. Sie konnten nicht wissen, dass so etwas ein Zeichen für eine Leukämie sein kann. Bitte machen Sie sich keine Vorwürfe."
Mutter (weiterhin aufgewühlt, hört nicht zu): „Und dann die ganzen Infekte, die Sonja hatte. Ich dachte, es wäre eine normale Infektanfälligkeit. Doch die waren auch ein Zeichen für die Leukämie. Auch die habe ich übersehen."
Arzt: „Nein, bitte. So stimmt das nicht. Das war nicht Ihre Schuld. Wirklich nicht."
Mutter (redet wie in Trance weiter): „Vielleicht habe ich doch zu lange mit Naturheilkunde behandelt."

Dies ist ein Beispiel für Stufe „Rot".

Aus medizinischer Sicht hat die Mutter nichts falsch gemacht. Sie ist aber so aufgewühlt, dass sie nicht zugänglich für sachliche Informationen ist. Ihre „Tür" ist verschlossen. Zu diesem Zeitpunkt braucht die Mutter keine Erklärungen, sondern Empathie.

Dialog mit empathischen Interventionen	**Erklärungen**
Mutter „Ich hätte viel früher hellhörig werden müssen, dass Sonja so viele blaue Flecken hatte. Und diese ganzen Infekte. Das habe ich alles übersehen."	
Arzt: „Sind Sie total geschockt, seit Sie die Diagnose gehört haben?"	*Gefühl* benennen
Mutter (aufgewühlt): „Natürlich. Wenn ich aufmerksamer gewesen wäre, wäre es gar nicht so weit gekommen."	Starkes Gefühl; Tür verschlossen
Arzt: „Machen Sie sich Vorwürfe, dass Sie die blauen Flecken und Infekte Ihres Kindes nicht gleich richtig eingeschätzt haben?"	Spiegelung der Selbstvorwürfe
Mutter schaut hoch (erregt): „Ja klar. Bei so einer Krankheit geht es doch um Leben und Tod. Da kommt es auf jeden Tag an." (kurze Pause) „Ich war total blind!"	Starke Emotionen und Selbstvorwürfe; die Tür ist verschlossen
Arzt: „Ist da eine Vorstellung, dass man die Krankheit hätte abfangen oder gar verhindern können, wenn Sie früher reagiert hätten?"	Gedanken und Vorstellungen der Mutter paraphrasieren
Mutter (kämpft mit den Tränen): „Ja klar. Was, wenn meine Tochter jetzt stirbt? (weint) Ich habe Sonja auf dem Gewissen." (weint heftig)	Selbstvorwurf und starke Emotionen > 7; die Tür ist verschlossen

[8] Selbst wenn Ihr Gegenüber explizit nach einem Rat, z. B. wegen einer Operation fragt, braucht es möglicherweise zuerst Empathie. Oft hören Sie dann Sorgen und Zweifel heraus, auf die Sie im Anschluss an empathische Interventionen fachlich eingehen können.

Dialog mit empathischen Interventionen	Erklärungen
Arzt: „Oh, hm." (Pause, schaut die Mutter an, wartet ab.) Die Mutter weint weiter. Arzt: „Sie sind gerade richtig *verzweifelt*? Sie wollten das Beste für Ihr Kind und sind jetzt furchtbar *unsicher,* ob es auch wirklich das Beste war?"	Keine Korrektur der Aussage, Halten (holding function) *Gefühl* benennen und paraphrasieren
Mutter weint, nickt (nicht mehr selbstanklagendes Weinen, sondern echte Trauer) Arzt wartet ab. (Pause, holding function) Mutter weint weiter.	Veränderte Qualität des Weinens, Spannungsabbau Tür halb offen. Die Mutter fühlt sich mit ihren Selbstzweifeln und Gefühlen verstanden und angenommen.
Arzt nach kurzer Pause: „Ich glaube, ich kann nachvollziehen, um was es Ihnen geht. Und gleichzeitig bin ich richtig *betroffen,* welche große Last an Verantwortung Sie sich da auferlegen. Ich würde Sie gerne *entlasten.* (kurze Pause) Darf ich Ihnen mal aus meiner Sicht als Arzt sagen, wie ich den Verlauf sehe?"	Ich-Botschaft des Arztes: *Gefühl* des Arztes *Bedürfnis* des Arztes; er holt sich behutsam das Einverständnis für die Korrektur (correction) des Selbstvorwurfs
Mutter sieht ihn unter Tränen an. „Was?"	(Tür halb offen bis offen)
Arzt: „Leukämie ist eine Krankheit, die jederzeit auftauchen kann. Bei einem sehr lebhaften Kind ist es ganz natürlich, dass die Eltern erst einmal die blauen Flecken als Unfallfolgen deuten. Und genauso ist es mit den Infekten. Ich habe hier immer wieder Eltern sitzen, die sich genau das Gleiche vorwerfen wie Sie."	Fachliche Erklärung und Normalisieren (Erklären, dass die Reaktion ganz „normal" ist)
Mutter hört mit gesenktem Kopf, aber aufmerksam zu.	Sie ist aufnahmefähig für die „correction". Tür offen
Arzt: „ Aus meiner ärztlichen Sicht haben Sie sich absolut richtig verhalten. Als Ihre Tochter zu viele blaue Flecken und Infekte hatte, sind Sie mit Sonja zum Kinderarzt gegangen. Deswegen konnten wir jetzt schnell die Diagnose stellen und sofort mit der Behandlung anfangen. Wie geht es Ihnen, wenn Sie das jetzt von mir hören?"	Fachliche Erklärung möglich Kurze Feedbackfrage
Mutter nickt, wischt sich die Tränen weg. „Hm. Wahrscheinlich hätte ich nicht anders reagieren können."	

3.3.2 Schlüsselunterscheidung: Verstehen – Einverstandensein

Vielleicht sind Sie beim Lesen des Dialogs unruhig geworden, warum der Arzt so lange zuhört und der Mutter nicht sagt, dass die Selbstvorwürfe unberechtigt seien. Doch diese Gedanken gehen der Mutter im Kopf herum, egal, ob sie sinnvoll sind oder nicht. Diese Gedanken kann man ihr nicht ausreden. Die aufgewühlte, geschockte Frau braucht zuerst Verständnis für ihre Wahrnehmung der Situation und ihre subjektiven Erklärungsversuche.

LEITSATZ

Verstehen heißt nicht Einverstandensein.

Zwischen Verstehen und Einverstandensein gilt es zu unterscheiden (➤ Abb. 3.5). Es geht zunächst darum zu *verstehen,* wie es dazu kommt, dass sich die Mutter Selbstvorwürfe macht. Die Mutter möchte begreifen, woher die Krankheit gekommen ist bzw. wie man sie hätte verhindern können. Sie wollte und will das Beste für ihre Tochter.

Gleichzeitig wissen Sie als Ärztin/Arzt, dass die Selbstvorwürfe unberechtigt und wenig hilfreich sind. Sie *verstehen* die guten Gründe und Motive der Mutter, sich mit der Krankheit auseinanderzusetzen. Doch mit der Art und Weise, wie sie dies tut, nämlich sich mit Selbstvorwürfen zu zermürben, sind Sie *nicht einverstanden.* Sie wünschen sich, dass die Mutter all ihre Kraft für die Begleitung der Tochter während der Leukämiebehandlung nutzt statt sie in energiezehrende Selbstvorwürfe zu stecken.

Der behandelnde Kinderarzt hat die Leitsätze „Connection before correction" und „Empathy first" bewusst berücksichtigt. Um die Mutter nachhaltig zu entlasten, hat er zuerst mit empathischen Interventionen die Tür zu ihr geöffnet, bevor er die Selbstvorwürfe korrigiert hat.

3.3.3 Übergang zu Lösungsangeboten

Wie lange braucht das Gegenüber Empathie? Woran erkennen Sie, ob die Türen schon offen sind für Lösungsvorschlage oder fachliche Erklärungen?

Sie merken es am körperlichen und seelischen Erscheinungsbild Ihres Gegenübers. Die Sitzhaltung wird lockerer und aufrechter, Gestik und Mimik entspannen sich. Der Rededrang lässt nach. Häufig geht der emotionale Spannungsabbau mit Weinen, Lachen, Seufzen, Durchatmen, erneutem Blickkontakt einher. Alles Zeichen für ein Nachlassen des Drucks.

Sie merken die Veränderung auch am eigenen Körper. Auch Sie werden ruhiger und entspannter und spüren wieder eine Verbindung zum Gegenüber. Darüber hinaus können Sie mit Klärungs- und Überleitungsfragen herausfinden, ob Ihr Gegenüber meint, ausreichend Verständnis und Raum bekommen zu haben.

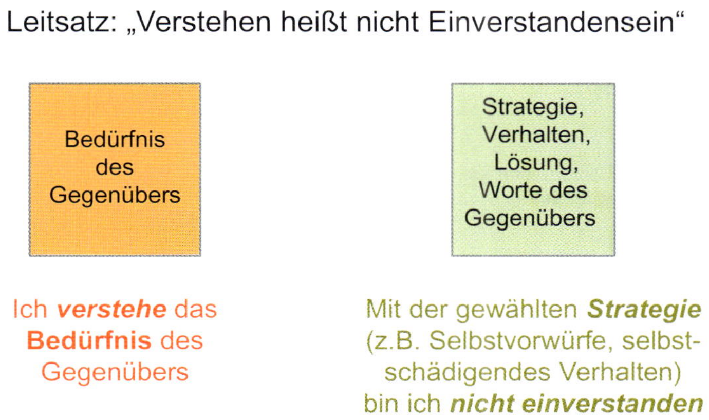

Leitsatz: „Verstehen heißt nicht Einverstandensein"

Bedürfnis des Gegenübers	Strategie, Verhalten, Lösung, Worte des Gegenübers
Ich ***verstehe*** das **Bedürfnis** des Gegenübers	Mit der gewählten ***Strategie*** (z.B. Selbstvorwürfe, selbstschädigendes Verhalten) bin ich ***nicht einverstanden***

Abb. 3.5 Schlüsselunterscheidung Verstehen – Einverstandensein [P527]

- **Klärungsfragen:**
  „Brauchen Sie gerade jemand, der Ihnen erst einmal zuhört, wie es Ihnen mit dem Thema … geht? (Empathie) (Pause) Oder eher einen konkreten Vorschlag von mir, wie ich die Sache sehe oder angehen würde?" (Lösungsvorschlag)
- **Überleitungsfragen** von empathischen Interventionen zu Lösungsvorschlägen:
  „Ist für Sie jetzt alles gesagt oder fehlt noch etwas? (Pause) Denn ich hätte einen Vorschlag (Idee), wie man vorgehen könnte. Darf ich ihn Ihnen mal vorstellen?"

Das vorsichtige, respektvolle Nachfragen und Einbeziehen des Gegenübers hilft, gemeinsam umsetzbare Lösungen zu finden.

FAZIT

- Menschen, die starke Emotionen zeigen, wollen zuerst mit ihren Gefühlen und Bedürfnissen gesehen und nicht sofort mit Lösungsvorschlägen „repariert" werden. Das Türenmodell gibt eine Orientierung.
- Verstehen heißt nicht Einverstandensein. Sie müssen mit dem Verhalten oder den Aussagen eines Menschen **nicht** einverstanden sein, um ihm empathisch zu begegnen.
- Am Nachlassen der Anspannung (Ihres Gegenübers und Ihrer eigenen) können Sie ablesen, ob Ihre empathischen Interventionen ankommen.
- Mit Klärungs- oder Überleitungsfragen lässt sich überprüfen, ob es schon auf der Lösungs- oder Sachebene weitergehen kann.
- **Wichtig:** In bestimmten Situationen möchten Menschen nur Raum, Verständnis und Halt für sich, ihren Kummer und Schmerz bekommen (holding function) und keine Lösung.
- Empathie zu geben ist auch für den Arzt bereichernd. Empathie macht die Gespräche lebendiger und stellt Verbindung und Vertrauen her. Dadurch verbessern sich die Compliance und die Kooperationsbereitschaft.

Transfer in den Alltag

Beobachten Sie in der nächsten Woche Menschen in Ihrem beruflichen und privaten Umfeld aus der Sicht des Türenmodells. Wann gingen die „Türen" in Gesprächen auf und wann zu?

Was passierte, wenn Sie trotz halboffener oder verschlossener Türen Lösungsvorschläge angeboten haben?

Experimentieren Sie mit kurzen, empathischen Sätzen. Statt Ihr Gegenüber von einer Sache zu überzeugen, verwenden Sie Sätze wie: „Das überzeugt Sie gerade nicht, stimmt's?" Oder: „Haben Sie Zweifel, dass das umsetzbar ist?"

3.4 Empathie in Konfliktsituationen

LERNZIEL

- Grenzen der empathischen Kommunikation
- Empathie als Deeskalationshilfe im Konfliktfall
- Umgang mit Pattsituationen
- Welche Personengruppen Bedürfnisse erfüllen können

3.4.1 Grenzen der empathischen Kommunikation in Pattsituationen

Im Fall der Mutter des leukämiekranken Kindes, die sich Selbstvorwürfe machte (➤ Kap. 3.3), war der Arzt Zuhörer und Begleiter des Trauerprozesses der Mutter. Er selber hatte eine relativ entspannte, unbeteiligte, „unschuldige" Rolle, da die starken Gefühle der Mutter nicht durch sein Verhalten oder seine Worte ausgelöst waren. In solchen Fällen ist es noch relativ leicht, einfühlsam zuzuhören (Schwierigkeitsgrad 1–2).

Anders sieht es bei Konflikten mit einem anderen Menschen aus, der Sie für seine Lage und Stimmung verantwortlich macht. Dies sind anspruchsvolle, herausfordernde Gesprächssituationen (Schwierigkeitsgrad 3).

3

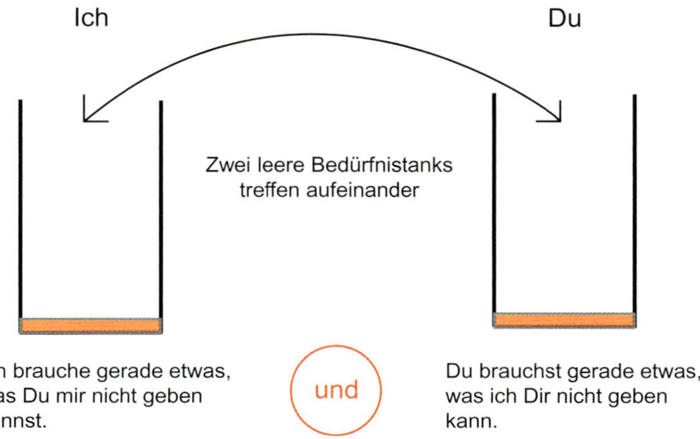

Abb. 3.6 Pattsituation zwischen zwei Menschen mit leeren „Bedürfnistanks" [P527]

Beispiel aus dem Stationsalltag

Der Patient Hans Müller wartet seit 10 Uhr auf seinen Entlassungsbrief, den die behandelnde Ärztin Julia Winter schreiben soll. Doch die Ärztin hat an diesem Tag unerwartete Zusatztermine, akute Notfälle und ungeplante Besprechungen, sodass der Entlassungsbrief erst um 15 Uhr fertig ist. Der Patient beschwert sich während des Wartens dreimal bei der Pflege. Als er die Station verlassen hat, eskaliert das Gespräch zwischen der Pflegekraft Margot und der Ärztin Julia.

Margot: „Julia, so geht das nicht. Herr Müller hat uns die Hölle heiß gemacht wegen des Briefs. Du hast uns ständig vertröstet. Immer müssen wir von der Pflege den ganzen Stress ausbaden!"

Wie würden Sie an Julias Stelle reagieren? Wahrscheinlich mit einer Rechtfertigung.

„Bei mir war auch die Hölle los. Die Röntgenbesprechung ist ausgeufert, dann wollte der Chef noch was von mir, Oberarztvisite …"

So könnte das Gespräch mit Rechtfertigungen, Vorwürfen und Analysen des gegenseitigen Fehlverhaltens weitergehen. Es ist prädestiniert zu eskalieren.

Wenn wir uns die Situation mit dem bedürfnisorientierten Blick aus der Vier-Schritte-Kommunikation anschauen, wird sofort klar: Auf beiden Seiten zeigen sich gerade heftige Gefühle (>7) und leere Bedürfnistanks. Sowohl bei der Ärztin Julia als auch bei Schwester Margot. Beide brauchen dringend Empathie und Verständnis für ihre unangenehme Situation und einen Menschen, der ihnen zuhört. Doch die andere ist dazu gerade nicht in der Lage (➢ Abb. 3.6).

Dies ist eine klassische Pattsituation.

Empathisches Zuhören, so selbstverständlich das in anderen Situationen ist, ist nicht möglich. In dieser Situation steckt enormes Eskalationspotenzial.

Wie geht man mit so einer Situation um?

3.4.2 Ansprechen der Pattsituation

Entscheidend ist zunächst zu erkennen, dass man sich gerade in einer Pattsituation befindet, die zu eskalieren droht. Dann ist zumindest ein Bewusstsein dafür vorhanden, dass es wichtig ist, behutsam vorzugehen.

Als erste Deeskalationsmaßnahme könnte eine der Beteiligten die beiderseitige Mangelsituation ansprechen.

Beispieldialog

Hier ein exemplarischer Dialog, in dem die Ärztin Julia die Pattsituation gegenüber der Pflegekraft Margot anspricht:[9]

„Du bist gerade ziemlich *sauer,* nicht? *(Gefühl)* Und bräuchtest gerade *Verständnis (Bedürfnis),* wie das Warten auf den Brief und die Kritik von Herrn Müller für euch war? *(Beobachtung)*

Gleichzeitig bin ich im Augenblick selber so *erschöpft* und *unter Druck (eigenes Gefühl),* dass ich dir jetzt nicht zuhören kann.

Wir sind gerade in einer **Pattsituation.** Jede braucht eine Zuhörerin, doch keine von uns hat Kapazitäten für die andere.

Können wir dieses Gespräch bitte auf morgen Mittag verlegen, wenn wir beide entspannter sind? Und dann klären wir, was wir beim nächsten Mal anders machen können? *(konkrete Bitte)*

Wäre das für dich so okay?" (verbindliche Brücke)

[9] Die Reihenfolge der vier Schritte ist hier umgestellt, damit es flüssiger und authentischer klingt. Je geübter Sie mit den vier Schritten sind, umso freier können Sie die Reihenfolge variieren.

Julia bewirkt mit empathischen Kurzinterventionen (Spiegelung von Margots Gefühlen und Bedürfnissen und anschließender Ich-Botschaft) eine Unterbrechung der aktuell unlösbaren Situation. Sie sorgt für ein entspanntes Setting, um den Konflikt zu einem späteren Zeitraum zu klären.

Prävention

Da potenziell eskalierende Gesprächssituationen im Arbeitsalltag immer wieder auftauchen, ist Prävention hilfreich. Im Vorfeld können gemeinsam mit dem Team Unterbrechungssätze und Begriffe wie „Pattsituation" bzw. eigene Formulierungen für solche Situationen einführt werden (wie bei einem Time-out im Sport).

Kommunikationstipp

- Nutzen Sie vorher vereinbarte Begriffe wie „Pattsituation" als Erinnerungshilfe bzw. Codewort zum Aussteigen aus potenziell eskalierenden Gesprächssituationen.
- Verlegen Sie das klärende Gespräch auf einen späteren Zeitpunkt (ein paar Stunden, einen Tag oder eine Woche später), wenn beide Beteiligten vollere Bedürfnistanks haben.
- Sorgen Sie für ein räumlich und zeitlich entspanntes, ungestörtes Setting.

3.4.3 Aus Pattsituationen herausfinden

Wie gelingt es, die leeren Bedürfnistanks in einer Pattsituation wieder zu füllen?

Grundsätzlich können drei Personengruppen die Bedürfnisse erfüllen (➤ Abb. 3.7):

1. Die Person, mit der Sie den Konflikt haben (das direkte Gegenüber)
2. Unbeteiligte Dritte
3. Sie selber

Das direkte Gegenüber hat in diesem Fall einen leeren Bedürfnistank und fällt daher aus. Also bleiben noch unbeteiligte Dritte als neutrale Beobachter der Situation und Sie selber als potenzielle „Tankauffüller" übrig.

Die Ärztin Julia könnte sich z. B. an einen Kollegen im Arztzimmer wenden, der gerade Zeit hat, um mit ihr über ihren Ärger und ihre Frustration zu reden.

Durch die empathischen Worte eines wohlwollenden Kollegen (ein unbeteiligter Dritter) füllt sich Julias Bedürfnistank nach Verständnis und Anerkennung ihrer Lage. Mit einem vollen Tank kann sie das klärende Gespräch mit Schwester Margot am nächsten Tag deutlich entspannter führen.

Falls kein Kollege als empathischer Zuhörer zur Verfügung steht, kann Julia sich auch selber Empathie geben (vgl. Empathischer innerer Dialog, ➤ Kap. 9.1).

Am nächsten Tag kommt es zu folgendem Dialog zwischen Schwester Margot und Ärztin Julia.

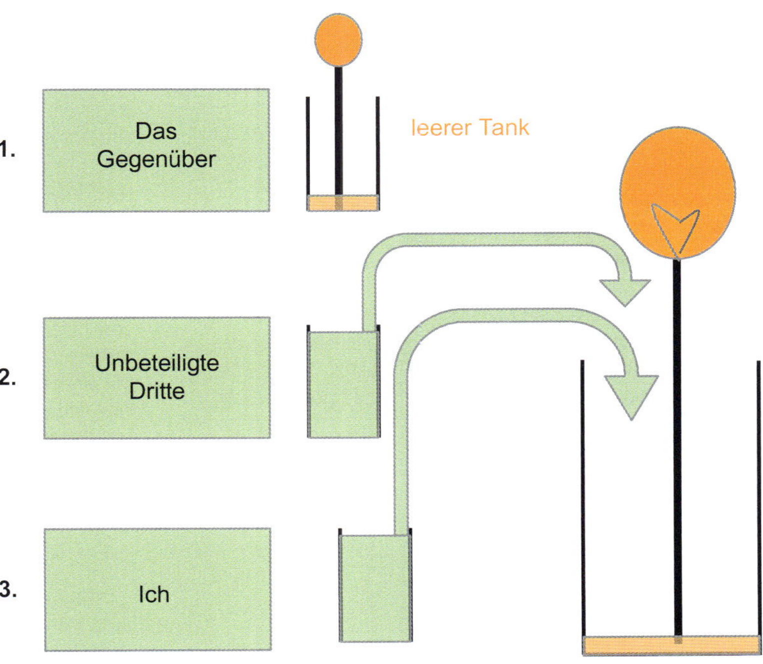

Abb. 3.7 Drei Personengruppen, die Bedürfnisse erfüllen können [P527]

3

Julia: „Margot, gestern hatten wir die Situation mit dem Entlassungsbrief von Herrn Müller. Ich würde gerne noch mal mit dir darüber reden. Hast du gerade Zeit?	Einleitung mit *Beobachtung*
Warst du in der Situation richtig *sauer?* Hättest du gerne *Anerkennung* für den Stress und die Unannehmlichkeiten gehabt, die die späte Abgabe des Arztbriefes bei dir und der Pflege ausgelöst hat?"	*Gefühl* *Bedürfnis* Neutrale Beschreibung der Ausgangslage *(Beobachtung)*
Margot (aufgebracht): „Ja klar, ist doch total unfair, dass wir eure Versäumnisse ausbaden müssen."	Tür geschlossen
	Trotz des Wortes „Versäumnisse" hört Julia keine Kritik, sondern das Bedürfnis.
Julia: *„Ärgert* dich so etwas, weil du nur für die Dinge, die du selber getan hast, Verantwortung tragen möchtest? Und *nicht für Dinge, die andere Leute zu verantworten haben?"*	*Gefühl* der Pflegekraft *Paraphrasiertes Bedürfnis nach Fairness und Schutz*
Margot: „Natürlich. Ist doch dein Job, den Brief rechtzeitig fertig zu machen. Aber der Patient steht vor mir und meckert."	Margot wird etwas ruhiger, ist etwas zugänglicher (Tür halb offen)
Julia: „Wahrscheinlich bist du in solchen Situationen ganz schön *unter Druck* oder auch *hilflos* und weißt gar nicht, was du darauf sagen sollst? Zumal du ja auch nichts ändern kannst."	*Gefühl* der Schwester Paraphrasieren der Stresssituation
Margot: „Ja, allerdings. Ich kann den Brief ja nicht selber schreiben. Ich kann mich nur in eurem Namen entschuldigen. Echt unangenehm."	
Julia: „Verstehe. Das ist eine wirklich ungute Situation für dich und die Kolleginnen."	Paraphrasieren
Margot: „Mir ist schon klar, dass das auch für euch Ärzte eine blöde Situation ist. Du tust ja auch, was du kannst. Und dann kam ja noch der Notfall."	Margot zeigt Verständnis für die Gegenseite (Tür halb offen)
Julia: „Ja, so war es. Die überlange Röntgenbesprechung, der Chef mit der Beschwerde, die Aufnahmen, der Notfall. Was warten musste, war der Entlassungsbrief für Herrn Müller. Ich war extrem *unter Druck.* Tut mir leid, wie das gelaufen ist."	Erklärung für den verspäteten Brief jetzt möglich: neutrale Zusammenfassung der Fakten = *Beobachtung* und *eigenes Gefühl*
Margot nickt. „Ja, ja, verstehe schon."	Tür offen
Julia: „Doch wie können wir das mit den Entlassungsbriefen in Zukunft lösen? Hast du eine Idee?"	4. Schritt: *Lösungssuche*
Margot: „Gerade nein. Aber vielleicht können wir das bei der nächsten Teamsitzung besprechen."	
Julia nickt: „Gut. Dann schreibe ich das Thema Entlassungsbrief gleich auf den Besprechungsplan für das nächste Teammeeting. O.K.?"	*Bestätigung der geplanten Lösung*

Kommentar

Entsprechend dem Leitsatz *Connection before correction – empathy first* hat die Ärztin Julia ihrer Teamkollegin Margot zuerst Empathie gegeben, ohne sich zu rechtfertigen oder ihre eigene Position zu vertreten.

Julia hat sich bewusst entschieden, hinter den kritischen Worten von Margot (z. B. „Versäumnisse") nur Bedürfnisse zu hören – nach den Leitsätzen *Vorwürfe sind ungünstig formulierte Bitten* und *Verstehen heißt nicht Einverstandensein.*

Auch wenn manche Formulierungen kurzen Unmut bei Julia auslösten, ist sie in der „Übersetzer"-Haltung geblieben. Diese Disziplin hat sich für beide Seiten ausgezahlt und dazu geführt, dass Margot am Ende des Gesprächs entspannt und zugewandt war und die beiden eine Lösung vereinbaren konnten.

Kommunikationstipp

- Achten Sie auch auf Ihre eigenen Bedürfnistanks. Geben Sie Empathie nur dann, wenn Sie selber einen vollen Tank haben.[10]
- Empathisch auf jemand einzugehen, ist ein Geschenk. Es ist keine Pflicht!
- Oder senden Sie zwischendrin zu Ihrer Entlastung eine Ich-Botschaft (➤ Kap. 7.2 und ➤ Kap. 7.3).

FAZIT

Auch im Konfliktfall können Sie empathisch auf das Gegenüber eingehen. Haben beide Gesprächspartner leere Bedürfnistanks, entsteht schnell eine Pattsituation mit hohem Eskalationspotenzial.
Das Unterbrechen der Situation mit einem Codewort, die Verlegung des klärenden Gesprächs auf einen späteren Zeitpunkt und empathisches Zuhören statt Rechtfertigungen sorgen für Deeskalation.
Ist der eigene Bedürfnistank aufgefüllt – von unbeteiligten Dritten oder Ihnen selbst –, erhöhen sich die Chancen, durch einen konstruktiven Austausch eine gute Lösung für beide Seiten zu finden.
Mit einer Ich-Botschaft über Ihre aktuelle Gefühls- und Bedürfnislage entlasten Sie sich vom eigenen inneren Druck und sorgen für Transparenz und Verbindung im Gespräch.

[10] „Empathy first" steht auch für: Selbstfürsorge vor Fremdfürsorge. Vergleichbar den Sicherheitsvorkehrungen im Flugzeug: Im Notfall müssen Sie sich zuerst selber eine Sauerstoffmaske aufsetzen, um anschließend anderen Passagieren helfen zu können.

Transfer in den Alltag

Beobachten Sie, in welchen Situationen im Berufsalltag oder im Privatleben Sie oder andere Menschen in Pattsituationen geraten. Was führt zu einer Eskalation solcher Gespräche? Was zu einer Entlastung?

Versuchen Sie in Ihrem Umfeld Begriffe wie „Pattsituation“ einzuführen und beobachten Sie, was sich verändert, wenn solche Situationen bewusst wahrgenommen und benannt werden.

LITERATUR

Altmann T. Empathie in sozialen und Pflegeberufen. Wiesbaden: Springer, 2015.

Arora N. Interacting with cancer patients: the significance of physicians' communication behavior. Social Science & Medicine 2003; 57(5): 791–806.

Bauer J. Warum ich fühle, was du fühlst. 23. A. München: Heyne, 2016.

Brüggemeier B. Wertschätzende Kommunikation im Business. 2. A. Paderborn: Junfermann, 2011, S. 85.

Langewitz W. Up-Date Kommunikation. medArt Basel 10. Powerpointpräsentation, Basel, 2010.

Langewitz WA et al. Spontaneous talking time at start of consultation in outpatient clinic: cohort study. Brit Med J 2002; 325: 682–683.

Rosenberg MB. Gewaltfreie Kommunikation. 11. A. Paderborn: Junfermann, 2013, S. 114.

Rogers CR. Die klientzentrierte Gesprächspsychotherapie. 20. A. Frankfurt: Fischer, 1983.

Rogers CR. Therapeut und Klient. Grundlagen der Gesprächspsychotherapie. 23. A. Frankfurt: Fischer, 1983.

Rogers CR. Die nicht-direktive Beratung. Frankfurt: Fischer, 1985.

Sears M. Gewaltfreie Kommunikation im Gesundheitswesen. Paderborn: Junfermann, 2012.

KAPITEL

4 Ressourcen- und lösungsorientierte Kommunikation

Mit der Vier-Schritte-Kommunikation haben Sie eine Methode kennengelernt, mit der Sie Ihre Anliegen in diversen Gesprächskontexten vorbringen (➤ Kap. 2) und Ihr Gegenüber effizient und empathisch erreichen können (➤ Kap. 3). Mit dem bedürfnisorientierten Blick haben Sie sich Klarheit verschafft, welche „Bedürfnistanks" (➤ Kap. 2.2.3) bei Ihnen und Ihrem Gegenüber vorhanden sind und wie diese gefüllt werden können.

4.1 Ressourcenorientierte Kommunikation

In diesem Kapitel geht es um eine ressourcen-, ziel- und lösungsorientierte Kommunikation (➤ Abb. 4.1). Diese Ansätze können Sie als zusätzliches kreatives Element in der „normalen" zwischenmenschlichen Kommunikation einsetzen, um Menschen zu erreichen, Kooperation und Engagement zu fördern und neue, nachhaltige Lösungen zu finden. Ein weiteres Einsatzfeld ist das Patienten-, Team- oder Mitarbeiter-Coaching, bei dem es darum geht, Menschen zu motivieren, ihr Verhalten, ihre Denkweise und festgefahrenen Vorstellungen zu verändern oder wenigstens darüber nachzudenken. Und einmal etwas Andersartiges auszuprobieren.[1]

LERNZIEL

- Problemtrancen und defizitäres Denken
- Wirkung von Ressourcen
- Ressourcen als kraftspendendes, bereits zur Verfügung stehendes Potenzial

[1] Die hier vorgestellten Kommunikationstechniken haben ihren Ursprung in den ressourcen- und lösungsorientierten Beratungsmethoden bzw. Psychotherapieverfahren, die auf dem hypnotherapeutischen Ansatz von Milton Erickson, dem systemischen Ansatz von Virginia Satir und der Mailänder Schule sowie der aus beiden Ansätzen entwickelten lösungsorientierten Kurzzeittherapie von Steve de Shazer und Insoo Kim Berg basieren.

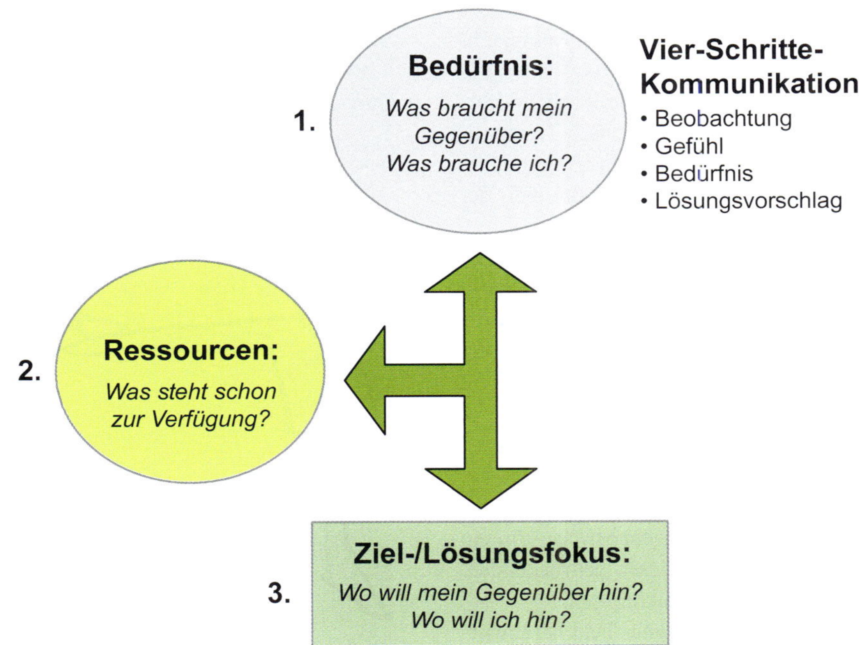

Abb. 4.1 Kommunikation mit dem Fokus auf Ressourcen und Lösungen [P527]

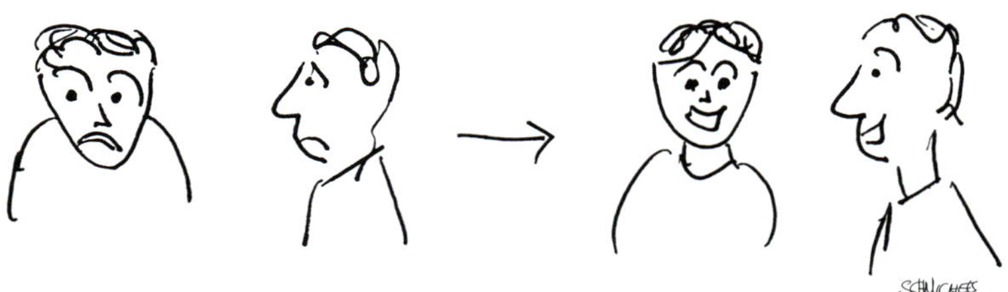

Abb. 4.2 Über Probleme („problem talk") bzw. über Ressourcen und Lösungen („solution talk") reden [P527]

4.1.1 Problemtrancen und der defizitäre Blick

Sicherlich haben Sie schon oft erlebt, wie Menschen in sogenannte „Problemtrancen" verfallen. Wenn sie von belastenden Lebensumständen, Krankheiten, Ärgernissen und Ungerechtigkeiten im Berufs- oder Privatleben erzählen, „hypnotisieren" Menschen sich und ihr Umfeld mit ihrer problemfokussierten Stimmung. Die Gesprächspartner und sie selber geraten in einen Strudel von Pessimismus und Hoffnungslosigkeit (➤ Abb. 4.2).

LEITSATZ

„Problem talk creates problems – Solution talk creates solutions."
Steve de Shazer

Im Gesundheitswesen werden Menschen häufig mit einem eher defizitären Blick betrachtet. Man sieht Gesundheits- und Leistungseinschränkungen, behindernde Symptome, Funktionsverluste, Mängel und Fehlfunktionen. Die ja auch tatsächlich vorliegen.

Doch trotz körperlicher und seelischer Einschränkungen oder Mängel weisen Menschen weiterhin (Rest-)Kompetenzen auf: Das kann das große Volksliedrepertoire eines Demenzkranken aus Kinderzeiten sein, die Resilienz und erfolgreichen Bewältigungsstrategien von psychisch Traumatisierten oder die Restbeweglichkeit der Augen bei Patienten mit amyotropher Lateralsklerose (berühmtes Beispiel: der Physiker Stephen Hawkins).

Auch in der Teamkommunikation spricht man eher über Fehler, Probleme, Mängel oder Defizite.

Der überwiegend defizitäre Blick auf Menschen und die verwendete Sprache zeigen eine schwächende Wirkung, vergleichbar negativen Suggestionen (➤ Kap. 5.3).

4.1.2 Den Blick auf Ressourcen lenken

Mit einer ressourcenorientierten Herangehensweise können Sie als Arzt Menschen helfen, aus dieser bedrückenden, kraftraubenden Problemtrance herauszukommen.

Ohne echtes oder subjektiv empfundenes Leid herabwürdigen oder gar verdrängen zu wollen, lenken Sie den Blick des Gegenübers auf bestehende Kompetenzen, Fähigkeiten, Restfunktionen und Lösungen. Es geht um Empowerment, Selbstwirksamkeitserleben, Einbezogensein und Teilhabe. Diese Herangehensweise ist sowohl für Ihr Gegenüber als auch für Sie selbst als Ärztin/Arzt motivierend und befreiend.

Ähnlich wie beim Thema empathische Kommunikation (➤ Kap. 3) gilt, dass Sie als Arzt natürlich oft unter Zeitdruck arbeiten, mit zeitlich begrenzten Kontakten und kleineren Zeitfenstern für Gespräche als Kollegen in einem psychotherapeutischen, beratenden Kontext.

Doch die hier vorgestellten Kommunikationstechniken können Sie ohne großen Aufwand in Arzt-Patienten-, Arzt-Angehörigen- oder Teamgespräche integrieren. Und dabei beobachten, welche Wirkung dieser ressourcen- und lösungsorientierte Ansatz auf Ihre zwischenmenschlichen Begegnungen hat – sowohl auf Ihr Gegenüber als auch auf Sie selber.

Denn es macht Freude, zur Auflösung von Problemtrancen beizutragen.

Experiment

Ein kleines Experiment zeigt, wie kraftmobilisierend Ressourcen sind (➤ Abb. 4.3). Es dauert nur ein paar Minuten und ist ein einfacher Muskeltest. Sie brauchen nur eine zweite Person, die mit Ihnen die Übung macht.

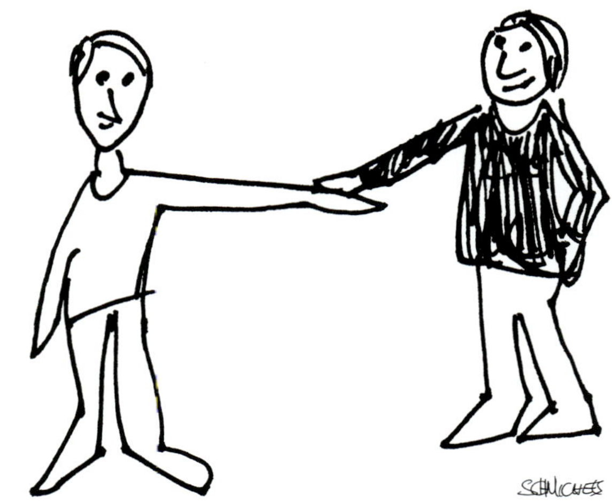

Abb. 4.3 Experiment zum Selbsterleben der Wirkung von Ressourcen [P527]

Ausgangsposition: Sie stehen leicht breitbeinig und halten Ihren rechten (bei Linkshändern linken) Arm im rechten Winkel seitlich vom Körper abgespreizt.

1. Spannen Sie den Arm an und bitten Sie Ihr Gegenüber, ihn so fest er/sie kann seitlich herunterzudrücken. Sie halten dagegen und versuchen den Arm so gut wie möglich oben zu behalten. Merken Sie sich, wie leicht oder schwer sich der Arm herunterdrücken ließ.
2. In der gleichen Ausgangsposition denken Sie jetzt an eine richtig unangenehme Situation, in der Sie frustriert, ausgelaugt, traurig, ängstlich oder niedergeschlagen waren. Es kann eine berufliche oder private Situation sein, eine als Erwachsener oder als Kind erlebte. Fühlen Sie sich in die Situation ein und spüren Sie, wie es Ihnen damals ging. Bitten Sie Ihr Gegenüber dann, den abgespreizten Arm herunterzudrücken. Beobachten Sie, wie es sich mit der Kraft im Arm verhält.
3. Nehmen Sie noch einmal die gleiche Ausgangsposition ein. Erinnern Sie sich an eine angenehme Situation, in der Sie glücklich, entspannt, zufrieden, stolz oder sogar verliebt waren. Fühlen Sie sich wieder mit Ihrer ganzen Vorstellungskraft in die angenehme Stimmung ein. Bitten Sie nun Ihr Gegenüber den abgewinkelten Arm herunterzudrücken, und schauen Sie, was passiert.

Bei welchem Versuch war Ihr Arm am stabilsten? Wann sank er sofort herunter, obwohl Sie sich genauso angestrengt haben?

Allein schon die Erinnerung an ein angenehmes Erlebnis stärkt den Körper. Es verleiht ungeahnte Kräfte, richtet den Organismus auf und macht ihn widerstandskräftiger, physisch und psychisch.

Das Experiment zeigt die spürbare Wirkung von Ressourcen bzw. umgekehrt die schwächende Wirkung von defizitärem Denken. Dieses Experiment können Sie auch zur Auswirkung positiver und negativer Suggestionen (➤ Kap. 5.3) durchführen – mit dem gleichem Ergebnis.

LEITSÄTZE

In der ressourcen-/lösungsfokussierten Kurzzeittherapie (de Shazer, Dolan 2016) gilt:

„Was nicht kaputt ist, muss man auch nicht reparieren."

„Wenn etwas nicht funktioniert, sollte man etwas anderes probieren!"

„Kleine Schritte können zu großen Veränderungen führen."

4.2 Ressourcenorientierte Gesprächsführung

LERNZIEL

- Was sind Ressourcen? Wie finde ich sie? Wie setze ich sie ein?
- Empowerment, Selbstwirksamkeitserleben fördern
- Schlüsselunterscheidung: ressourcenorientiertes Denken – defizitorientiertes Denken

4.2.1 Was sind Ressourcen?

Der Begriff „Ressourcen" wird immer häufiger im Alltag in diversen Kontexten des Berufs- und Privatlebens verwendet. Abgeleitet vom französischen Wort „ressource" für Quelle, Mittel oder Fähigkeit, sind Ressourcen demnach Quellen, Orte der Kraft und Stärke.

Ressourcen können in der Person selber verankert sein[2] oder aus dem sozialen Beziehungskontext kommen (vgl. Bamberger 2015; Short, Weinspach 2010). Sie sind Ursprungsorte für bereits vorhandene, sichtbare oder vergessene Kompetenzen, Fähigkeiten, Energien. Oder sie kommen aus sozialen Kontakten, die Menschen in herausfordernden Situationen unterstützen.

Tab. 4.1 Ressourcen

Personale Ressourcen	Soziale Ressourcen
Fähigkeiten, Begabungen, Talente, Fertigkeiten, physische Merkmale Kenntnisse, Wissen, Bildung, Erfolge, Finanzen Erfahrungen, Erinnerungen Rollen, Positionen Träume, Wünsche, Interessen, Hobbies Werte, Glaubenssätze, Ideale	Beziehungen (familiäre, berufliche, Freundeskreis) Zugehörigkeiten, Verbindungen (beruflich, privat)

4.2.2 Empowerment

Ressourcen sind ein wichtiges Potenzial zur Bewältigung von belastenden Lebenssituationen, gesundheitlichen oder psychischen Krisen, beruflichen Herausforderungen oder privaten Problemen.

Sie können vergessen und ungenutzt in Menschen schlummern. Wie ein Schatz, der brachliegt, obwohl er kostenlos verfügbar ist und wirksam eingesetzt werden könnte. Im Sinne von Empowerment und Selbstwirksamkeitserleben. Der Blick auf die Ressourcen hilft dem Gegenüber, aus Problemtrancen und „Opferrolle" herauszukommen, eine neue und zugleich realistische Perspektive zu entwickeln, selbst bei bestehenden Einschränkungen oder in extrem belastenden, teils finalen Situationen.

Haben Sie schon einmal ein Kind erlebt, das seine ersten Schritte macht? Den unglaublichen Stolz auf seinem Gesicht,

[2] Selbst traumatische Erlebnisse können, wenn sie überwunden (wortwörtlich „über"-„Wunden") sind, Quellen für das Erleben von Selbstwirksamkeit und innerer Stärke sein. Ein prominentes Beispiel ist Johann Sebastian Bach, dessen Leben wiederholt von schmerzlichen Verlusten nahestehender Menschen geprägt war. Er nutzte die Musik und seine Musikalität als Ressource, um mit diesen belastenden Erlebnissen umzugehen.

wenn es sich im aufrechten Gang die Welt erobert? Das ist ein Sinnbild für Empowerment. Der Impuls, sich immer wieder aufzurichten und weiterzugehen, ist fest verankert im Kind, egal wie oft es hinfällt. Es muss nicht erst dazu motiviert werden, sondern nutzt von sich aus seinen „Schatz" – hier seine Neugier, die Welt zu erobern, und seine Beharrlichkeit, Dinge auszuprobieren und motorische Entwicklungsschritte zu machen.

Im beruflichen Umfeld des Arztes, sei es im Kontakt mit Patienten und Angehörigen oder auch im Team, ist dieses natürliche Zugreifen auf das eigene Potenzial nicht immer selbstverständlich. Gerade bei belasteten Patienten und Angehörigen oder frustrierten Teamkollegen ist der Blick auf die Ressourcen oft verstellt.

> *„Ob das Glas halbvoll oder halbleer ist, liegt weder am Glas noch an der Füllmenge, sondern einzig am Betrachter."*

Die ressourcenorientierte Herangehensweise hat zusätzlich eine motivierende Wirkung auf Sie als Ärztin/Arzt. So wie sich der erwachsene Beobachter über den Stolz des Kindes bei den ersten Gehversuchen freut, macht es auch Freude, zum Selbstwirksamkeitserleben eines Patienten oder Teammitglieds beizutragen.

Darüber hinaus bringt ein Empowerment des Gegenübers auch eine Entlastung für Sie als Ärztin/Arzt. Denn Patienten, Angehörige, Kollegen oder Mitarbeiter neigen nicht selten dazu, die Verantwortung für ihre Gesundheit, ihr Leben oder für Problemlösungen an den Arzt zu delegieren. Die Sichtbarmachung der inneren Stärke und der Kompetenzen des Gegenübers ermöglicht es, sich mehr auf Augenhöhe zu begegnen, und gibt dem Betroffenen die Eigenverantwortung für sein Leben und Tun zurück.

LEITSATZ

„Die Ressourcen, die du brauchst, findest du in deiner eigenen Geschichte." Milton Erickson

4.2.3 Ressourcenorientiertes Patienten-Coaching

Zur Veranschaulichung von Ressourceneinsatz und Empowerment in der Arzt-Patienten-Kommunikation folgt hier ein Fallbeispiel.

Bei Frau Blum, 38 Jahre, Darmkrebspatientin mit Zustand nach Operation, ist über die nächsten Wochen eine adjuvante Chemotherapie geplant, auf die sie mit massiven Unruhezuständen und Schlafstörungen reagiert.

Sie berichtet der Hausärztin von ihren Ängsten vor den Nebenwirkungen der Chemotherapie, der Übelkeit und der körperlichen Erschöpfung. Auch wegen der insgesamt unüberschaubaren Lebenssituation ist sie beunruhigt. Frau Blum wirkt nervös und fahrig.

Die ressourcenorientiert arbeitende Hausärztin Dr. Lena Franzen begegnet den Sorgen der Patientin zunächst mit empathischen Fragen (➤ Kap. 3). Im Anschluss fragt sie nach Kraftquellen und vergleichbaren Situationen[3] im Leben von Frau Blum, die ihr helfen könnten, mit der Unruhe und den Ängsten umzugehen.

Dialogbeispiel

Ärztin: „Frau Blum, gab es schon einmal in Ihrem Leben eine Situation, in der Sie ebenfalls vor einer nicht absehbaren Schwierigkeit standen? (Bewältigungsfrage) Es kann auch etwas weniger Herausforderndes als die Krankheit jetzt gewesen sein. Also eine Situation, in der Sie zu Anfang ähnliche Unsicherheiten, Sorgen, Befürchtungen hatten, die Sie aber dann doch zielstrebig, selbstbewusst und unbeirrt gelöst haben?" (Ressourcenorientierte Frage nach gut bewältigten Lebensereignissen, vgl. Ausnahmefrage ➤ Kap. 4.3.1)

Auf diese Frage fällt der Patientin ein, dass sie nach Abschluss ihres Studiums die ersten 400 km des Jakobswegs in Spanien gewandert ist. In den Wochen vor der Pilgerreise hatte sie ausgeprägte Unruhezustände, ob sie dies als allein reisende Frau schaffe.

Patientin: „Ich war als Wanderin wenig trainiert. Und hatte ein paar Monate zuvor noch eine Meniskusoperation. Ich hatte richtige Schlafstörungen vor der Reise."

Ärztin: „Und zugleich hat Sie etwas motiviert, sich trotz aller Sorgen auf die Reise zu begeben?" (Suche nach der Ressource)

Patientin: „Ja. Ich wollte diesen Weg unbedingt gehen. Irgendwo war in mir eine Stimme, die sagte: Du schaffst das. (Pause) Und es stimmte. Kaum war ich unterwegs, waren alle Sorgen wie weggeblasen, auch wenn es nicht immer einfach war. Der Weg hat mir viel Zuversicht, Gelassenheit und Gottvertrauen gegeben für einen langen Zeitraum."

Beim Erzählen dieser Erlebnisse strahlt die Patientin. Durch die Fragen der Hausärztin hat sie eine Kraftquelle in sich gefunden, die sie zur Bewältigung der kommenden Wochen mit der Chemotherapie nutzen kann.

Ärztin: „Könnten Sie diese positive Erfahrung nutzen, um die kommende Zeit der Chemotherapie ebenso gut zu bewältigen? Um sich an Ihr Durchhaltevermögen und Ihre vertrauensvolle innere Stimme zu erinnern (anerkennende Zusammenfassung und positive Verstärkung der Patientin) und sie sich in herausfordernden Zeiten zu vergegenwärtigen?" (Transfer der bestehenden Kompetenz auf die aktuelle Lebenssituation)

Patientin nickt: „Ja, das könnte helfen. Mit dieser Einstellung könnte ich die Chemotherapie schaffen."

[3] Insbesondere gut überstandene Lebensereignisse können sehr kraftvolle Ressourcen sein, die Patienten Selbstwirksamkeit und eigene Kompetenz erleben lassen.

Nun geht das Gespräch in die konkrete Lösungssuche über. Die Ärztin und Frau Blum vereinbaren, dass die Patientin als Erinnerungshilfe an ihre innere Stärke bei jedem Chemotherapietermin ihr bewährtes Pilger-T-Shirt anzieht. Während der Infusion will Frau Blum eine Halskette mit der Jakobsmuschel tragen und das Pilger-Hörbuch „Ich bin dann mal weg" anhören.

Zum Schluss des Gesprächs stellt die Patientin fest: „Eigentlich sind die nächsten Monate wie eine Pilgerreise. Beim Pilgern weiß man auch nicht, was auf einen zukommt. Da hilft nur Vertrauen und weitermachen. Bei schlechtem Wetter heißt es nicht jammern, kein Selbstmitleid, einfach weitergehen, das Ziel vor Augen. Es kommen bessere Tage."

Als Zukunftsvision nimmt sich Frau Blum vor, nach Abschluss der kompletten Darmkrebsbehandlung den fehlenden Teil des Jakobswegs zu wandern. Zum Durchhalten für schlechtere Tage während der Chemotherapie klebt sie sich ein altes Wanderfoto an den Spiegel, auf dem sie lachend im Regen unter ihrem Regencape zu sehen ist.

Dank ihrer Ressourcen und der Erinnerungshilfen gelingt es der Patientin, mit relativ wenig Beschwerden die Chemotherapie zu meistern und wieder ruhig zu schlafen. Ein Jahr später bekommt die Hausärztin eine Postkarte von Frau Blum aus Santiago de Compostela.

Nach Ressourcen fragen

Wie lassen sich die hilfreichen Ressourcen Ihres Gegenübers finden und wie fragen Sie danach?

Ressourcenorientierte Fragen bauen auf das bisher nicht erfüllte, darunterliegende Bedürfnis auf (hier z. B. Sicherheit, Leichtigkeit, Vertrauen, innere Freiheit).

Ressourcenorientierte Fragen

- Gab es schon einmal in Ihrem Leben eine vergleichbar herausfordernde Situation, die Sie gut überstanden haben oder mit der Sie relativ gut zurechtgekommen sind? (Bewältigungsfrage)
- Welche Fähigkeit, Kompetenz, Erfahrung stand Ihnen damals zur Verfügung?
- Was könnte Ihnen jetzt gegen die Sorgen, Ängste, Schmerzen helfen?
- Welche Bedürfnisse müssten dabei erfüllt sein?
  - Wer oder was könnte Ihnen Sicherheit, Vertrauen … vermitteln?
  - Was könnte wie ein Gegenbild Ihre Kräfte mobilisieren und Ihre Stimmung stabilisieren?
- Wie können Sie diese Kompetenz, Fähigkeit, Ressource auf die aktuell herausfordernde Situation übertragen?

FAZIT

- *„Ressourcen sind die Gegenspieler der Probleme."* (Bamberger 2015)
- Die erforderlichen Kompetenzen, Kraftquellen, Fähigkeiten sind bereits im Gegenüber vorhanden. Es geht nur darum, sie zu finden.
- Ressourcen helfen bei der Bewältigung von schwierigen Lebenssituationen und führen über Empowerment und Selbstwirksamkeitserleben zu wirksamen Lösungen.
- Die Suche nach Ressourcen ist aufbauend und inspirierend für alle Beteiligten – für das Gegenüber und für den unterstützenden Arzt.

Transfer in den Alltag

Begegnen Sie in den kommenden Wochen Ihren Patienten oder Teamkollegen mit Neugier und Forschergeist. Welche Ressourcen und Kraftquellen stehen Ihrem Gegenüber bereits für anstehende Herausforderungen – gesundheitlich, beruflich oder privat – zur Verfügung?

Schärfen Sie auch den Blick für eigene Energiequellen. Welche Erinnerungen können Sie für sich selber nutzen, wenn Sie z. B. ein belastendes Gespräch (➤ Kap. 7.4) oder eine herausfordernde Lebens- oder Berufssituation vor sich haben?

4.3 Die guten Tage häufiger machen

LERNZIEL

- Was sind „gute" Tage? Was sind „schlechte" Tage?
- Frage nach Ausnahmen
- Frage nach Unterschieden

Das Leben ist nicht statisch. Es gibt „gute" und „schlechte" Tage. Das Leben verläuft dynamisch, in Wellen mit großen und kleinen Oszillationen. Dinge bewegen sich, sind im Fluss.

- Die Krankheit, das Symptom, der chronische Schmerz, die depressive Stimmung – nichts ist jeden Tag gleich.
- Die Stimmung des Chefs, die Klagen des „schwierigen" Patienten, die Atmosphäre auf der Station, der Zusammenhalt im Team – all das variiert.
- Im Privatleben der Kontakt zum Partner, die eigenen Sorgen, Selbstzweifel bzw. die eigene Zufriedenheit

Diese natürliche Schwankungsbreite zeigt, dass Symptome, Empfindungen oder Situationen eine Tendenz zur Veränderung haben. Dies ist etwas, was im Erleben des Gegenübers oder auch im eigenen jedoch nicht immer wahrgenommen wird.

Wenn Sie herausfinden, an welchen Rädchen Sie und Ihr Gegenüber drehen können, um vermeintlich fixierte Situa-

Es gibt „gute“ und „schlechte“ Tage.
Gibt es **Ausnahmen**?
Was macht den **Unterschied**?
Ziel: Die „guten“ Tage häufiger machen! Lösung: Mache mehr von dem, was funktioniert!

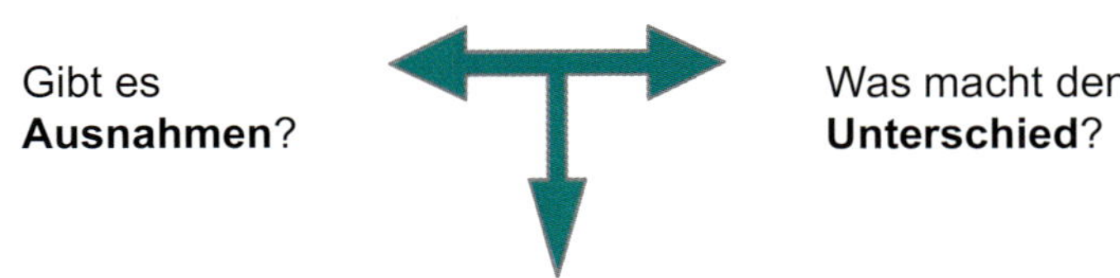

Abb. 4.4 Ausnahmen und Unterschiede erfragen [P527]

tionen oder Befindlichkeiten zu verändern, schaffen Sie neue Gestaltungsspielräume.

Es gibt zwei Fragen, mit denen Sie potenziellen Veränderungsrädchen auf die Spur kommen und Ihrem Gesprächspartner helfen können, selbstverantwortlich für häufigere „gute“ Tage zu sorgen (➤ Abb. 4.4).

4.3.1 Die Ausnahmefrage

LEITSATZ

„Kein Problem besteht ohne Unterlass; es gibt immer Ausnahmen, die genutzt werden können.“ (de Shazer, Dolan 2016)

Als Erstes gilt es, die feinen Variabilitäten im täglichen Erleben aufzuspüren. Mit der „Ausnahmefrage“ fokussieren Sie auf Ausnahmen, auf Abweichungen von der Regel.

Dialogbeispiel

Anna Nolde, 32 Jahre, halbtags berufstätig als Sekretärin, Mutter zweier Kleinkinder, leidet an einem chronischen Reizdarmsyndrom.

Hausarzt: „Frau Nolde, wenn Sie an Ihre Bauchbeschwerden in den letzten drei Wochen denken, gab es da manchmal auch Ausnahmen, was die Schmerzen oder die Darmsymptomatik (Blähungen, Durchfall etc.) anging? Gab es Veränderungen, wenn auch nur kleine? Tage, an denen es ein bisschen besser ging oder es irgendwie anders war?“
Patientin: „Ja, stimmt, letzten Mittwoch war es besser. Da hatte ich fast keine Schmerzen. Und vor zwei Wochen hatte ich auch mal einen Tag, an dem ich etwas weniger Durchfall und Blähungen hatte.“

Nach Ausnahmen fragen

- Gibt es im Alltag mit Ihrer … (körperlichen/seelischen Beschwerde, Krankheit, Stimmung) gute Tage und schlechte Tage?
- Gibt es Tage, an denen es Ihnen mit Ihrer … (Beschwerde) besser/einfacher/leichter ging? (positiv formuliert)

Wenn Menschen nur ungern Veränderungstendenzen wahrnehmen und zugeben, empfiehlt sich ein vorsichtiges, empathisches Herantasten:

- Gab es Augenblicke, in denen Sie … *nicht* so belastet waren? (behutsamer formuliert durch das Wort *nicht*)

Solche „Ausnahmefragen“ können Sie auch auf den beruflichen Kontext der Teamkommunikation übertragen.

Wenn ein Kollege den Chefarzt auf die derzeitige OP-Einteilung ansprechen will, aber unsicher ist, ob dieser sich diesbezüglich offen zeigt, könnten Sie den Kollegen fragen: „Gab es Situationen, in denen du einen guten Zugang zum Chef hattest? In denen du ihn offen für deine Anliegen erlebt hast?“

Oder als Frage ans Team: „Gab es für euch mal Tage auf Station oder im Praxisteam, in denen die Atmosphäre entspannter und vertrauensvoller war? Was waren das für Tage oder Zeiten?“

Im Anschluss braucht es jedoch noch eine weitere Frage. Nur die Ausnahmen zu erfragen, verändert nichts. Um zu erreichen, dass die „guten“ Tage, Stunden, Augenblicke häufiger werden, müssen Sie wissen, was anders ist an diesen Tagen.

Das leitet zur Frage nach den Unterschieden über.

4.3.2 Die Unterschiedsfrage

Hier geht es darum, die Faktoren zu identifizieren, die diese Unterschiede bewirkt haben und sie häufiger machen könnten.

Dialogbeispiel

Hausarzt: „Frau Nolde, am Mittwoch ging es also besser. Was war anders an diesem Tag? Was haben Sie anders gemacht bzw. was war in der Umgebung anders? Was fällt Ihnen da ein?"
Patientin: „Keine Ahnung. Vielleicht lag es daran, dass meine Schwiegermutter die Kinder vom Kindergarten abgeholt hat und ich mich nicht so stressen musste nach der Arbeit."
Hausarzt: „Aha. Und was war beim anderen Mal?"
Patientin (überlegt): „Mmh. Ich glaube, an dem Tag bin ich, bevor ich die Kinder abgeholt habe, noch eine Minirunde zu Fuß um den Block gelaufen. Da war ich dann schon etwas runtergefahren, bevor der Stress zu Hause weiterging."
Hausarzt: „Aha, also das Vermeiden von Stress beim Abholen der Kinder aus dem Kindergarten macht einen Unterschied bei Ihren Beschwerden."

Nach Unterschieden fragen

Was bewirkte den Unterschied zwischen den guten oder schlechten Tagen? Was konkret war anders?

- Was war anders an den äußeren Umständen, als die Ausnahme spürbar war? Was war anders im Umfeld des Patienten, an der Arbeits- oder Teamsituation?
- Was war anders beim Patienten/Kollegen? Was hat er/sie selber anders gemacht?

Falls es um eine Situation zwischen zwei Menschen oder im Team geht:

- Was war anders an der Gruppe/am jeweiligen Gesprächspartner/an der Teamsituation?

LEITSATZ

„Das, was funktioniert, sollte man häufiger tun."
(de Shazer, Dolan 2016)

Das sind „Unterschiedsfragen".

Nachdem Sie dem Gesprächspartner aufgezeigt haben, was den Unterschied zwischen den schlechten Tagen und den etwas besseren Tagen ausmacht, können Sie eine bewusste Veränderung dieser Faktoren anregen. Er lernt, seine Beschwerden eigenständiger zu steuern, erlebt Selbstwirksamkeit und kommt raus aus der (Patienten-)Ohnmachtsrolle.

Besonderheiten

Cave: Wenn ein Gegenüber auf der Unabänderlichkeit seiner Symptome oder der Situation besteht, wird es Fragen nach Ausnahmen und Unterschieden nur unwillig beantworten.

Menschen mit großem Leidensdruck brauchen oft zuerst Empathie. Ohne Würdigung, wie schlimm das Leid oder die akute Situation gerade ist, wird Ihr Gegenüber wahrscheinlich keine Ausnahmen oder Unterschiede schildern können oder wollen („Connection before correction", ➤ Kap. 3.3).

In solchen Fällen ist es hilfreich, die Ausnahmen und Unterschiede in behutsamer und abgeschwächter Form zu erfragen.

Insbesondere bei chronischen Schmerzpatienten ist die direkte Frage nach guten Tagen meist kontraproduktiv. Fragen Sie lieber behutsam: „Gibt es manchmal – vielleicht einmal im Monat oder alle paar Wochen – einen Tag/Moment, an dem Sie mal für kurze Augenblicke etwas weniger Schmerzen spüren?"

Eine andere Form, behutsam nach Ausnahmen und Unterschieden zu fragen, sind Stellvertreterfragen (➤ Kap. 5.4.3): „Ich habe vereinzelt Patienten mit chronischen Schmerzen in meiner Praxis. Manche sagen, dass es bei ihnen immer wieder mal Tage gibt, an denen sie etwas weniger von ihren Schmerzen geplagt sind. Kennen Sie so etwas auch?"

Durch die Stellvertreterformulierung üben Sie keinen Druck aus, dass sich der Patient anders fühlen müsste.

Hier wieder einige Übungsbeispiele zu Ausnahme- und Unterschiedsfragen (➤ Tab. 4.2). Zum Ausprobieren der Fragetechniken können Sie die rechte Spalte verdecken und eigene Ideen notieren. Die hier aufgeführten Aussagen sind exemplarische Vorgaben. Daneben sind viele andere Aussagen vorstellbar.

Tab. 4.2 Übung: Fragetechniken

Aussage des Gegenübers	Ausnahme-, Unterschiedsfrage
Patientin zum Arzt: „Kaum fliegt ein Virus herum, habe ich es schon."	Ausnahme: „Gab es auch mal Zeiten, in denen Sie ein bisschen stabiler waren? In denen die Viren einfach an Ihnen vorbeigeflogen sind?" (Metapher aufgreifen, ➤ Kap. 5.1) Unterschied: „Was waren das für Zeiten? Was war da anders?"
Angehöriger zum Arzt: „Wegen der Pflege meiner Frau habe ich seit Wochen nicht mehr geschlafen."	Ausnahme: „Haben Sie auch gelegentlich Tage oder Nächte, in denen Sie trotz der vielen Arbeit ein bisschen zur Ruhe kommen?" Unterschied: „Was sind das für Tage? Was machen Sie da anders? Was ist da von außen anders?"
Arzt zum Kollegen: „Ich verzettele mich zu oft in Kleinigkeiten."	Ausnahme: „Gibt es auch mal Tage, an denen du klarer, strukturierter und mit mehr Überblick vorgehst?" Unterschied: „Wie sind solche Tage? Was machst du da anders? Wie sind die Arbeitsbedingungen?"
Pflegekraft/MFA zum Arzt: „Die Patienten werden immer anspruchsvoller."	Ausnahme: „Gibt es auch Tage, an denen du die Patienten weniger anstrengend empfindest? Oder an denen du vielleicht sogar richtig nette Begegnungen hast?" Unterschied: „Was ist an solchen Tagen anders? Was machst du anders? Wie sind die Arbeitsbedingungen bzw. was machen die Patienten anders an solchen Tagen?"

FAZIT

Über „gute" und „schlechte" Tage zu reflektieren hilft dem Gegenüber, Stellschrauben für sein tägliches Befinden zu finden. Mit Fragen nach den Ausnahmen von der Regel und nach Unterschieden sowie einer Klärung der dazugehörigen Faktoren geben Sie dem Gegenüber eine Möglichkeit an die Hand, eigenständig und selbstverantwortlich dafür zu sorgen, dass die guten Tage häufiger sind.

Transfer in den Alltag

Beobachten Sie im Alltag Situationen mit Patienten bzw. im Team, auf die Sie oder Ihr Gegenüber einmal mit Ärger und Frustration reagieren und zu einem anderen Zeitpunkt mit Gelassenheit und Humor.

Was unterscheidet diese Situationen? Was sind die Rädchen, an denen Sie und Ihr Gegenüber drehen können? Wie können Sie die entspannten Situationen im Alltag häufiger machen?

4.4 Zielorientierte Fragen

LERNZIEL

- Zielorientierte Fragen
  - SMART-Plus-Ziele
  - Festlegung der Ausgangssituation und des erwünschten End-/Zielpunkts
  - Probleme sind Ist-Soll-Konflikte
- Skalierungsfragen
- Schlüsselunterscheidung: Problem – Einschränkung
- Lösungsorientierte Fragen mit Fokus auf Ressourcen

Wenn Sie mit Ihrem Gegenüber eine Lösung für ein medizinisches Problem oder für eine komplizierte Teamsituation finden wollen, ist es wichtig zu wissen, was das Ziel für die aktuelle Situation ist. Ohne ein Ziel lässt sich keine Lösung finden (➤ Abb. 4.5).

- Wo möchte der Patient/der Kollege/das Team hin?
- Was ist Ihr eigenes Ziel, wenn es um Ihre eigene Anliegen geht?

Nicht selten entsteht Stress, weil Menschen unklare Ziele oder unrealistische Erwartungen haben.

Alice: „Würdest du mir bitte sagen, wie ich von hier aus weitergehen soll?"
„Das hängt zum größten Teil davon ab, wohin du möchtest", sagte die Katze.
„Ach, wohin ist mir eigentlich gleich", sagte Alice.
„Dann ist es auch egal, wie du weitergehst", erwiderte die Katze.
(aus: Alice im Wunderland von Lewis Carol)

In der Vier-Schritte-Kommunikation haben Sie schon die Bedeutung der klaren Festlegung von Ziel- und Lösungsvorstellungen kennengelernt, in Form der Schlüsselunterscheidung von „konkreter Lösungsstrategie" und „frommem Wunsch" (➤ Kap. 2.2.4).

4.4.1 SMART-Plus-Ziele

In der lösungsorientierten Kommunikation werden die Lösungsstrategien noch konkreter in sogenannten **SMART-Plus-Zielen** zusammengefasst (➤ Tab. 4.3).

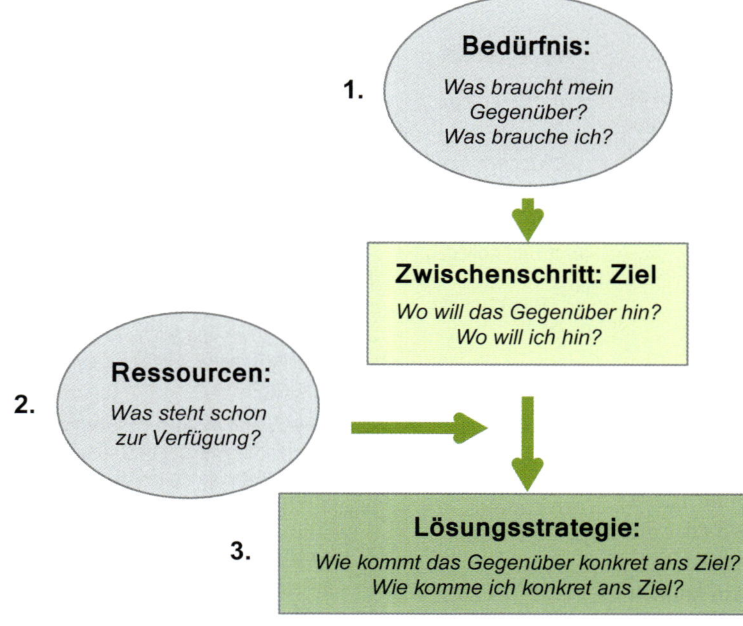

Abb. 4.5 Ziel- und lösungsorientierte Fragen [P527]

Tab. 4.3 SMART-Plus-Ziele

Kürzel	Englisch	Deutsch	Beschreibung
S	specific	spezifisch	konkret, eindeutig definiert (für welche Situation?)
M	measurable	messbar	messbar (ggf. mit Messgrößen, Skalierungsfragen), Angaben: z. B. in Prozent, Häufigkeit (wie oft), Dauer (wie lange) Woran erkenne ich, dass ich das Ziel erreicht habe?
A	accepted, attractive	ansprechend, attraktiv, aktiv, autonom	angemessen, erstrebenswert, aktiv ausführbar, autonom (selbst) erreichbar
R	reasonable realistic	realistisch	machbar, umsetzbar
T	time-bound	terminiert	zeitlich terminiert (bis wann?)
Plus	positive	positiv formuliert	„Ich möchte, dass …" (Annäherungsziel) statt: „Ich möchte *nicht,* dass …" (Vermeidungsziel)

Entsprechend dieser Auflistung können Sie die Zielvorstellungen Ihres Gegenübers zu allen fünf Kriterien erfragen.

Zielorientierte Fragen

Wie stellen Sie sich … (Ihr Ziel) genau vor?
- Was konkret kann ich mir unter Ihrer Aussage … (Zitat des Gegenübers) vorstellen?
- Auf welchen Wert einer Skala von 0–10 möchten Sie in … (Zeitangabe) kommen? Was ist realistisch?
- Was können Sie selber konkret machen? Wer oder was könnte Sie dabei unterstützen?
- Bis wann wollen Sie … (Ihr Ziel) erreicht haben?

Bei Negativformulierung des Ziels: „Ich will *nicht* mehr …"
- „Was wünschen Sie sich stattdessen?"
- „Sondern … ?" (Pause machen und abwarten)

Hilfreiche Zusatzfragen:
- Woran würden Sie erkennen, dass … (Ihr Ziel) erreicht ist?
- Woran würde Ihr Umfeld erkennen, dass … (Ihr Ziel) erreicht ist?[4]

Festlegung der Ziele

Manfred Maier, 72 Jahre, Zustand nach Hüftoperation (Totalendoprothese, TEP) vor drei Wochen. Der Patient beklagt sich beim Arzt in der orthopädischen Reha-Klinik über einen nicht zufriedenstellenden Heilungsverlauf: „Ich kann immer noch nicht richtig laufen. Ich müsste doch schon längst meine normale Beweglichkeit zurückhaben."

Als Arzt mit einem ziel-und lösungsorientierten Fokus konkretisieren Sie diese Aussage. Was ist das Ziel des Patienten, was hat er sich vorgestellt, wo will er hin?

S	Konkret, eindeutig definiert, für welche Situation?	„Herr Maier, was heißt ‚normale Beweglichkeit' für Sie? Auf welche Situationen beziehen Sie sich genau?" „Was sind Ihre Kriterien? Was für Strecken, Hindernisse müssten Sie konkret wieder bewältigen können?" (genaue Streckenangaben, Treppensteigen, besondere Situationen wie Arbeit/Sport …)
M	Messbar (ggf. mit Messgrößen, Skalierungsfragen), Häufigkeit und Dauer	Klärung des Ist-Zustands und des Ziels (Soll-Zustand) Skalierungsfragen (➤ Kap. 4.4.2) „Woran würden Sie erkennen, dass Sie Ihre *‚normale'* Beweglichkeit wieder erreicht haben?"
A	Angemessen, erstrebenswert, aktiv ausführbar, autonom (selbst) erreichbar	„Ist das ein Ziel, das Sie alleine schaffen können, oder brauchen Sie Hilfe von anderen Menschen oder bestimmte Ausgangsbedingungen?" „Was davon können Sie selber erreichen durch Übung, Krafttraining, eigene Leistung?"
R	Machbar, umsetzbar	„Ist dieses konkrete Ziel realistisch? Oder ist es eher eine Wunschvorstellung, die vielleicht schwer erreichbar ist?"
T	Terminiert	„Bis wann möchten Sie das erreichen? Was sind Ihre Vorstellungen oder Erwartungen?"
Plus	„Ich möchte, dass …" statt: „Ich möchte *nicht,* dass …"	Wenn der Patient ein Vermeidungsziel formuliert, z. B. „Ich will *nicht* mehr so starke Schmerzen beim Gehen haben", fragen Sie nach dem Annäherungsziel: „Sondern … ? Was möchten Sie *stattdessen?*" „Mit welchem Zustand beim Gehen wären Sie zufrieden?" Hier ist wieder eine Skalierungsfrage (➤ Kap. 4.4.2) hilfreich.

[4] Zirkuläre Fragen aus der systemischen Therapie bringen eine Außenperspektive auf das Problem oder die Beschwerde: „Woran würde Ihr Partner, Ihr Kollege, Ihr Sohn/Ihre Tochter, Ihr Vorgesetzter erkennen, dass sich Ihre Beschwerde/Situation verändert hat?"

4.4.2 Skalierungsfrage

In der Medizin gibt es neben klaren Tatsachen häufig ein subjektives Empfinden bzw. eine subjektive Einschätzung von Symptomen, Beschwerden, Schmerzzuständen oder auch von Stimmungen.

Um trotz aller Subjektivität etwas Messbares, Vergleichbares in der Hand zu haben, gibt es in der lösungs- und ressourcenorientierten Kommunikation die sogenannte Skalierungsfrage (de Shazer 2016). Diese Fragetechnik wird häufig beim Thema Schmerzen angewendet.

Mit Skalierungsfrage ist gemeint, dass Ihr Gegenüber auf einer vorher festgelegten Skala, meist von 0–10, seinen aktuellen Zustand einschätzt (➤ Abb. 4.6). Manche Skalen sind auch in Prozent (0–100 %) oder wie Schulnoten (1–6) unterteilt. Wichtig ist anzugeben, wofür 0 und wofür 10 steht (z. B. 0 für Beschwerdefreiheit, 10 für maximale Beschwerden).

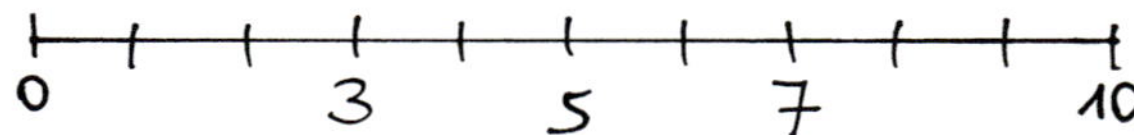

Abb. 4.6 Bild einer Skala [P527]

Im Prinzip können Sie alles skalieren: Schmerzen, körperliche Beschwerden, psychische Zustände, Schlafstörungen, Gefühlsintensitäten. Den Ärger- und Stresspegel am Arbeitsplatz, die derzeitige Stimmung im Team. Die Laune eines Mitarbeiters oder Vorgesetzten. Ihre persönliche Zufriedenheit am Arbeitsplatz oder mit der Partnerschaft zu Hause.

Skalierung der Ausgangssituation (Ist-Zustand)

Hilfreich ist es, beim Skalieren zunächst einmal den aktuellen Ist-Zustand als Anfangspunkt zu definieren. Darüber hinaus ist der Ist-Zustand wichtig für einen Vorher-Nachher-Vergleich.

Wo ordnet Patient Maier seine Hüftschmerzen im Durchschnitt auf einer Skala von 0–10 ein (10 = maximale Schmerzintensität)? Bei welchen Bewegungen nehmen die Schmerzen zu? Auf welchen Wert steigern sie sich? Und wie stark sind sie in Ruhe?

Wie belastend empfindet eine Patientin ihre Schlafstörung auf einer Skala von 0–10? Geht es ihr um die allgemeine Schlafqualität, das Gerädertsein am Morgen oder um die Häufigkeit/Länge des nächtlichen Wachliegens? Welche Werte gibt sie sich jeweils?

Bei einem dementen Patienten können Sie die Angehörigen fragen, wie der kognitive, seelische, körperliche Zustand des Vaters in den letzten vier Wochen war. Wie hoch würden sie seine zeitliche, räumliche Orientierung/Vergessslichkeit, seine Agitiertheit und seine Sturzneigung auf einer Skala von 0–10 einstufen?

Bei Teamkonflikten in der Praxis oder auf Station können Sie fragen: Wie ist die Stimmung oder der Stresspegel des Teams? Wo würde jeder einzelne die Stimmung/den Stresspegel auf einer Skala von 0–10 einstufen? Welche Zahlenwerte geben die Teammitglieder den Kriterien Zusammenarbeit und Kollegialität?

So technisch diese Skalierungsfragen auch erscheinen mögen, geben sie doch sehr präzise Auskunft über die subjektive Wahrnehmung des Zustands oder der Situation Ihres Gegenübers. Und sie ermöglichen auch eine Einschätzung Ihrer eigenen Befindlichkeit oder Symptome. So bekommen Sie Klarheit über den aktuellen Ist-Zustand.

Gleichzeitig sorgt dieses Skalieren für eine wichtige Introspektion. Statt sich nur allgemein kritisch oder klagend über eine Situation zu äußern, sind Sie und Ihr Gegenüber gefordert, Fakten und messbare Daten zu nennen. Manchmal überraschen solche konkreten Angaben durch ihre hohen oder auch geringen Zahlenwerte.

Skalierung des Ziels (Soll-Zustand)

Im Anschluss können die Zielvorstellungen Ihres Gegenübers skaliert werden.

Welche Werte hofft der Patient Manfred Maier bezüglich seiner Beweglichkeit und seiner Hüftschmerzen bis zu seiner Entlassung aus der Reha zu erreichen?

Mit welchen Werten bei den verschiedenen Schlafqualitätskriterien wäre die Patientin mit den Schlafstörungen zufrieden?

Welche Werte wünscht sich das Team beim Stresspegel, der Stimmung oder der Kooperationsbereitschaft?

Mit Skalierungsfragen können Sie subjektive Erwartungshaltungen ermitteln. Und je nach Realisierbarkeit auch eigene Zahlen als Erwartungs- und Erfahrungswerte entgegensetzen.

Kurz zusammengefasst: Skalierungsfragen

Einführende Vorbemerkung:
„Da viele Beschwerden nicht messbar, sondern subjektiv sind, frage ich immer gerne nach einer Einschätzung Ihrer Beschwerde auf einer Skala von 0–10. Bei welcher Zahl würden Sie sich bei Ihrer … (Beschwerde) einstufen? 10 steht für maximale Stärke der Beschwerde und 0 für Beschwerdefreiheit."

Ist-Zustand abfragen:
- Gegenwart: jetzt, heute (Ausgangspunkt)
- Vergangenheit (letzte Woche, im letzten Monat, letztes Jahr)

Soll-Zustand abfragen:
- Zukunft (wenn das Ziel erreicht ist): nach der Operation, nächste Woche, in einem Monat, in einem Jahr, nach der Teamsupervision …
- „Welche Punktzahl wäre das Optimum? Was ist ein realistisches Ziel?"
- „Mit welchem Skalenwert wären Sie zufrieden bzw. könnten Sie sich arrangieren? Welche Zahl ist für Sie indiskutabel?"

Doch sind die geäußerten Zielvorstellungen auch realistisch und machbar? Dies ist eine weitere wichtige Frage.

4.4.3 Schlüsselunterscheidung: Problem oder Einschränkung

Im Leben läuft nicht alles nach unseren Wünschen und Zielvorgaben. Nicht immer sind Ziele mit einem maximalen Skalenwert von 10 auch erreichbar.

Gerade in der Medizin und im psychosozialen Kontext gibt es oft Fakten, die man nicht verändern kann. Das können chronische Krankheiten oder hartnäckige Symptome, progrediente maligne Verläufe, Unfallfolgen mit Funktionseinschränkungen oder Todesfälle sein.

Auch im beruflichen Arbeitsfeld gibt es Tatsachen, die man hinnehmen muss. Vorgaben organisatorischer, ökonomischer, struktureller oder hierarchischer Art, wie massive Sparmaßnahmen oder Personalreduzierung in der Klinik. Überbordende bürokratische Vorgaben in der Praxis. Unveränderliche, unangenehme Charaktereigenschaften von Vorgesetzten, Kollegen, Mitarbeitern.

In solchen Fällen sind Zielvorstellungen mit Skalierungsnoten von 10 unrealistisch, evtl. sogar verletzend bzw. kränkend. Eine 10 als Bestnote ist nicht erreichbar.

Zur realistischen Einschätzung von Zielen gibt es eine hilfreiche Schlüsselunterscheidung.

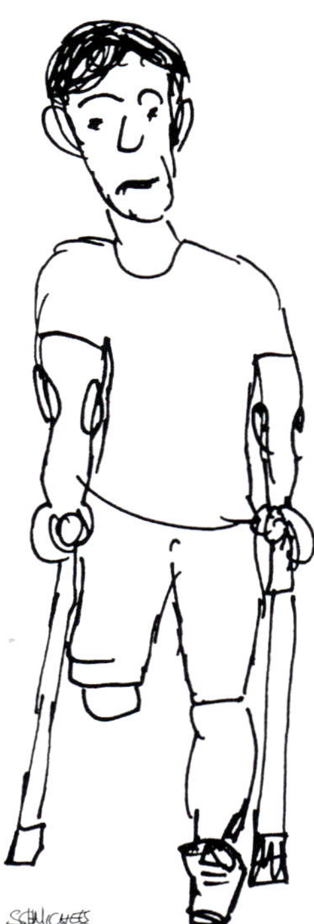

Abb. 4.7 Einschränkung: Unterschenkelamputation nach Motorradunfall [P527]

LEITSATZ

„Probleme, für die es keine Lösungen gibt, sind keine Probleme, sondern Einschränkungen, die man hinnehmen muss."
(in Anlehnung an Luc Isebaert, 2009)

Handelt es sich bei der gerade vorliegenden Situation (eines Patienten oder im Team) um ein Problem? Oder handelt es sich um eine Einschränkung? Lässt sich an der Situation noch etwas verändern oder muss sie als Fakt akzeptiert werden? Eine wichtige Unterscheidung.

Sie ist wichtig, um zu erkennen, ob es sich lohnt, mit ganzer Energie eine Veränderung der Situation herbeizuführen. Oder ob bedauernswerterweise eine Einschränkung vorliegt, mit der es sich zunächst zu arrangieren gilt. Um in einem späteren Schritt nach Veränderungsmöglichkeiten zu suchen.

Ein junger Mann erlitt nach einem Motorradunfall eine Unterschenkelamputation. Dies ist eine unabänderliche Tatsache (➤ Abb. 4.7). Der Verlust der Gliedmaße ist kein Problem mehr, das sich lösen ließe. Es ist eine Einschränkung, die den Patienten sein Leben lang begleiten wird. Auch wenn er selbstverständlich lernen kann, damit so gut wie möglich weiterzuleben.

Auch ein „aufbrausender"[5] Chef oder ein „wenig motivierter" Mitarbeiter kann eine Einschränkung sein, solange kein Spielraum für Veränderungen gesehen wird oder solange es tatsächlich keine Veränderungsoptionen gibt.

Problem oder Einschränkung?

Probleme kann man verändern, Einschränkungen erfordern Akzeptanz.
Die Unterscheidung zwischen Problem und Einschränkung entlastet Menschen in der Regel. Sie erkennen, dass dieses Symptom/diese Arbeitssituation/dieser Mensch im Berufs- oder Privatleben derzeit zu ihrem Alltag dazugehört. Es wäre reine Energieverschwendung, ständig dagegen anzukämpfen. Diese Dinge sind – im Augenblick oder vielleicht auch immer – ein Fakt.
Diese Akzeptanz eröffnet trotz der unerfreulichen Einschränkung einen neuen Gestaltungsspielraum.

Skalierungsfragen bei Einschränkungen

Bei Einschränkungen empfiehlt es sich, nach einer Zahl unter 10 als Maximalwunschwert zu fragen. Ein realistisches Nahziel könnte sein, von einem Skalenwert 8 auf einen Wert von 7 oder 6,5 zu kommen. Das ist noch nicht viel, aber ein erster Schritt, der aus der Stagnation des aktuellen Zustands herausführt.

[5] Diese Adjektive sind in Anführungszeichen gesetzt, weil sie in der Vier-Schritte-Kommunikation keine Beobachtung im Sinne einer objektiven Beschreibung sind (Kap. 2.2.1).

„Auch der längste Marsch beginnt mit dem ersten Schritt." Laotse

Hier wieder ein paar Beispiele zum Experimentieren mit zielorientierten und skalierenden Fragen. Zum Ausprobieren der Fragetechnik können Sie die rechte Spalte abdecken und eigene Ideen notieren (➤ Tab. 4.4). Die hier aufgeführten Aussagen sind exemplarische Vorgaben. Daneben sind viele andere Aussagen vorstellbar.

4.5 Lösungsorientierte Fragen

Wenn Sie mit einem Patienten oder einer Mitarbeiterin eine Ist-Soll- bzw. Zielfestlegung gemacht haben, geht es als Nächstes darum, konkrete Lösungsschritte zu suchen.

Wichtig ist hierbei, dass die kleineren oder größeren Schritte auch zu sichtbaren, spürbaren Resultaten führen, damit das Gegenüber erste motivierende (Mini-)Erfolge am eigenen Leib erlebt.

Tab. 4.4 Übung: Zielorientierte Skalierungsfragen

Unkonkrete Aussagen	Konkretisierung
Patient nach Herzinfarkt: „Ich muss wieder leistungsfähig werden."	„Was genau verstehen Sie unter *leistungsfähig*? Wie schätzen Sie auf einer Skala von 0–10 Ihre aktuelle Leistungsfähigkeit ein, und wo möchten Sie hin?"
Angehöriger zum Arzt: „Meine Mutter sollte wieder richtig laufen können."	„Was bedeutet für Sie *richtig laufen?* Was wäre dann konkret wieder für Ihre Mutter und für Sie möglich?" „Wie viel Treppen sollte Ihre Mutter nach Ihrer Einschätzung wieder laufen können, damit Sie sich trauen, sie wieder alleine zu Hause leben zu lassen?"
Kollege: „Ich mache mir zu viel Druck."	„In welchen Situationen machst du dir *Druck,* wie sieht er konkret aus? Auf welchem Wert (0–10) ist dein Druck? Woran würdest du erkennen, dass du dir weniger Druck machst, und welchem Wert würde das entsprechen? Woran würden wir Kollegen erkennen, dass du dir weniger Druck machst?"
Mitarbeiterin: „Das Team sollte sich mehr vertrauen."	„Was konkret verstehen Sie unter *Vertrauen?* Woran würden Sie Vertrauen erkennen? Wie schätzen Sie das Thema Vertrauen auf einer Skala von 0–10 derzeit ein? Und mit welcher Zahl wären Sie zufrieden?

„Holzhacken ist deshalb so beliebt, weil man bei dieser Tätigkeit den Erfolg sofort sieht." Albert Einstein

4.5.1 Ressourcenorientierte Lösungssuche

An dieser Stelle kommt wieder die Suche nach Ressourcen ins Spiel (➤ Kap. 4.1).

Stand der Patient Maier schon mal vor einer vergleichbaren Aufgabe wie jetzt nach seiner Hüftoperation und musste sein Leben neu organisieren oder mit Einschränkungen leben?

- Wie hat er damals die schwierige Situation gemeistert? (Bewältigungsfrage) Welche Fähigkeiten, welche Charaktereigenschaft, welches Hobby oder Talent waren hilfreich damals? Welche Menschen standen ihm zur Seite? Was könnte diesmal helfen?
- Kennt er jemanden, der etwas Vergleichbares bewältigt hat? Was hat dieser Mensch in der Situation gemacht?

Das sind ressourcenorientierte Fragen nach Lösungen.

4.5.2 Konkrete lösungsorientierte Fragen

Bei der konkreten Lösungssuche fragen Sie nach praktischen Umsetzungsstrategien entsprechend den SMART-Ziel-Vorgaben (➤ Kap. 4.4.1).

Was könnte Herr Maier konkret machen, um nach der Hüftoperation seine Beweglichkeit von 4 auf 6 zu verbessern und um die Stärke seiner Schmerzen von 8 auf 6 zu reduzieren?

- Welche Strategien sind zeitlich, finanziell, körperlich im Alltag umsetzbar?
- Welche Gymnastik, Entspannungsverfahren kommen infrage?
- Wo, wann und wie lange könnte er die Trainingseinheiten machen (am Arbeitsplatz, draußen in freier Natur, zu Hause, im Fitnessstudio, zu welcher Uhrzeit, wie viel Minuten lang)?

Welche Personengruppe könnte ihn konkret unterstützen?

- Was könnte er für sich selber tun?
- Professionelle Hilfe z. B. durch Physiotherapeutin, Sport-/Bewegungstherapeutin, Yoga-Lehrerin, Psychotherapeutin, Selbsthilfegruppe
- Hilfestellung im privaten Umfeld: durch Partner, Familienangehörige, Freunde, die ihn z. B. zu Sportaktivitäten, Diätprogramm motivieren

Die gleichen Fragen können Sie im Team oder sich selbst in herausfordernden beruflichen oder privaten Situationen stellen.

Das folgende Arbeitsblatt zur „Ist-Soll"-Beschreibung hilft bei der Ziel- und Lösungssuche.

ARBEITSBLATT: IST-SOLL-FESTSTELLUNG UND LÖSUNGSSUCHE

Beschreibung des IST-Zustands für den Patienten/das Gegenüber

1. Welche Symptome, Beschwerden, körperlichen, seelischen Anzeichen habe ich jetzt?

____

____

____

2. Wo stehe ich auf einer Skala von 0–10 jetzt? (IST-Zustand)

____

0 3 5 7 10

Beschreibung des SOLL-Zustands: Wo will ich hin? Was ist mein Ziel?

(ggf. auch Frage nach Ausnahmen/Unterschieden: Hatten Sie so einen positiv veränderten Zustand schon einmal? Wenn ja, was war da anders?)

3. Wo will ich langfristig hin? SOLL-Zustand in ein paar Wochen, Monaten, Jahren?

____

0 3 5 7 10

4. Wo will ich kurzfristig hin? SOLL-Zustand in ein paar Tagen, Wochen?

____

0 3 5 7 10

5. Woran würde ich die Veränderung erkennen? Wie müssten sich die oben aufgeführten Symptome, Beschwerden entwickeln?

____

____

6. Mit welcher Zahl könnte ich leben, falls es sich um eine Einschränkung handelt?
Welche Zahl wäre tolerabel?

____

0 3 5 7 10

7. Wie würden sich bei Erreichen der akzeptablen Zahl die aufgeführten Symptome, Beschwerden anfühlen?

____

____

____

8. Was wären erste konkrete Schritte, um dies zu erreichen?

____

____

FAZIT

Zielorientierte Fragen und **Skalierungsfragen** bringen Klarheit und Transparenz in den Prozess der Lösungsfindung. Sie geben Orientierung für beide Seiten.

- Wo will das Gegenüber hin? Wo wollen Sie selber hin?
- Woran würde das Gegenüber erkennen, dass sein angestrebtes Ziel erreicht ist? Woran erkennen Sie selber, dass Sie Ihrem Ziel näher gekommen sind?
  Woran würde das Umfeld erkennen, dass sich etwas verändert hat?

Durch die konkreten Zahlenwerte können Erwartungen beider Seiten sicht- und messbar gemacht und bei unrealistischen Vorstellungen oder Einschränkungen an die Realität angepasst werden.

Lösungsorientierte Fragen zeigen erste oder langfristige Schritte zur Lösung der herausfordernden Situation auf. Der Blick auf die schon vorhandene Ressourcen unterstützt das Gegenüber bei der konkreten Umsetzung im Alltag.

4

Transfer in den Alltag

Beobachten Sie im Alltag, wie oft unklare Ziele und Wünsche von Ihren Patienten oder Teammitgliedern geäußert werden. Wie können Sie die Erwartungen konkretisieren und damit für alle Beteiligten nachvollziehbarer machen?

Wo können Sie Skalierungsfragen einsetzen bzw. wo verwenden Sie sie bereits?

Wie können Sie nach Festlegung des Ziels Ihr Gegenüber unterstützen, dies auch konkret und nachhaltig im Alltag anzugehen?

LITERATUR

Bamberger G. Lösungsorientierte Beratung. 5. überarb. A. Weinheim: Beltz, 2015 (S. 44).

Isebaert L. Kurzzeittherapie – ein praktisches Handbuch. 2. A. Stuttgart: Thieme, 2009 (S. 66).

de Shazer S. Der Dreh – überraschende Wendungen und Lösungen in der Kurzzeittherapie. 13. A. Heidelberg: Carl Auer, 2015 (S. 24).

de Shazer S. Worte waren ursprünglich Zauber. 4. A. Heidelberg: Carl Auer, 2017.

de Shazer S, Dolan Y. Mehr als ein Wunder – Lösungsfokussierte Kurzzeittherapie heute. 5. A. Heidelberg: Carl Auer, 2016 (S. 22–25, 102–110).

Short D, Weinspach C. Hoffnung und Resilienz. 2. A. Heidelberg: Carl Auer, 2010 (S. 31).

KAPITEL

5 Die Macht der Worte

In diesem Kapitel geht es um die Wirkung von Worten, die uns im Alltag oft gar nicht bewusst ist. Es geht zum einen um den hilfreichen Einsatz von bildhaften Geschichten, Metaphern, Sprichworten (➤ Kap. 5.1 und ➤ Kap. 5.2) im Kontakt mit Patienten, Angehörigen sowie Teammitgliedern. Und zum anderen geht es um die positiven oder auch negativen Effekte ärztlicher Suggestionen (➤ Kap. 5.3). Denn insbesondere bei Patienten und Angehörigen in schwierigen Lebenslagen können die Worte von Ärzten eine enorme Macht und Kraft entfalten.

Darüber hinaus werden zwei Möglichkeiten vorgestellt, wie Sie Ihrem Gegenüber auf eine direkte, direktive oder eine indirekte, subtile Weise (➤ Kap. 5.4) wichtige Gesprächsinhalte vermitteln können.

5.1 Bildersprache – Metaphern, Anekdoten, humorvolle Interventionen

LERNZIEL

- Menschen mit bildhafter Sprache ansprechen, z. B. Metaphern, Anekdoten, Geschichten
- Umdenken und Perspektivwechsel anregen durch Sprichworte, Sprüche, Witze

Die hier vorgestellten Gesprächsführungstechniken sind wirksame und zugleich leichtfüßige Varianten aus der Schatzkiste der Kommunikation. Bilder, Metaphern und Geschichten, die Sie in Ihre ärztlichen Beratungen und kollegialen Begegnungen einbauen, eröffnen einen neuen, kreativen Zugang zu anderen Menschen. Sie nutzen das Potenzial von humorvollen Anekdoten, pointierten Sprüchen, geistreichen Witzen, um wichtige Botschaften auf elegante, charmante Weise zu übermitteln.

Denn alle Menschen, ob jung oder alt, männlich, weiblich, arm oder reich, hören gerne Geschichten und Sprichworte. Es ist eine angenehme, unaufdringliche Art, Dinge zu lernen, nicht mit erhobenem Zeigefinger: „Du musst! Sie müssen!“, sondern exemplarisch anhand der Fehler, Erfahrungen, Gedankenwelten anderer Menschen oder Lebewesen.

Als lösungs- und ressourcenorientierter Ärztin/Arzt laden Sie dazu ein, anders zu denken. Ihr Gegenüber entscheidet, ob es die Einladung annehmen mag.

Die Übergänge zwischen den beschriebenen Kommunikationstechniken sind fließend. Im Folgenden werden sie dennoch einzeln vorgestellt, um die Vielfalt der Möglichkeiten aufzuzeigen.

5.1.1 Bildhafte Sprache

Viele Menschen verwenden von sich aus Bilder in Beschreibungen oder Schilderungen, um auszudrücken, was sie bewegt und wie es ihnen geht. „Ich nehme mir etwas sehr zu Herzen.“ „Ich habe die Nase voll.“ „Ich trage eine Last auf meinen Schultern.“ Solche bildhaften Vergleiche, ausgedrückt in „Schlüsselworten“[1] (Bindernagel et al. 2018), können wertvolle Hinweise geben, welches innere Bild sich Ihr Gegenüber von sich und seiner Situation gemacht hat und wie es sich dabei fühlt.

Dialogbeispiel

Manuel Alvaréz, 61 Jahre, gerade arbeitslos gewordener Facharbeiter eines Autowerks, spricht mit seinem Hausarzt:

Patient: „Durch die Kündigung bin ich in ein *Loch* gefallen.“
Arzt: „In ein *Loch* gefallen? Oh je. *(wortwörtliches Aufgreifen der Eigensprache) Wie tief* muss ich mir das Loch denn vorstellen?“ *(Konkretisieren des Bildes)*
Patient: „Sehr tief.“
Arzt: „Sehr tief? *Was sieht man denn dort?*“ *(Aufgreifen des Bildes und Präzisieren)*
Patient: „Da ist nur noch schwarz.“
Arzt: „Schwarz. Hm. *Was kann man da sonst noch sehen?*“ *(Erkunden des Bildkontexts)*
Patient: „Nichts. Das war's.“

Durch das wortwörtliche Aufgreifen des vorgegebenen Bildes bekunden Sie Empathie und Verständnis. Das Gegenüber fühlt sich in seiner Erschütterung und Verzweiflung gehört, auch wenn gar nicht „offiziell“ über Gefühle gesprochen wur-

[1] Die Gesprächsführungsmethode Idiolektik beschäftigt sich mit der zumeist unbewusst gewählten, individuell einzigartigen, oft bildhaften „Eigensprache“ des Menschen. Sie nutzt die geäußerten Schlüsselworte, um mit dem Gegenüber durch offenes Nachfragen in Kontakt zu kommen. So kann man über eine unverfängliche Bildersprache erfahren, worum es dem Gegenüber geht, und es neue Ideen entwickeln lassen.

de. Das Ausmaß der Hoffnungslosigkeit ist dennoch spürbar. Gerade bei Menschen, die nicht gewöhnt sind, über Gefühle wie Trauer, Wut, Niedergeschlagenheit zu reden, ist es hilfreich, das in ihrer Sprache angebotene Bild aufzunehmen und offen nachzufragen.

Im weiteren Gesprächsverlauf kann das Bild behutsam weiterentwickelt werden, um Perspektiven zu erkunden oder Ideen im Umgang mit der belastenden Situation aufzuzeigen.

„Wie könnte man denn aus so einem ‚Loch' (altes Bild) herauskommen? Was könnte da hilfreich sein?" Oder: „Was könnte – trotz des Schocks – im Moment ein ‚kleines Licht' (neues Bild) sein, das einen Weg weist, mit der jetzigen Situation umzugehen?"

Weitere Beispiele

Eigensprachliche Bilder	Unterstützendes Nachfragen
Selbstständige Unternehmerin mit Migräne: „Ich habe solche *Berge von Arbeit* vor mir." Antwort: „Man könnte es in kleinen Etappen angehen. Man bräuchte guten Proviant und müsste auch mal zwischendrin Pause machen."	„Wie kann ich mir die *Berge* bildlich vorstellen?" (*Aufgreifen der Schlüsselworte*) „Wenn man tatsächlich in einer Landschaft mit solchen Bergen unterwegs wäre, wie würde man da vorgehen? Was bräuchte man für eine Ausrüstung?" (*neue Ideen auf der Basis des Bildes entwickeln lassen*)
Pflegekraft: „Ich fühle mich wie der *Mülleimer* der Station. Alle laden ihren Frust oder Ärger bei mir ab." Antwort: „Man könnte vielleicht mal den Deckel zuklappen oder ein Schloss dran machen."	„Wenn du dich gerade so wie ein Mülleimer fühlst (*Aufgreifen der Schlüsselworte*), was könnte man mit so einem Mülleimer machen, damit da nicht alle ihren Müll abladen?" (*neue Ideen auf der Basis des Bildes entwickeln lassen*)

Je maßgeschneiderter die selbstentwickelte Lösung des Gegenübers ist, umso größer und nachhaltiger ist die anschließende Compliance oder Kooperation.

Auch wenn Ihr Gegenüber im Gespräch von sich aus keine bildhafte Sprache verwendet, können Sie das Gesagte in Bildern zurückspiegeln und auf diese Weise eine kreative Lösungssuche anregen.

5.1.2 Metaphern

„Metapher" kommt aus dem Altgriechischen und bedeutet „Übertragung". Metaphern übertragen ein Wort, einen Satz oder eine Beschreibung in einen anderen Bedeutungszusammenhang, es sind „Sinnbilder".

In diesem Buch stehen die technischen Begriffe „Öllämpchen" und „Tank" (➤ Kap. 2.2.2) metaphorisch für psychologische Begriffe wie Gefühle und Bedürfnisse aus der Vier-Schritte-Kommunikation.

Unwägbarkeiten und Unsicherheiten von Situationen wie z. B. die bevorstehende Chemotherapie im Fall der Darmkrebspatientin (➤ Kap. 4.3.2) können mit einer Metapher über das Wetter ausgedrückt werden. Es ist nicht vorhersagbar, es gibt Schlechtwetter- und Schönwetterphasen.

Sie können die vom Gegenüber gewählten Metaphern aufgreifen oder selber welche anbieten, z. B. aus dessen beruflichem Kontext, und ggf. zur Veranschaulichung kleine Zeichnungen oder Bilder anfertigen (z. B mathematischer Graph).

Aussage des Gegenübers	Antwort des Arztes
Patient (ein Installateur): „Letzte Woche in der Arbeit wäre ich fast *explodiert* vor Ärger. Mein Blutdruck war so hoch, dass ich Sorge hatte zu *platzen*."	„Das hört sich an wie ein *Wasserkessel kurz vorm Explodieren.* Und es war kein *Überdruckventil* in Sicht?"
Patient (ein Mathematiklehrer) nach Knieoperation in Reha-Klinik: „Die Reha bringt mich überhaupt nicht weiter."	„Manchmal verläuft die Besserung der Symptome bei einer Reha nicht *linear.* Manchmal ist so eine Heilung wie eine *S-Funktion (Kurve),* bei der am Anfang nicht viel passiert und dann plötzlich ein Anstieg und Wendepunkt kommt. Vielleicht sind Sie gerade kurz vor dem Anstieg."

Hier noch weitere Beispiele für Metaphern, die Sie je nach Kontext und Thema des Gegenübers in Ihre Gespräche einbauen können.

Thema	Metapher
Standhaftigkeit, Sicherheit Ruhe, Gelassenheit, Vertrauen	• Erfahrener Kapitän auf stürmischer See • Berge/Bäume, die Wind und Wetter trotzen • Möwen/Adler, die sich vom Wind tragen lassen
Hoffnung, Zuversicht z. B. bei Unwägbarkeiten von neuen Diagnosen, schwierigen Lebensphasen, beruflicher, privater Neuorientierung	• Frühlingsblume (Krokus, Schneeglöckchen) bricht durchs Eis • Erster kleiner, blauer Fleck am wolkenverhangenen Himmel
Periodizität, Veränderlichkeit der Dinge, natürliche Rhythmen z. B. bei beunruhigenden, wechselhaften Symptomen, Gemütszuständen	• Wellenbewegung des Meeres, Auf und Ab • Wetter, Tag-Nacht-Rhythmus • Atmung, Herzschlag
Druck ablassen z. B. bei Wut, Aggression bzw. bei Ängsten, Sorgen	• Klärende, reinigende Gewitter • Vulkanausbruch • Flut, wilder, reißender Fluss, Staudamm, der abgelassen wird
Trauerprozesse	• Verhangener Himmel, Wolken regnen sich ab

Passende Formulierungen (z. B. für Reifungs-, Regenerations-, Eingewöhnungsprozesse):

„Es gibt Zeiten … *des Wachstums und der Entwicklung wie im Frühling und Sommer* (Metapher). Und es gibt Zeiten, in denen *Dinge ruhen, reifen und sich sammeln müssen, wie im Herbst und Winter* (Metapher). Zeiten, in denen *Abwarten und Geduld* erforderlich sind."

5.1.3 Geschichten, Anekdoten

Geschichten und Anekdoten sind ebenfalls angenehm verpackte Impulse zum Umdenken und Einleiten von Veränderungsprozessen. Sie können auf den Fundus der Märchen, Heldensagen oder Legenden zurückgreifen, auf Geschichten aus der Literatur, aus Filmen oder auf selbst ausgedachte. Der Wahrheitsgehalt ist sekundär.

Selbstverständlich muss das Geschichtenerzählen in Ihr zeitliches Setting passen.

Fallbeispiel

Hartmut Huber, 62 Jahre, hat nach einem Apoplex vor 4 Wochen eine rechtsseitige Hemiplegie und lernt mühsam wieder zu gehen.

Sie können Herrn Huber Beispiele von anderen Apoplex-Patienten erzählen, die sich zwar mit Anstrengung, aber erfolgreich ihre motorischen Fähigkeiten zurückeroberten (Stellvertreter-Technik, ➤ Kap. 5.4.2). Oder Sie können mit kleinen Geschichten an die Ressourcen des Patienten andocken, indem Sie ihn z. B. an Lernprozesse aus seiner Kindheit erinnern.

Patient: „Das mit dem Laufenlernen, das wird nichts mehr. Das kann ich abhaken."
Arzt: „Herr Huber, können Sie sich noch daran erinnern, wie Sie als Kind Fahrradfahren gelernt haben? Sie waren fest entschlossen, es zu lernen. Zuerst war immer ein Elternteil an Ihrer Seite und hat Sie gestützt. Irgendwann sind Sie losgefahren. Manchmal sind Sie hingefallen, doch Sie sind eisern dran geblieben. Plötzlich hatten Sie den Dreh raus. Sie konnten alleine fahren. Irgendwann sind Sie sogar, obwohl es verboten war, freihändig gefahren. Nicht wahr? Und so wird das jetzt bestimmt auch mit dem Zurückgewinnen Ihrer Gehfähigkeit sein."

Vergleichbare Geschichten, die jeder Mensch kennt, sind das Schreiben- und Schwimmenlernen, das Erlernen einer Fremdsprache oder eines Musikinstruments. Oder später des Autofahrens.

Sie können auch eigene Lebenserfahrungen einbringen, aber nur wenn sie eine neue Botschaft enthalten (➤ Tab. 5.1).

Metaphern, Bilder, Geschichten aus der persönlichen Erlebniswelt des Gegenübers sind besonders ansprechend:
- Berufliche Erfahrungen: als organisationserprobter Chef mit „Führungsfähigkeit" oder als „erfahrener, geduldiger Tüftler" für handwerklich Tätige
- Familiäre, private Rollen: kompetente Mutterrolle als „Multitaskerin" oder „Managerin" der Kleinfamilie oder Rolle des souveränen, entspannten, lockeren Vaters/Großvaters mit Überblick
- Bilder aus der Technik: Ventile zum Druckablassen, Motor mit Schmieröl bzw. Sand im Getriebe; aus der Computerwelt: Arbeitsspeicher, Festplatte, Software
- Hobbies und Interessen: z. B. Gartenarbeit mit Säen und Ernten; Wandern mit Pausen im Grünen, Bergsteigen mit Anstrengung und Gipfelerlebnis

5.1.4 Sprichworte, Sprüche, Witze

Dieses Buch enthält eine Fülle an Sprüchen und Sprichworten, die Sie in Ihren Berufsalltag einbauen können. Einprägsame Sprichwörter, Leitsätze oder auch Witze bringen Dinge auf den Punkt. Oft sagen sie mehr als eine lange Erklärung. Zugleich stärken sie die Beziehungsebene, weil das Gegenüber sich empathisch aufgehoben fühlt.

Tab. 5.1 Das Gegenüber mit Geschichten/Anekdoten erreichen

Aussage des Gegenübers	Antwort des Arztes
Die selbstunsichere, ängstliche Patientin reagiert mit Magenschmerzen auf den Dauerstress mit dem autoritären Chef: „Wenn ich den Chef schon von weitem sehe, bekomme ich sofort Magenschmerzen."	„Kennen Sie *Harry Potter?* In dem Buch gibt es den Zauberspruch ‚Ridikkulus'. Da stellt man sich sein Gegenüber in einer total albernen Verkleidung oder lächerlichen Situation vor. Und schon ist es nur noch halb so bedrohlich. Vielleicht können Sie das mal mit Ihrem Chef ausprobieren."
Patient mit Schlafstörungen: „Ich liege nachts ständig wach und grübele über unerledigte Sachen nach, die ich tagsüber hätte entscheiden sollen. Das macht mich völlig fertig."	Eigene Geschichte mit Botschaft: „Ich kann mich manchmal auch schwer entscheiden. Soll ich zuerst die Büroarbeit erledigen oder rausgehen in die Natur? Von Zeit zu Zeit werfe ich eine Münze: Kopf für Büro und Zahl fürs Rausgehen und halte mich daran. Doch manchmal mache ich dann das Gegenteil. Wenn die Münze für ‚Schreibtisch' fällt und ich in diesem Augenblick spüre, ich möchte lieber in die Natur, dann gehe ich raus. Aber dann weiß ich ja auch, was ich will."

Sprüche und Sprichworte sind eine Schatzkammer an Weisheiten und Umdeutungen:

- „Viele Wege führen nach Rom."
- „Angst ist ein schlechter Berater."
- „Die Dosis macht das Gift."
- „Lieber ein Ende mit Schrecken als ein Schrecken ohne Ende."
- „Das Gras wächst nicht schneller, wenn man daran zieht." (afrikanisches Sprichwort)

Witze sind freche Umdeutungen, die Dinge plötzlich in einen anderen, überraschenden Zusammenhang stellen und elegant die Augen öffnen.

Cave: Achten Sie bei Witzen und Sprüchen auf das Setting und auf die Beziehungsebene zwischen Ihnen und dem Gesprächspartner. Die Tür für solche Interventionen muss offen sein („Türenmodell" ➤ Kap. 3.3). Bei geschlossenen Türen kann ein Witz oder frecher Spruch zum falschen Zeitpunkt zu Missstimmung oder zum Kontaktabbruch führen. Wenn die Beziehung zum Gegenüber vertrauensvoll und achtsam ist, können selbst Schwerstkranke und Sterbende empfänglich und dankbar für humorvolle Interventionen sein.

Oder vergewissern Sie sich im Vorfeld mit der Einleitung: „Darf ich mal was Freches, Vorwitziges sagen?"

5.2 Reframing

Eine andere Kommunikationstechnik, die mit Umdeutungen und Perspektivwechseln arbeitet, ist das sogenannte Reframing.[2]

> *„Um klar zu sehen, reicht oft ein Wechsel der Blickrichtung."*
> Antoine de Saint-Exupéry

Der Begriff „Reframing" leitet sich vom englischen Wort *frame* für Rahmen ab. Es geht darum, Dinge in einen anderen Bezugsrahmen zu stellen. Dadurch bieten Sie Ihrem Gegenüber eine neue Sichtweise auf sich selber und sein Verhalten. Oder auf andere Menschen und deren Verhalten bzw. auf bestehende Situationen. So wie eine einfache Papierzeichnung von einem schönen Bilderrahmen eingefasst plötzlich ganz anders wirkt (➤ Abb. 5.1).

Die oben vorgestellten Sprichworte, Sprüche, Witze sind ein reichhaltiger Schatz für einen reframenden Perspektivwechsel.

[2] Die Technik ist vor allem durch Virginia Satir aus der systemischen Familientherapie bekannt.

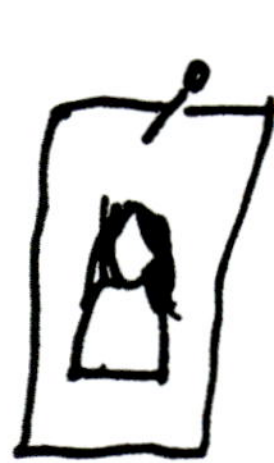
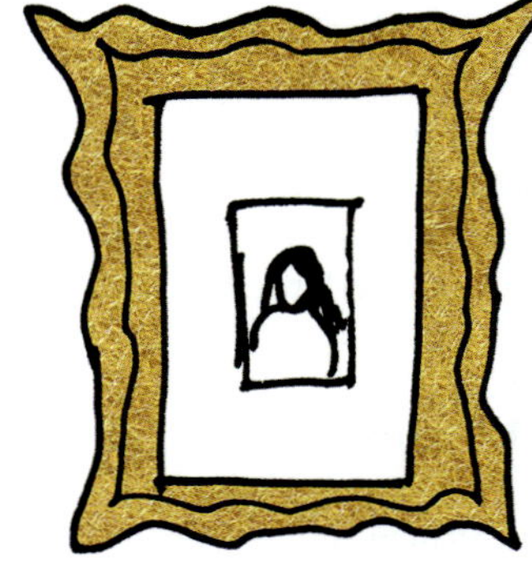

Abb. 5.1 Reframing: Dinge in einen anderen Rahmen stellen [P527]

Auch über die Umbenennung von Worten können Sie ein Reframing vornehmen.

Beispiel

Teamkommunikation: Eine Mitarbeiterin nervt, weil sie jeden Tag in der gemeinsamen Pause über eine Kollegin schimpft. Ihr Gejammer ist schwer auszuhalten. Die Mitarbeiterin ist gerade ein „Problemfall" für Sie. Was würde passieren, wenn Sie die Situation stattdessen als „Herausforderung" bezeichneten? Wenn Sie sich die Mitarbeiterin zum Übungsobjekt „reframen", um Stopp sagen zu lernen? Sie ist ab sofort kein „Problem" mehr für Sie, sondern eine „Herausforderung".

> *„Klage nicht darüber, dass Gott den Tiger geschaffen hat, sondern danke ihm dafür, dass er ihm keine Flügel gegeben hat."*
> Äthiopisches Sprichwort

Patientenbetreuung: Erinnern Sie sich an die Darmkrebspatientin (➤ Kap. 4.2.3) mit ihren starken Ängsten vor den Nebenwirkungen der bevorstehenden Chemotherapie? Nachdem sie die Behandlung als ihre persönliche „Pilgerreise" umgedeutet hatte, konnte sie entspannter mit der herausfordernden Situation umgehen. Die Chemotherapie erschien auf einmal bewältigbar. Dies ist ein klassisches Reframing.

Eigentlich lässt sich alles „reframen". Ebenso wie beim Thema Sprüche, Witze gilt es beim Reframing auf eine gute Beziehungsebene zum Gegenüber zu achten (➤ Kap. 5.1.4).

Ein **Reframing** von Mitmenschen, Verhaltensweisen, Situationen, Problemen kann Veränderungsimpulse geben:

- neues Verhalten auszuprobieren,
- einen neuen Blickwinkel einzunehmen,
- die aktuelle Situation umzudeuten (z. B. ein „Problem" als „Herausforderung" sehen).

Tab. 5.2 Übungsbeispiele zum Reframen von Aussagen

Aussage des Gegenübers	Reframing des Arztes
Patientin mit Lumbalgie nach schwerer Gartenarbeit: „Ich war so ein Idiot."	„Es gibt einen netten Spruch: *Umwege erhöhen die Ortskenntnis.* Wenn Sie vorher gewusst hätten, dass Sie so heftige Rückenschmerzen davon bekämen, hätten Sie es wahrscheinlich nicht gemacht, stimmt's? Jetzt wissen Sie für das nächste Mal mehr."
MFA/Pflegekraft: „Patient XY ist ein unerträglicher Meckerfritze."	„Den könnte man sich fast zum Vorbild nehmen, auch mal für sich einzustehen und Dinge, die einem wichtig sind, laut zu vertreten."
Ärztin über sich selbst: „ Ich habe einen Kontrollzwang."	„Mir ist Schutz und Sicherheit für meine Patienten und für mich sehr wichtig."

Zum Ausprobieren des Reframings können Sie die rechte Spalte der Tabelle verdecken und eigene Ideen notieren (➤ Tab. 5.2). Die hier aufgeführten Aussagen sind exemplarische Vorgaben. Andere Aussagen sind ebenfalls vorstellbar. **Anmerkung:** Die Vier-Schritte-Kommunikation von Marshall Rosenberg ist im übertragenen Sinne ebenfalls eine Reframing-Methode. Mit den neuen „Übersetzungsohren" können Sie hinter Kritik, Schuldzuweisungen und Klagen „ungünstig formulierte Bitten und Bedürfnisse" hören. Sie reframen die Kritik in Bedürfnisse.

FAZIT

- Durch Metaphern, Geschichten, Anekdoten, Sprüche, Reframing werden Dinge humorvoll und empathisch auf den Punkt gebracht. Indem Sie auf charmant spielerische Weise Veränderungsimpulse anbieten, steigen die Chancen, dass Ihre Ideen beim Gegenüber auf fruchtbaren Boden fallen.
- Sie stärken die Beziehungsebene: Ein humorvoller Kommentar an passender Stelle zeigt, dass Sie ein aufmerksamer, präsenter und empathischer Zuhörer sind.
- Metaphern, Bilder, Geschichten bringen mehr Lebendigkeit in Ihre Kommunikation. Ihre Kreativität und Lebensweisheiten sind gefragt und eigene Perspektivwechsel werden angeregt.
- Sie können sich mitfreuen an den Aha-Effekten („gefallener Groschen") des Gegenübers.

Transfer in den Alltag

Experimentieren Sie mit Geschichten, Bildern, Metaphern in Ihrem Umfeld. Wo erreichen Sie Menschen schneller und nachhaltiger durch spielerisch-humorvolle oder nachdenkliche Weisheiten?

Welche Sprüche, Witze, Anekdoten motivieren Sie selber? Erstellen Sie für sich eine Sammlung von Geschichten, Weisheiten, Sprichwörtern.

Trainieren Sie das Reframen: Wo können Sie fixierte Vorstellungen von Situationen oder Wahrnehmungen Ihres Gegenübers mit neuen Impulsen anstupsen und aufweichen? Und wo Ihre eigene Wahrnehmung verändern?

5.3 Ärztliche Suggestionen

LERNZIEL

- Kranksein als tranceartiger Ausnahmezustand
- Suggestive Wirkung der Worte:
  - Negative Suggestionen – Nocebo-Effekt
  - Positive Suggestionen
- Aufklärungsgespräche: „erlaubtes Verschweigen"

Worte können positive oder negative Assoziationen auslösen. Dies gilt sowohl für Gespräche mit Patienten und Angehörigen als auch für die kollegiale oder private Kommunikation.

Besondere Bedeutung haben Worte in Ausnahmezuständen.

5.3.1 Kranksein – ein tranceartiger Ausnahmezustand

Der kranke Mensch in der Klinik, Praxis oder am Unfallort sieht sich plötzlich herausgerissen aus seiner Wirklichkeit. Er ist mit starken Schmerzen, unerklärlichen Symptomen, sichtbaren Verletzungen oder düsteren Zukunftsvisionen konfrontiert. Der sonst so kompetente Mensch findet sich auf einmal in der Rolle eines Patienten wieder. Er fühlt sich hilflos und abhängig. Durch den subjektiven oder objektiven Kontrollverlust reagiert er mit Verunsicherung, Angst, Schock oder auch Wut auf die Ausnahmesituation.

Situationen mit starker emotionaler Bedeutung lösen oft tranceartige Zustände (Varga 2011) aus. Sie sind vergleichbar mit einer vom Hypnotherapeuten induzierten Trance, entstehen allerdings spontan und unfreiwillig. „*Kranksein verändert das Bewusstsein*" (Hüllemann 2013, S. 24). Dies gilt sowohl für den Patienten als auch seine Angehörigen.

Ein tragisches Beispiel für eine tranceartige Reaktion hat der Kardiologe und Friedensnobelpreisträger Bernard Lown in seinem Buch *Die verlorene Kunst des Heilens* (2004) beschrieben. Als junger Assistenzarzt erlebte er bei einer Visite, wie der Chefarzt zu einer bis dato stabilen Herzpatientin sagte: „Sie haben eine TS." (TS für Trikuspidalstenose) Nach

5

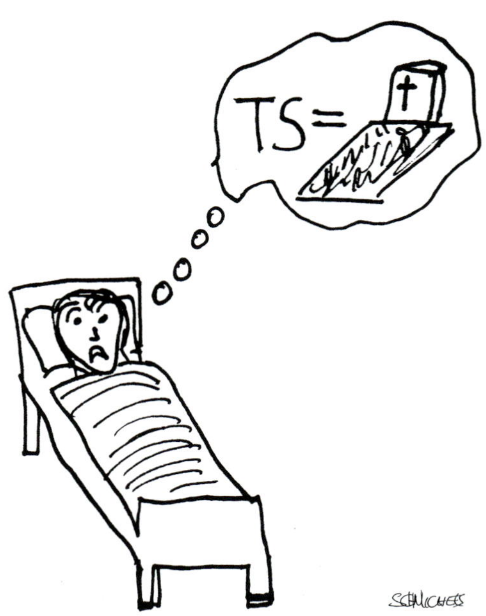

Abb. 5.2 Patientin mit Trikuspidalstenose interpretiert „TS" als Hinweis auf ihren baldigen Tod. [P527]

dieser Ankündigung hörten alle anwesenden ärztlichen Kollegen die Patientin mit ihrem Stethoskop ab. Nach der Visite blieb eine total verunsicherte Patientin zurück. Sie hatte die Abkürzung TS als „terminale Situation" interpretiert und nahm völlig verzweifelt an, ihr Ende stünde unmittelbar bevor (➤ Abb. 5.2). Trotz sofortiger Aufklärung durch Dr. Lown entwickelte die Patientin innerhalb weniger Stunden eine akute Herzinsuffizienz und verstarb an einem Lungenödem.

Die erhöhte Suggestibilität, die eingeschränkte Differenzierung des Gehörten und die wortwörtliche Interpretation – ausgelöst durch den Trancezustand der Patientin in der emotional sehr belastenden Situation – erklären ihre Reaktion und die dramatischen Konsequenzen.

5.3.2 Suggestive Wirkung verbaler und nonverbaler Kommunikation

Worte, nonverbale (Gestik, Mimik) oder paraverbale Zeichen des Arztes (Tonfall, Seufzen) haben eine stark suggestive Wirkung, insbesondere in Ausnahmesituationen.

> *„Das Wort verwundet leichter, als es heilt."*
> Goethe („Die natürliche Tochter", 1803)

Unbedachte oder warnende, aber auch mitfühlend gemeinte Worte können körperliche oder psychische Reaktionen beim Gegenüber auslösen. Ein bedrückter Tonfall des Arztes bei der Befundmitteilung, ein Seufzen oder Kopfschütteln beim Lesen der Krankenakte oder ein Heben der Augenbraue beim Blick auf das Röntgenbild können vieldeutig ausgelegt werden. Die Wirkung dieser verbalen, nonverbalen oder paraverbalen Zeichen ist umso größer, je mehr sie auf einen Patienten in einer Art Schock- oder Trancezustand treffen (➤ Abb. 5.3).

Man unterscheidet negative und positive Suggestionen.

5.3.3 Negative Suggestionen – Nocebo-Effekte

Ein Beispiel für eine negative Suggestion mit schädlicher Wirkung (Nocebo-Effekt[3]) ist der oben geschilderte Fall der Patientin mit der Trikuspidalstenose.

Nicht immer sind wir uns der Wirkung unserer Worte oder nonverbaler Zeichen bewusst. Selbst „harmlose", unbe-

[3] Vergleichbar dem Placebo-Effekt bzw. der positiven Wirkung einer unwirksamen Therapie oder einer Scheinbehandlung, bewirken negative Formulierungen eine körperliche oder seelische Verschlechterung (Nocebo-Effekt).

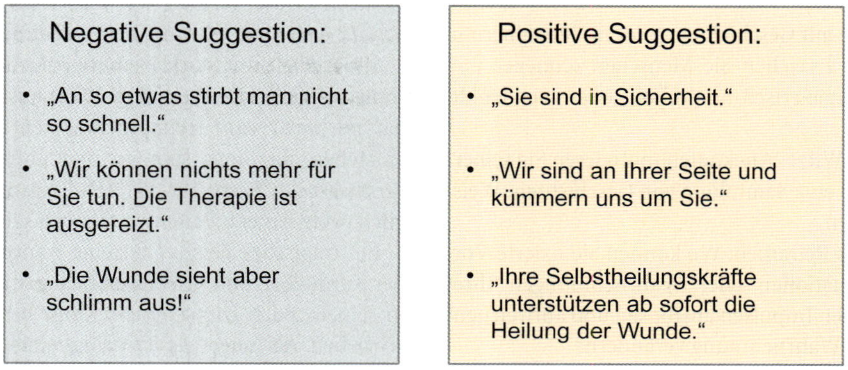

Negative Suggestion:

- „An so etwas stirbt man nicht so schnell."
- „Wir können nichts mehr für Sie tun. Die Therapie ist ausgereizt."
- „Die Wunde sieht aber schlimm aus!"

Positive Suggestion:

- „Sie sind in Sicherheit."
- „Wir sind an Ihrer Seite und kümmern uns um Sie."
- „Ihre Selbstheilungskräfte unterstützen ab sofort die Heilung der Wunde."

Abb. 5.3 Die suggestive Macht der Worte des Arztes [P527] lastete Worte[4] können unbeabsichtigte Reaktionen beim Gegenüber auslösen. Die Deutungshoheit über eine Botschaft liegt auf der Seite des Empfängers.

Ihre Autorität als Ärztin/Arzt und die Tatsache, dass Sie Ihre Gespräche häufig mit Patienten in Ausnahmesituationen führen, verleihen Ihren Worten eine besonders hohe Suggestivkraft. Aus diesem Grund lohnt es sich, eine Bewusstheit für potenziell ungünstige Worte und Gesten zu entwickeln und zu versuchen, diese möglichst zu vermeiden.

Die folgende Liste unbeabsichtigter negativer Suggestionen im klinischen Alltag ist angelehnt an Häuser, Hansen und Enck (2012):

- **Auslösen von Verunsicherung**
  „*Vielleicht* hilft dieses Medikament."
  „*Probieren* wir mal dieses Mittel aus."
- **Fachjargon**
  „Dann *schneiden* wir Sie in ganz viele dünne Scheiben." (Kernspintomografie)
  „Wir haben nach *Metastasen gesucht* – der Befund war *negativ*."
- **Doppeldeutige Worte**
  „Jetzt *schläfern* wir Sie ein, gleich ist alles *vorbei*." (Narkoseeinleitung)
  „Ich hole noch schnell etwas aus dem *Giftschrank* (Narkosemittel-Safe), dann können wir anfangen."
- **Negative Suggestionen**
  „Sie sind ein *Risikopatient*."
  „Das tut schon *immer höllisch* weh."
  „Nicht, dass Sie zum Schluss noch *gelähmt* sind."
- **Fokussierung der Aufmerksamkeit**
  „Ist Ihnen *übel*?" (Aufwachraum)
  „Rühren Sie sich, wenn Sie *Schmerzen* haben." (Aufwachraum)
- **Unwirksamkeit von Verneinungen und Verkleinerungen**
  „Sie brauchen *keine* Angst zu haben."
  „Das *blutet* jetzt mal ein bisschen."

Ein weiteres Beispiel sind eigentlich gut gemeinte, sich aber oft negativ auswirkende Ankündigungen von Punktionen, Injektionen oder Blutabnahmen. Zur Vorwarnung des Patienten verwenden Ärzte und Zahnärzte Begriffe wie „Schmerz, schlimm, Stechen, Brennen, weh tun" (Varelmann et al. 2010). Studien zeigen, dass diese Worte mit einer signifikanten Verschlechterung des Schmerzempfindens einhergehen.

Positive Suggestionen hingegen senken die Schmerzempfindung: „Wir werden Ihnen jetzt eine Lokalanästhesie geben, die den Bereich *taub* macht … , damit es für Sie *angenehm* ist" (Häuser et al. 2012 nach Varelmann et al. 2010).

[4] Als der Chefarzt von einem „Doppelblindversuch" bei einem Asthmaspray spricht, interpretiert der Patient dies so, durch das neue Präparat werde er „doppelt" blind – und lehnt es daher ab (Hüllemann 2013, S. 30).

Auch die Erwähnung von Nebenwirkungen von Medikamenten oder invasiven Eingriffen kann negativ-suggestiv wirken.

5.3.4 Sonderfall Aufklärungsgespräche

Es gibt Situationen, in denen Sie als Ärztin/Arzt Patienten aufklären müssen, z. B. bei der Verordnung neuer Medikamente oder vor geplanten operativen Eingriffen. In diesen Aufklärungsgesprächen sind Sie rechtlich verpflichtet, umfassend über potenzielle Nebenwirkungen oder Komplikationen zu informieren.

Wie schaffen Sie eine Balance zwischen Information und Nichtschädigung (Nocebo-Effekt)? Hierzu eignet sich die elegante und zugleich rechtlich abgesicherte Technik des **„erlaubten Verschweigens".**

Potenziell auftretende schwerwiegende und/oder irreversible Nebenwirkungen müssen in jedem Fall mitgeteilt werden. Doch der Patient kann selber entscheiden, ob er auch über milde oder vorübergehende Nebenwirkungen der Medikation informiert werden möchte (Häuser et al. 2012).

Hilfreiche Sätze bei Aufklärungsgesprächen

- „Eine relativ geringe Zahl von Patienten erfährt lästige, aber ungefährliche Nebenwirkungen der Behandlung. Aus der Forschung weiß man, dass Patienten, die über diese Art von Nebenwirkungen informiert werden, häufiger diese Nebenwirkungen erleben als Patienten, die nicht über diese Nebenwirkungen aufgeklärt wurden. Möchten Sie, dass ich Sie über diese Nebenwirkungen aufkläre oder nicht?" (Häuser, Hansen, Enck 2012 nach Colloca, Miller 2011)
- „In den offiziellen Mitteilungen müssen aus juristischen Gründen alle nur erdenklichen Risiken mitgeteilt werden, auch wenn es nur einen einzigen Fall in der Welt gibt. Aber unsere (meine) Erfahrungen sind sehr positiv … Für Risiken, die auftreten können, gibt es gezielte Therapien." (Hüllemann 2013, S. 99)
- „Wir können nur von guten Erfahrungen mit der Methode berichten." (Hüllemann 2013, S. 93)

Diese Herangehensweise schützt Sie und Ihre Patienten vor unangenehmen Überraschungen und Nebenwirkungen.

5.3.5 Positive Suggestionen

Noch hilfreicher und wirksamer als das Weglassen von ungünstigen Formulierungen sind positive Suggestionen.

Hilfreich ist es,

- das Bedürfnis des Patienten nach Sicherheit, Schutz und Beistand anzusprechen,
- den Blick auf bereits vorhandene Ressourcen des Patienten zu lenken (➤ Kap. 4.1).

Positive Suggestionen sind keine Manipulationen oder Einflüsterungen von unrealistischen Zielen. Das Wort Suggestion leitet sich von „suggest" ab (engl. für vorschlagen, anregen). Positive Suggestionen sind Einladungen, Vorschläge, Ideen, die das Gegenüber anstupsen, in eine heilungs- und gesundheitsförderliche Richtung zu denken. Zugleich führen sie das Gegenüber von pessimistischem Gedankenkreisen oder negativen Vorstellungen weg.

Worte mit positiver Suggestivkraft

(nach Hüllemann 2013)

- Sicherheit, Stabilität, Wohlbefinden vermittelnde Worte
  „Sie sind jetzt in Sicherheit", „Sie haben alles gut überstanden."
  „Wir sorgen jetzt für Ihr Wohlbefinden", „Sie sind stabil."
- Beistand – Hilfe
  „Hier ist immer jemand für Sie da", „Wir kümmern uns um Sie."
- Heilung – Selbstheilungskräfte – Erholung
  „Sie können sich jetzt ausruhen und entspannen."
  „Das ist schön geheilt. Der menschliche Körper verfügt über erstaunliche Selbstheilungskräfte."
- Auf positive Ziele fokussieren wie Zukunft, Rückkehr nach Hause, angenehme Tätigkeiten: „Wenn Sie nach der Operation wieder *zu Hause* sind, dann können Sie ja wieder … (angenehme Tätigkeit) machen."

Cave: Besonders suggestibel sind Patienten vor dem Schlafengehen (z. B. am Abend vor der OP) oder direkt nach einem Eingriff. Deswegen empfehlen sich gerade zu diesem Zeitpunkt positive Suggestionen.

Hier eine Übung, um negative Suggestionen in positive zu übersetzen. Sie können die rechte Spalte wieder abdecken und sich selber geeignete Formulierungen überlegen (➤ Tab. 5.3).

FAZIT

Kranksein, insbesondere in Ausnahmezuständen, gleicht einem Trancezustand. Er geht einher mit einer gesteigerten Suggestibilität, einer fokussierten Aufmerksamkeit mit erhöhtem Ich-Bezug und bildhaftem, wortwörtlichem Verstehen.
Vermeiden Sie bei kranken Menschen und ihren Angehörigen möglichst negative Suggestionen mit Nocebo-Effekt. Bei Aufklärungsgesprächen empfiehlt sich die Technik des „erlaubten Verschweigens".
Positive Suggestionen erhöhen die Schmerz-, Angst- und Krankheitstoleranz des Patienten und verbessern seine Genesungschancen. Positiv unterstützend wirkt es, das Sicherheits-, Schutz-, Kontakt- und Hilfebedürfnis des Patienten anzusprechen und seine Ressourcen aufzuzeigen.

Transfer in den Alltag

Wo erleben Sie im Kontakt mit Patienten und Angehörigen tranceartige Ausnahmezustände? Welche unterstützenden beruhigenden Worte verwenden Sie und Ihre Kollegen? Welche Gesten, para- und nonverbalen Zeichen haben sich bewährt und lösen positive Effekte aus?

Welche ungünstigen Bemerkungen rutschen Ihnen oder den Kollegen gelegentlich heraus? Welche Worte könnten Sie stattdessen verwenden?

5.4 Direkte und indirekte Kommunikation

LERNZIEL

- Unterscheidung zwischen direkter und indirekter Kommunikation
- Direkte Kommunikationstechniken
- Indirekte Kommunikationstechniken

Neben der Unterscheidung von positiven und negativen Suggestionen gibt es auch eine Unterscheidung in der Art und Weise, wie Sie Botschaften, Tipps oder Ratschläge übermitteln.

Sie können dies direkt oder indirekt („durch die Blume") tun (➤ Abb. 5.4).

Tab. 5.3 Übungsbeispiele zur Übersetzung negativer in positive Suggestionen

Ungünstige Formulierung negative Suggestion	Günstigere Formulierung positive Suggestion
„Wir *versuchen* zuerst dieses Medikament. *Vielleicht* hilft es ja in Ihrem Fall."	„Es gibt verschiedene Medikamente, die hier helfen. Wir nehmen jetzt das … hier, mit dem wir gute Erfahrungen haben."
„Wir können *nichts* mehr für Sie tun." (Herz-OP ist nicht mehr indiziert)	„Für Sie ist jetzt eine medikamentöse Therapie sinnvoller."
„Wir wollen *hoffen, dass der Befund so bleibt.*" (zu Darmkrebspatient nach der OP)	„Das Ergebnis ist sehr gut. Wir machen nun in regelmäßigen Abständen ein paar Nachuntersuchungen, um das gute Ergebnis zu sichern."
„Das hätte auch *schlimmer* ausgehen können. Hoffen wir, dass Ihr Kind sich *nicht über Nacht verschlechtert.*" (zu Eltern, die ihr Kind mit schwerem Asthmaanfall ins Krankenhaus bringen)	„Ihr Kind hat den kritischsten Zeitpunkt hinter sich. Auf der Intensivstation ist es an einem sicheren Ort." (Hüllemann 2013, S. 62) „Wie Sie bestimmt schon oft erlebt haben, haben Kinder ein erstaunliches (Entwicklungs-)Erholungspotenzial." (Hüllemann 2013, S. 61)

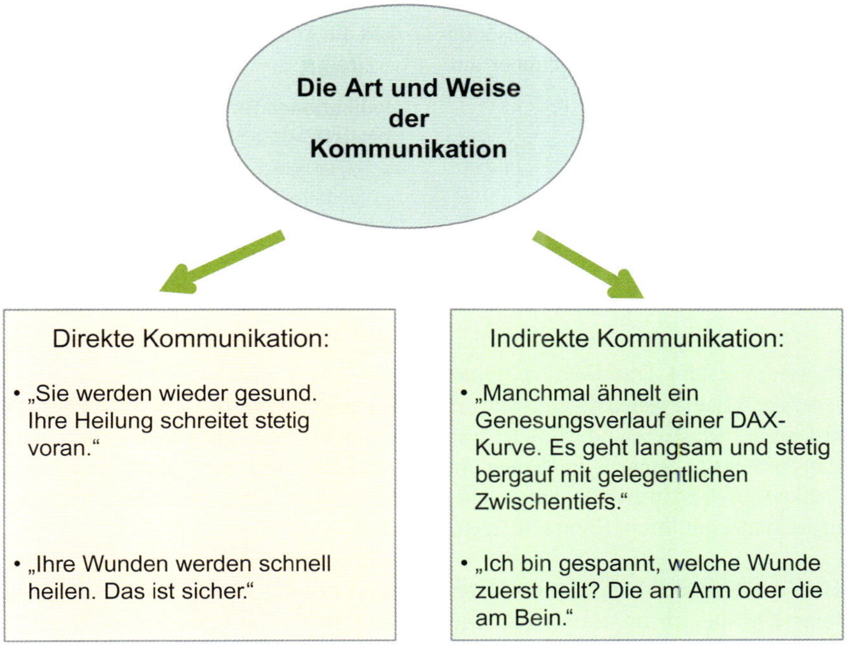

Die Art und Weise der Kommunikation

Direkte Kommunikation:

- „Sie werden wieder gesund. Ihre Heilung schreitet stetig voran."
- „Ihre Wunden werden schnell heilen. Das ist sicher."

Indirekte Kommunikation:

- „Manchmal ähnelt ein Genesungsverlauf einer DAX-Kurve. Es geht langsam und stetig bergauf mit gelegentlichen Zwischentiefs."
- „Ich bin gespannt, welche Wunde zuerst heilt? Die am Arm oder die am Bein."

Abb. 5.4 Unterscheidung von direkter und indirekter Kommunikation [P527]

5.4.1 Direkte Kommunikation

Bei der direkten Kommunikation spricht der Arzt unmittelbar an, was das Ziel oder seine Vorstellung ist. Gerade in Akut- oder Notfallsituationen ist diese Art der Kommunikation sehr sinnvoll.

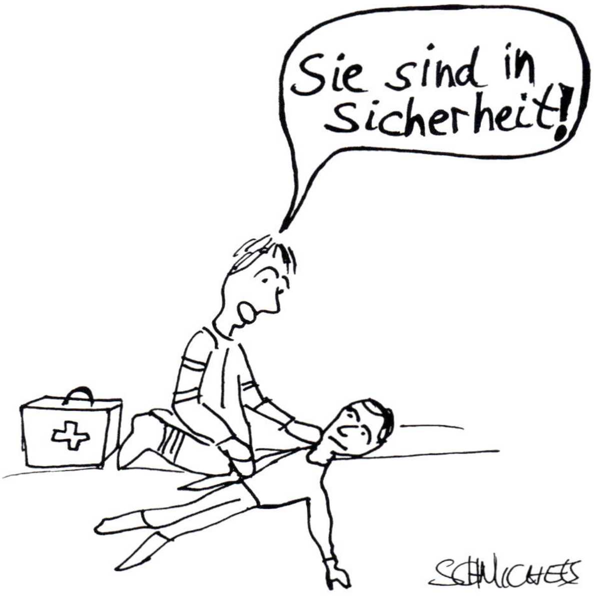

Abb. 5.5 Direkte Suggestion von Sicherheit durch den Rettungssanitäter [P527]

Im sogenannten „Kansas-Experiment" von Eric Wright verwendeten Rettungskräfte positive Suggestionen in direkter Form (Jacobs 1991). Sie wurden angewiesen, einen Patienten im Notarzteinsatz von der Öffentlichkeit abzuschirmen sowie mit ruhiger Stimme das jetzige Procedere zu schildern und ein beruhigendes standardisiertes Statement über den Status des Patienten abzugeben (➤ Abb. 5.5).

Direkte positive Suggestionen am Unfallort

„Das Schlimmste ist vorbei. Wir bringen Sie jetzt ins Krankenhaus, wo schon alles vorbereitet wird. Ihr Körper kann sich ganz auf seine Selbstheilungskräfte konzentrieren, während Sie sich jetzt ganz geborgen fühlen können. (...) Im Krankenhaus wird schon alles für Ihre optimale Versorgung hergerichtet. Wir bringen Sie so schnell und sicher wie nur möglich dorthin. Sie sind jetzt in Sicherheit. Das Schlimmste ist vorüber" (nach Hansen 2010).

Der Vergleich der geschulten Ersthelfer mit einer Kontrollgruppe ergab eine höhere Überlebensrate der Patienten beim Transport in die Klinik, eine Verkürzung der Krankenhausaufenthaltsdauer und eine schnellere Genesung des Patienten.

Dieses Experiment belegt die Wirkung von direkten positiven Suggestionen am Unfallort. Der Patient befindet sich in einem tranceartigen Zustand (➤ Kap. 5.3.1) und ist hochempfänglich für klare, direkt an ihn gerichtete Worte. Indirekte positive Suggestionen, die subtiler und unterschwelliger angeboten werden, verfehlen hier ihre Wirkung. Der Patient braucht Führung und Klarheit. Er braucht deutliche Worte, die ihm Sicherheit geben und seine Heilung fördern.

5

Auch in anderen Situationen reagieren Patienten und Angehörige positiv auf direkten Zuspruch. Dies gilt insbesondere, wenn ein ängstliches und sorgenvolles Gegenüber aufmunternden, tröstenden Zuspruch braucht.

Fallbeispiel

Frau Hanser, 78 Jahre, Zustand nach Schenkelhalsbruch, allein lebend (mit Hund) im eigenen Haushalt; Konsultation mit Stationsärztin:

Patientin: „Werde ich wieder gesund, Frau Doktor? Meinen Sie, ich kann bald wieder nach Hause gehen?"
Ärztin: „Ja klar, Frau Hanser. Selbstverständlich. Jetzt werden Sie zuerst einmal in der Reha fit gemacht und bauen Ihre Muskeln und Beweglichkeit auf. Und in zwei Monaten gehen Sie wieder wie ein junges Mädel mit Ihrem Hund spazieren."

Patienten wie Frau Hanser fühlen sich vom Arzt ermuntert und spüren dessen Zuversicht, die sich auf sie überträgt. Dies ist oft der Fall bei Patienten und Angehörigen, die ein klassisches, paternalistisches[5] Rollenverständnis haben. Der Arzt ist für sie eine natürliche Autorität mit Vertrauensvorschuss, er kennt sich aus. Der Patient fühlt sich entlastet, wenn er dem Arzt die Verantwortung für den Krankheitsverlauf und die Heilung übertragen kann.

Indikationen für direkte Kommunikation/direkte positive Suggestionen

- Menschen in Ausnahmesituationen (Notfälle, Operationen, akute Bedrohungen, Krisen oder traumatische Erlebnisse)
- Patienten (und Angehörige) mit Wunsch nach Halt, Führung, Sicherheit und Zuspruch in einem paternalistischen Arzt-Patienten-Verhältnis

5.4.2 Indirekte Kommunikation

Doch nicht immer reagieren Menschen positiv auf direkte Aussagen oder Anweisungen. Parolen wie „Sie schaffen das" oder „Machen Sie das doch mal so ..." rufen bei ihnen Widerstand hervor. In diesem Fall eröffnet sich durch die indirekte Kommunikation eine elegante Möglichkeit, den Patienten zu erreichen. Die indirekte Kommunikation präsentiert Aussagen in einer behutsamen Verpackung, transportiert Ideen in annehmbarem „Geschenkpapier". Oder die Worte sind so vage formuliert, dass das Gegenüber sie auf sich beziehen kann, aber nicht muss. So erhöhen sich die Chancen, dass die Aussagen beim Gegenüber ankommen.

Indikationen für indirekte Kommunikation/indirekte positive Suggestionen

- Zweifel, Misstrauen, Widerstand, Unmut von Patienten gegenüber Vorschlägen des Arztes
- Allgemeine Unsicherheit, Ratlosigkeit, Verzagtheit des Gesprächspartners gegenüber Veränderungen. Durch vage, diffuse, positive Suggestionen bekommt er neue Denk- und Verhaltensweisen angeboten, ohne den direkten Zwang/Druck, es umsetzen zu müssen.

Ein paar indirekte Kommunikationstechniken sind Ihnen schon vertraut. Sie können Ihre Botschaft in Bilder, Geschichten, Metaphern, Sprüche verpacken (➤ Kap. 5.1). Auf diese Weise säen Sie Samen. Manche gehen auf, manche nicht.

Abschließend lernen Sie noch weitere Techniken kennen, mit denen sich behutsam neue Ideen anbieten bzw. Veränderungsprozesse einleiten lassen.

CAVE

Die indirekte Kommunikation kann durch die subtile, indirekte Art der Formulierungen auf manchen Gesprächspartner beeinflussend oder gar manipulativ wirken.
Entscheidend ist die innere Haltung, mit der die Worte ausgesprochen werden. Es geht nicht um eine geschickt verpackte, unterschwellige Durchsetzung der eigenen Ideen und Vorschläge. Es geht um einen respektvollen Umgang mit den Zweifeln und dem Widerstand des Gesprächspartners und um Achtung vor dessen Selbstverantwortlichkeit für sein Leben und seine Entscheidungen.

Mini-Max-Techniken

Der Psychologe und Hypnotherapeut Manfred Prior hat mit seinem Buch „Die Mini-Max-Interventionen"[6] (2017) einen hilfreichen Leitfaden mit einfachen und effektiven Techniken erstellt. Von den insgesamt zwölf Techniken werden hier sieben näher beschrieben.

1. Technik: „Bisher – noch nicht"

Bei dieser Technik suggerieren Sie Ihrem Gegenüber, dass es *bisher, noch, in der Vergangenheit* ein ungünstiges Verhalten gezeigt hat, das aber veränderbar ist. Veränderbar *ab sofort* bzw. *in der Zukunft.*

[5] Der Patient wünscht sich einen Arzt, der ihn „väterlich" leitet und die Führung übernimmt.

[6] Die Bezeichnung „Mini-Max" leitet sich von minimalen Interventionen mit maximaler Wirkung her.

Verbale Suggestion von Veränderbarkeit

„In der Vergangenheit …", „bisher …", „noch nicht …" signalisiert, dass Dinge nicht fixiert, sondern veränderbar sind.

Fallbeispiel

Günther Arndt, 39 Jahre, Bankangestellter, Patient mit Adipositas, berichtet über abendliche „Fressattacken" nach einem stressigen Arbeitstag:

„Auf meinem Nachhauseweg ist eine Imbissbude. Wenn ich richtig Stress in der Arbeit hatte und diesen Imbissstand sehe, muss ich mir sofort eine Riesenportion Pommes frites mit Currywurst kaufen. Da bin ich machtlos, trotz schlechten Gewissens."

Wenn Sie die Symptome des Patienten zusammenfassen, können Sie folgende Worte einbauen.

„*In der Vergangenheit* haben Sie sich abends nach einem anstrengenden Arbeitstag auf dem Nachhauseweg eine große Portion Pommes frites mit Currywurst gekauft. *Bisher* ist es Ihnen schwergefallen, einfach an der Imbissbude vorbeizugehen.	Suggestion, dass man auch an der Imbissbude vorbeigehen könnte
Noch fällt es Ihnen schwer sich vorzustellen, wie Sie wie ein *standhafter Ritter* selbstbewusst und grinsend an der *Herausforderung* vorbeigehen	Suggestion, was der Patient stattdessen machen könnte, mit Metapher (Ritter) und Reframen des „Problems" in eine „Herausforderung"
und zu Hause *stolz und zufrieden* eine leichte Mahlzeit oder einen Salat essen."	Suggestion, wie er sich fühlen könnte, wenn er standhaft bliebe

Sie können auch verschiedene Techniken kombinieren, wie hier die „Bisher – noch nicht"-Suggestion, das Reframing des „Problems" in eine „Herausforderung" und die Metapher des standhaften Ritters.

2. Technik: Nicht-Vorschläge

Sogenannte Nicht-Vorschläge sind geeignet für Menschen, die hilfreiche Vorschläge oft mit „Ja, aber", „das kann ich nicht" oder „das funktioniert bei mir nicht" abwehren.

Fallbeispiel

Manfred Wolter, selbstständiger Versicherungsmakler (➤ Kap. 9.1.1), berichtet seiner Hausärztin über rezidivierende Kopf- und Magenschmerzen bei starker Arbeitsbelastung und ausgeprägtem Fast-Food- und Kaffeekonsum. Zu jedem hilfreichen Vorschlag der Ärztin sagt er: „Ja, aber …". Die Ärztin wendet nun Nicht-Vorschläge an:

„Im Augenblick haben Sie noch *nicht* den Freiraum gefunden, täglich eine fest eingeplante Mittagspause von dreißig Minuten einzulegen und danach zur Entspannung noch fünf Minuten um den Block zu gehen?"	Nicht-Vorschlag
„Und Sie sehen im Augenblick auch noch *nicht* die Möglichkeit, alle zwei Stunden mal eine kurze Fünf-Minuten-Pause einzurichten?"	Nicht-Vorschlag
„Es ist auch *nicht* nötig, dass nun Sie jedes Mal statt Kaffee ein Mineralwasser trinken müssen."	Nicht-Vorschlag
„Solche Veränderungen müssen ja *nicht* alle auf einmal umgesetzt werden."	Nicht-Vorschlag mit kleinen Schritten.

Nicht Vorschläge

Worte werden als Vorschlag gehört, aber durch die Verneinung nicht aufgedrängt: „Derzeit ist es für Sie *nicht* vorstellbar, dass Sie zu Ihrem Chef sagen, ich brauche Unterstützung für das Projekt XY?"

Nicht-Vorschläge relativieren die Aussage und lassen dem Gegenüber die Freiheit, den Vorschlag abzulehnen. Dennoch kommen verneinte Worte im Gehirn an. Denken Sie jetzt bitte *nicht* an einen grünen Elefanten. Sie werden trotz des „Nicht" an einen grünen Elefanten denken. Das Gehirn hört das „Nicht" nicht. Die Vorschläge an den Patienten, die Arbeitsbedingungen zu verändern, sickern trotz der Negativierung in sein Unterbewusstsein ein. Vielleicht kommt er ins Grübeln. „Hm, die Idee ist doch gar nicht so schlecht. Vielleicht könnte ich das doch mal ausprobieren."

Ergänzend kann als weitere indirekte Kommunikationstechnik ein Lösungsvorschlag gemacht und sofort wieder zurückgezogen werden.

3. Technik: Lösungsvorschlag anbieten und sofort wieder zurückziehen

Ärztin: „Herr Wolter, ich hätte da noch eine Idee, was Ihre Arbeit angeht. *Aber nein* (hält inne). *Nein, stopp, ich glaube, das ist eher doch nichts für Sie.*"

Durch diese Technik wird der Patient meist neugierig. Die Ärztin hat eine Idee und will sie ihm dann doch nicht anbieten? Das geht nicht. Jetzt will er den Vorschlag hören.

Der weitere Umgang mit einem „Ja, aber"-Patienten sowie die dazugehörige Ich-Botschaft an den Patienten entsprechend der Vier-Schritte-Kommunikation sind in Kapitel 9.1 beschrieben.

4. Technik: Heilsuggestionen, Komparative, Scheinalternativen

Durch diese Technik können Sie positive Suggestionen verstärken.

Fallbeispiel

28-jähriger Patient mit operativer Versorgung einer Fraktur des rechten Handgelenks nach Fahrradunfall. Er hat große Schürfwunden am Unterschenkel und am Unterarm; Unterhaltung bei der Arztvisite im Krankenhaus.

Arzt: „Schauen wir uns mal die *Entwicklung* Ihrer Wunden an. Ah, da sieht man ja schon vom Rand aus *erste Heilungsschritte.*" (deutet auf die Stellen)	Positive Heilsuggestion
„Es wird alles immer *besser und besser.*"	Komparativ
„Es ist schon *erstaunlich, wie der Körper es schafft, sich selbst nach heftigen Verletzungen zu regenerieren.*"	Nominalisierung, positive Heilsuggestion
„Ich bin jetzt gespannt, *was zuerst heilt?*"	Eingebettete Frage mit positiver Heilsuggestion
„Die Stellen *am Arm oder am Bein?*"	Scheinalternative mit Suggestion einer Veränderung, Heilung

In diesem Fall hat der Arzt verschiedene Techniken eingesetzt, um die Genesung des Patienten zu fördern. Als erstes positive *Heilsuggestionen,* was die Wunde angeht. Er benutzt wiederholt Worte wie Heilung, Selbstregeneration, Selbstheilungskräfte.

Die Beschreibung ist durch *Komparative* gekennzeichnet. Statt „Es sieht gut aus", sagt er: „Es wird *besser.*" Besser als was, wird nicht benannt. Hauptsache, es verbessert sich etwas. Vergleichbare Steigerungsformen sind: Die Schmerzen werden *schwächer,* die Wunden heilen *schneller,* die Bewegungen sind immer *einfacher* zu bewerkstelligen usw.

Die Suggestionen sind *in Fragen eingebettet.* „Ich frage mich, was wird zuerst heilen?" Durch die Fragen wirkt alles nicht so direktiv, als wenn direkt suggeriert würde, die Verletzungen heilten auf alle Fälle.

Am Ende verwendet der Arzt *Scheinalternativen:* Wenn Menschen zwei Vorschläge genannt bekommen, wirkt es auf sie, als könnten sie eine Auswahl treffen. Wenn beide Vorschläge jedoch in die gleiche Richtung gehen („Welche Stelle heilt zuerst? Die Wunde am Arm oder am Bein?"), gibt es keine echte Alternative. Es handelt sich um eine Scheinalternative, die suggeriert, dass auf alle Fälle etwas heilt. Nur die Reihenfolge ist noch nicht klar.

Scheinalternativen können Sie auch verwenden, um Patienten zu Lifestyleveränderungen zu motivieren (z. B. Sport zu machen, Gewicht abzunehmen, mit dem Rauchen aufzuhören, sich gesund zu ernähren): „Wollen Sie gleich morgen oder nächste Woche anfangen, Sport zu treiben?"

5. Technik: Hypothetische Fragen

Ergänzen können Sie die Technik der Scheinalternativen noch durch hypothetische Fragen („Angenommen, Sie würden …"). Dies ist insbesondere hilfreich beim Patienten-Coaching.

Sie unterstellen Ihrem Gegenüber einen tatsächlichen Veränderungswillen, egal ob es den Tatsachen entspricht oder nicht. Sie säen die Saat für ein neues Verhalten durch Verwendung des Konjunktivs:

„*Angenommen, Sie würden* ab sofort mit dem Rauchen aufhören, sodass Sie gegen das ‚Wieder-Anfangen' immun sind."	Hypothetische Frage
„*Würden Sie das eher so machen, dass Sie allen Freunden und Bekannten Ihren endgültigen Abschied vom Rauchen verkünden und Wetten abschließen, oder würden Sie eher für sich auf andere Art und Weise sicherstellen, dass Sie sich endgültig von dem Thema Rauchen verabschieden werden?*" (Prior 2017, S. 63)	Scheinalternative

Jedes Mal suggerieren Sie Ihrem Gegenüber, dass es auf alle Fälle ein neues Verhalten (Sport treiben oder mit dem Rauchen aufhören) umsetzt.

6. Technik: Nominalisierungen

Die vorletzte Technik sind die sogenannten Nominalisierungen. In diesem Fall behaupten Sie unverblümt Gemeinplätze oder Binsenweisheiten, denen das Gegenüber schwerlich widersprechen kann. Wieder geht es darum, unterschwellig Ideen oder Handlungsalternativen anzubieten.

Fallbeispiel

45-jähriger Patient mit depressiver Verstimmung und Antriebslosigkeit nach einem Arbeitsunfall mit langer Rekonvaleszenz: „Das hat doch alles keinen Sinn mehr."

Arzt: „Eine Sache ist mir in meinem langen Berufsleben aufgefallen. Augenscheinlich liegt es in der *Natur des Menschen, nicht aufzugeben* und *sich immer wieder aufzuraffen.* Wie z. B. Menschen nach einem Hurrikan, wenn alles zerstört und kaputt ist."

Der Patient hört dies, hält inne, lässt die Idee bewusst oder unbewusst auf sich wirken.

Suggeriert wird die Idee des Nicht-Aufgebens. Und gleichzeitig sind die Formulierungen so unspezifisch, allgemein und diffus gehalten, dass das Gegenüber sie für sich interpretieren, auf seine Person oder seine Lebenssituation beziehen kann.

7. Technik: Stellvertreter-Technik

Die Stellvertreter-Technik ist sehr wirksam, um Menschen ohne erhobenen Zeigefinger zu motivieren, ein ungünstiges Verhalten zu verändern.

Erinnern Sie sich an die Patientin, die das Kartoffelbeet umgegraben hat, obwohl sie unter chronischen Rückenschmerzen leidet? Statt sie als belehrender Besserwisser zu kritisieren, können Sie einen Stellvertreter sprechen lassen, z. B. eine echte oder fiktive Chefärztin: *„Meine alte Chefärztin* hätte ordentlich mit Ihnen geschimpft, wenn sie Sie hier so schmerzverzerrt sitzen sähe!“ – und dieser Stellvertreterperson dann Ihre eigene Botschaft an die Patientin in den Mund legen.

Ähnlich wie beim „Good cop – bad cop“-Spiel der Polizei können Sie die/der gute, nette, zugewandte Ärztin/Arzt bleiben, während „die alte Chefärztin“ die böse Kritikerin mit dem erhobenen Zeigefinger ist.

FAZIT

Die **direkte Kommunikation** ist für direkte positive Suggestionen geeignet, wenn es vor allem in bedrohlichen Situationen oder Notfällen darum geht, dem Gegenüber Sicherheit, Schutz, Halt, Zuspruch und Führung zu geben.

Mit **indirekten Kommunikationstechniken** können Sie auf elegante, behutsame und zugleich effektive Weise Ihr Gegenüber einladen, neue Ideen oder Handlungsvorschläge auszuprobieren. Verwenden Sie

- Bilder, Geschichten, Metaphern, Sprüche, Witze
- Formulierungen wie „in der Vergangenheit …“, „bisher …“, „noch nicht …“
- Nicht-Vorschläge, die Sie sofort wieder zurückziehen
- Heilsuggestionen, Komparative, eingebettete Fragen, Scheinalternativen
- Hypothetische Fragen wie „Angenommen, Sie …“
- Nominalisierungen (Gemeinplätze, Binsenweisheiten mit potenzieller Botschaft für das Gegenüber)
- Stellvertreter-Technik: „Meine alte Nachbarin sagte immer: Probieren geht über Studieren.“

Die Grundeinstellung bei indirekten Suggestionen ist auf das Wohl des Patienten gerichtet – unter Respektierung von dessen Eigenverantwortung. Um „Manipulationen“ zu vermeiden, ist es wichtig, auf einen guten zwischenmenschlichen Kontakt zu achten! Gegebenenfalls sind empathische Interventionen als Zwischenschritt hilfreich („connection before correction“, ➤ Kap. 3.2).

Transfer in den Alltag

Vielleicht haben Sie Lust bekommen, die eine oder andere direkte oder indirekte Kommunikationstechnik in Ihrer Arbeit auszuprobieren.

Beobachten Sie Ihre bisherige Gesprächsführung. Sicherlich verwenden Sie intuitiv schon beide Techniken. Oder Sie haben sie in der Gesprächsführung bei Kollegen bemerkt.

Sollten Sie sich mit einer indirekten Technik unwohl fühlen, weil Sie sie als manipulativ empfinden, können Sie sich jederzeit mit der Stellvertreter-Technik („Mein alter Chefarzt, mein Großvater würde jetzt sagen …“) behelfen.

LITERATUR

Bindernagel D, Krüger E, Rentel T, Winkler P. Schlüsselworte – Idiolektische Gesprächsführung in Therapie, Beratung und Coaching. 3. A. Heidelberg: Carl Auer, 2018.

Colloca L, Miller FG. The nocebo effect and its relevance for clinical practice. Psychosom Med 2011; 73: 598–603.

Häuser W, Hansen E, Enck P. Nocebo phenomena in medicine: their relevance in everyday clinical practice. Dtsch Arztebl Int 2012; 109(26): 459–465.

Hansen E. Hypnotische Kommunikation – Eine Bereicherung im Umgang mit Patienten. Hypnose-ZHH 2010; 5(1+2): 51–67.

Hüllemann KD. Patientengespräche besser gestalten. Heidelberg: Carl Auer, 2013.

Jacobs DT. Patient communication for first responders and EMS personal. Englewood Cliffs: Brady, 1991.

Lown B. Die verlorene Kunst des Heilens. 14. A. Berlin: Suhrkamp, 2004

Prior M. Die Mini-Max-Interventionen. Heidelberg: Carl Auer, 2013.

Varelmann D, Pancaro C, Cappiello EC, Camann WR. Nocebo-induced hyperalgesia during local anesthetic injection. Anesthesia Analgesia 2010: 868–870.

Varga K. Possibilities of Suggestive Communication. In: Varga (ed.). Beyond the Words. Communication and Suggestions in Medical Practise. New York: Nova Science, 2011 (pp. 3–16).

II

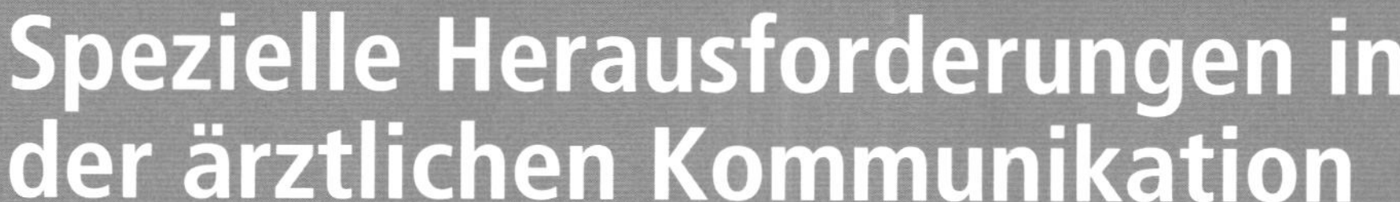

Spezielle Herausforderungen in der ärztlichen Kommunikation

KAPITEL

6 Gesprächsführung in anspruchsvollen Situationen

Im ersten Teil des Buches wurden die Grundlagen der Alltagskommunikation im ärztlichen Berufsfeld vorgestellt. Es ging dort um empathische, bedürfnis-, ressourcen- und lösungsorientierte Gesprächsführungstechniken.

Im zweiten Teil des Buches wird die Anwendung dieser Gesprächsführungstechniken in speziellen, herausfordernden Settings beschrieben.

Die Anwendungsbeispiele betreffen die Kommunikation mit Patienten und Angehörigen (➤ Kap. 7), die Teamkommunikation (➤ Kap. 8) und die innere Kommunikation des Arztes mit sich selber (➤ Kap. 9).

Den Gesprächsfokus auf das Gegenüber oder auf sich selber richten

Für alle hier vorgestellten Gesprächssettings gibt es nur zwei mögliche Fokusse (➤ Abb. 6.1, vgl. ➤ Abb. 2.3).

Sie können sich mit Verständnis-/Empathie-„Ohren" nach außen dem Gegenüber und dessen Gefühls- und Bedürfnislage zuwenden. Oder mit Verständnis-/Empathie-„Ohren" nach innen – in Form einer Ich-Botschaft – über das eigene Anliegen bzw. die eigene Befindlichkeit sprechen (➤ Kap. 2.1.4).

Mehr als diese beiden bedürfnisorientierten Reaktionsweisen gibt es nicht.

Im Gesundheitswesen und im medizinisch-sozialen Arbeitskontext ist der Gesprächsfokus meist asymmetrisch gewichtet. Der überwiegende Teil des Gesprächs wird den Anliegen des Patienten und seiner Angehörigen eingeräumt (ca. 80–90 %). Doch in einigen Situationen ist es wichtig, auch die eigene Befindlichkeit ins Gespräch einzubringen.

Woran erkennen Sie, wann Sie eine Ich-Botschaft machen sollten – statt den Fokus auf das Gegenüber zu richten?

Mit einer Ich-Botschaft das eigene Anliegen ansprechen

Indikationen für eine Ich-Botschaft

Sie können sich an Ihrer eigenen Bedürfnislage, insbesondere an Ihrer Gefühlsintensität orientieren. Immer wenn Ihre Gefühle stärker als 7 auf einer Skala von 0–10 (10 = maximale Gefühlsintensität, ➤ Kap. 3.3) sind, bedeutet es eine große Herausforderung, trotz aller Professionalität konstruktiv, wohlwollend oder gar empathisch auf das Gegenüber einzugehen.

In diesem Fall ist es sinnvoller und zielführender, zur Klärung und Entlastung der Gesprächssituation zuerst eine Ich-Botschaft zu senden.

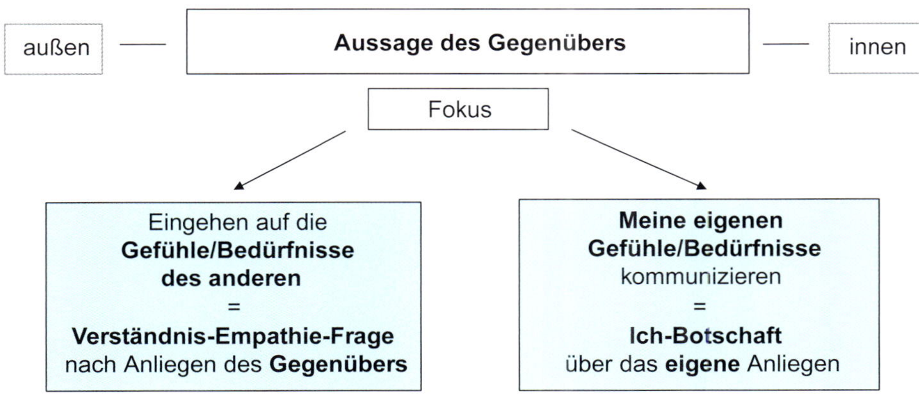

Abb. 6.1 Den Fokus auf die Gefühls-/Bedürfnislage des Gegenübers oder auf die eigene richten [P527]

Geht es Ihnen um ...?
Wenn Sie „...“ sagen, bin ich ... Mir geht es um ...

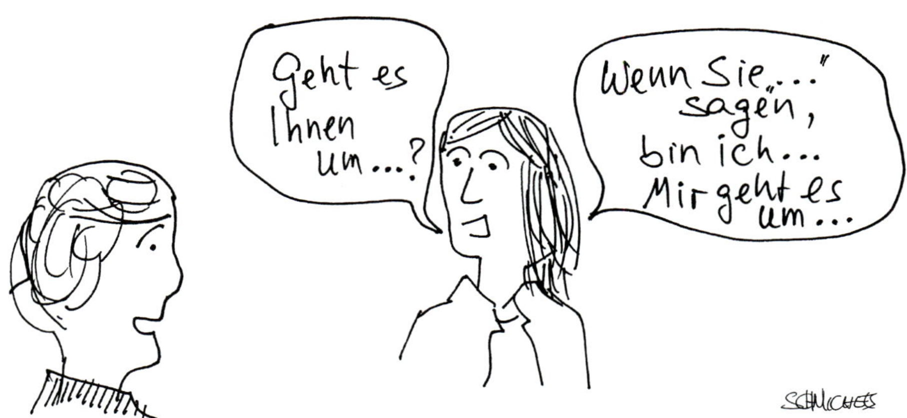

Abb. 6.2 Fokus auf den Gesprächspartner und Wechsel zu einer Ich-Botschaft [P527]

Starke eigene Gefühle, egal ob ausgesprochen oder nicht, sind im Raum und werden vom Gegenüber bewusst oder unbewusst wahrgenommen. Weggedrückte, unausgesprochene Gefühle können unterschwellig aggressiv wirken, wodurch Konflikte eher geschürt werden, als dass ihr Weglassen zu einer Deeskalation beiträgt.

Ob Sie die Ich-Botschaft laut aussprechen, hängt von der Gesprächssituation und Ihrer eigenen Befindlichkeit bzw. Bedürfnislage ab. Manchmal ist Ihnen ein möglichst stressfreier Arbeitsablauf wichtig, sodass Sie sich entscheiden, der Kritik oder den Klagen des Gegenübers bewusst keine Beachtung zu schenken und darüber hinwegzugehen. In anderen Fällen ist das persönliche Maß überschritten. Sie positionieren sich und setzen Grenzen – egal, ob es Zeit und Nerven kostet (➤ Abb. 6.2).

In diesem Teil des Buches können Sie Anwendungsbeispiele zum Umgang mit Kritik und Aggression (➤ Kap. 7.2), zum respektvollen Unterbrechen (➤ Kap. 7.3.1), zum Umgang mit „fordernden“ (➤ Kap. 7.3.2) und „non-complianten“ Patienten (➤ Kap. 7.4) lesen.

Die hier vorgestellten Kommunikationsmethoden sind dank der Einfachheit ihrer Struktur (vier Schritte, zwei Fokusse) und der Klarheit der Umsetzung auch auf alle nicht explizit erwähnten Gesprächssituationen im Arztberuf übertragbar.

KAPITEL

7 Kommunikation mit Patienten und Angehörigen

LERNZIEL

Besonderheiten und Herausforderungen in der Kommunikation mit Patienten und Angehörigen

In diesem Kapitel geht es um Themen wie den Umgang mit „schwierigen", kritischen, fordernden, unkooperativen Patienten und deren Angehörigen sowie um das Vermitteln schwerer Diagnosen.

7.1 Besonderheiten im Arzt-Patienten-Angehörigen-Setting

7.1.1 Kurzer Leitfaden für einen guten Arzt-Patienten-Kontakt

Die folgende Auflistung zeigt anhand von Studienergebnissen[1], wie sich die Beziehung zu Patienten mit wenig Aufwand positiv beeinflussen lässt.

Allgemeine Wahrnehmung des Arztes durch den Patienten:

- Sie läuft zu 55 % nonverbal (über Gestik, Mimik), zu 38 % paraverbal (über Tonfall, Lautstärke, Intonation) und zu 7 % verbal.
- Der „gute" Arzt (Langewitz 2010) ist empathisch, geht auf Emotionen ein und hört zu. Er bezieht den Patienten in Entscheidungen mit ein (Patientenzentrierung). Weitere geschätzte Kriterien sind Gründlichkeit und Kompetenz. Der Arzt informiert und koordiniert, wobei seine zeitliche Erreichbarkeit ein weniger bedeutsames Qualitätsmerkmal darstellt.

Gesprächssetting:

- Patienten empfinden einen Arzt als vertrauensvoller und kompetenter, wenn er sie im Sprechzimmer abholt, mit Namen anredet und den Namen richtig ausspricht, sich selber mit Namen und Funktion vorstellt und sich wenigstens 1 Minute hinsetzt:
  - Aus der Visitenforschung ist bekannt, dass der Patient den Kontakt zu einem sitzenden Arzt subjektiv als 1,6- bis 1,8-mal länger empfindet, im Vergleich zu einem stehenden Arzt.
  - Das Schmerzempfinden des Patienten verringert sich bei schmerzhaften Eingriffen um 1–2 Punkte, wenn der Arzt sitzt.
- Der Arzt wirkt kompetenter, wenn er das Gespräch und die Untersuchung klar strukturiert: „Heute möchte ich mit Ihnen die Themen XY besprechen. Dafür haben wir 15 Minuten Zeit. Bitte berichten Sie zuerst über Ihre spontanen Beschwerden und den Anlass für den Termin bei mir. Dann werde ich Sie genauer zu den mir wichtig erscheinenden Punkten befragen."

Gesprächstechnik:

- Ausreden lassen:
  - Patienten reden im Schnitt maximal 2 Minuten lang über ihre Beschwerden. Die wichtigsten Punkte kommen oft an 3. oder 4. Stelle. 78 % beenden ihre Schilderung dann spontan. Die durchschnittliche Redezeit betrug 92 Sekunden (Langewitz 2002).
  - Im Durchschnitt unterbricht der Arzt den Patienten nach 18 Sekunden.
- 70 % aller Diagnosen können nach der Anamnese gestellt werden. Mit zusätzlicher körperlicher Untersuchung kann die Diagnose zu 90 % gestellt werden.
- Kurze Sätze verwenden (maximal 4–13 Worte), Pausen einlegen zum Verarbeiten des Gehörten – insbesondere bei alten oder kognitiv eingeschränkten Menschen oder bei Patienten/Angehörigen mit Sprachproblemen.
- Offene Fragen wie „Was möchten Sie noch mit mir besprechen?" sind günstiger als geschlossene Fragen: „Möchten Sie noch etwas mit mir besprechen?"
- Es empfiehlt sich, die Erwartungen des Patienten an die Konsultation zu erfragen. Denn 79 % der Patienten kritisieren, dass der Arzt den Fokus zu sehr auf die Krankheit und ihre Behandlung legt und den Patienten mit seinem Umfeld zu wenig berücksichtigt.
- Die meisten Ärzte überschätzen das medizinische Verständnis ihrer Patienten. „Die gut gemeinte Frage ‚Haben Sie alles verstanden?' verschleiert die Situation eher, als dass sie Missverständnisse aufdeckt." (Rixen, Hax, Wachholz 2015, S. 2)

[1] zusammengestellt aus Rixen, Hax, Wachholz (2015), Langewitz (2015), Schweikhardt und Fritzsche (2016) mit entsprechenden Nachweisen

- Bei komplizierten Sachverhalten ist die „Blaming myself"-Technik hilfreich: „Ich drücke mich manchmal etwas kompliziert aus. Darf ich Sie jetzt kurz bitten zusammenzufassen, was Sie gerade von mir gehört haben? Damit ich sehe, ob ich mich verständlich ausgedrückt habe oder noch etwas deutlicher erklären muss."

Adhärenz/Compliance:

- Die Therapietreue steigt, wenn sich der Patient bei wichtigen Therapieentscheidungen einbezogen fühlt und mitentscheiden kann (➤ Kap. 7.4). Begründungen von Entscheidungen oder Vorschlägen erhöhen die Adhärenz/Compliance, selbst wenn sie banal sind („Ich verschreibe Ihnen …, weil …").
- Die wichtigste Kraft für das Umsetzen von Gesundheitsmaßnahmen ist das Selbstvertrauen des Patienten, die bestehenden Schwierigkeiten aus eigener Kraft lösen zu können – im Sinne von Selbstwirksamkeitserleben und Self-Empowerment. Dadurch nimmt er sich als Gestalter seines eigenen Lebens, seiner Gesundheit oder Erkrankung wahr statt als machtlos seiner Krankheit oder Schicksalsschlägen ausgeliefertes Opfer (➤ Kap. 4).
- Die Nachfrage nach der subjektiven Krankheitstheorie des Patienten fördert die Therapietreue. Wenn ein Patient den Eindruck hat, die Erkrankung könne mit seinem Lebensstil zusammenhängen, ist er therapietreuer, als wenn er die Krankheit für schicksalhaft hält.

LITERATUR

Rixen D, Hax PM, Wachholz M. Das Arzt-Patienten-Gespräch. Berlin: De Gruyter, 2015.

Langewitz W. Up-Date Kommunikation. medArt Basel 10. Powerpointpräsentation, Basel, 2010.

Langewitz W. Kommunikation im medizinischen Alltag. Leitfaden. Düsseldorf: Ärztekammer Nordrhein, 2015.

Langewitz WA et al. Spontaneous talking time at start of consultation in outpatient clinic: cohort study. Brit Med J 2002; 325: 682–683.

Schweikhardt A, Fritzsche K. Kursbuch ärztliche Kommunikation. 3. erw. A. Köln: Deutscher Ärzteverlag, 2016.

7.1.2 Bedürfnisorientierter Blick

Wenn Sie einen bedürfnisorientierten Blick auf Ihren Gesprächspartner haben, ist es leichter, empathisch und effizient auf ihn einzugehen und konstruktive Lösungen zu finden (➤ Kap. 2 und ➤ Kap. 3).

Die Bedürfnisse von Patienten und Angehörigen sind ähnlich wie Ihre eigenen als Ärztin/Arzt, können aber je nach Situation unterschiedlich gewichtet und kombiniert sein (➤ Tab. 7.1). Worin sich beide Personengruppen unterscheiden, sind vor allem die Wege (Strategien), wie sie sich die Bedürfnisse erfüllen (vgl. „fordernde" Patienten, ➤ Kap. 7.3.2).

Grundsätzlich ist die innere Haltung bei den hier vorgestellten Kommunikationsmethoden eine respektvolle Begegnung auf Augenhöhe (vgl. Partizipative Entscheidungsfindung ➤ Kap. 7.4.5): Es begegnen sich der Patient als „Experte" für das Kranksein und der Arzt als „Experte" für die Krankheit (Schweikhardt 2016, S. XI, nach Tucket et al. 1985). Der Patient wird als Mensch mit Kompetenzen, Ressourcen, Selbstverantwortung, Würde und Autonomie gesehen – trotz seines teilweise eingeschränkten körperlichen und seelisch-geistigen Zustands.

Tab. 7.1 Bedürfnisse von Patienten/Angehörigen und des Arztes

Patienten und/oder Angehörige	Arzt
Gesundheit, körperliche Unversehrtheit, Sicherheit	Sicherheit und Schutz für „schutzbefohlene" Patienten Beitrag leisten zur Gesundwerdung, -erhaltung, Krankheitsbegleitung (juristische) Sicherheit für sich selber
Hilfe, Unterstützung, Führung, Begleitung	Kooperation, Unterstützung, Zusammenarbeit
Information, Klarheit, Transparenz, Orientierung, Struktur	Information, Orientierung, Klarheit
Verständnis, Empathie, Mitgefühl, gehört und gehalten werden (holding) mit seiner Stimmung/Sichtweise	Verständnis, Empathie
Respekt, respektvolles Miteinander, Wertschätzung, Vertrauen	Respekt, respektvolles Miteinander, Wertschätzung, Vertrauen
Selbstbestimmung, Selbstwirksamkeit, Autonomie, Teilhabe	Selbstbestimmung, Struktur, Regeln
Sinn, Wirksamkeit/Effizienz	Sinn, Effizienz, Effektivität

FAZIT

Ein guter Kontakt zu Patienten und Angehörigen ist die Basis für eine gute Zusammenarbeit und effiziente Tätigkeit des Arztes.
Unter Berücksichtigung von ein paar Spielregeln lassen sich das Gesprächssetting und die Gewichtung der Gesprächsinhalte im Arzt-Patienten-Angehörigen-Kontakt positiv gestalten.
Die Liste der Bedürfnisse zeigt, dass die beteiligten Personen oft die gleichen Bedürfnisse haben. Sie setzen jedoch oft andere Prioritäten und wählen unterschiedliche (Umsetzungs-)Strategien, um sich diese Bedürfnisse zu erfüllen.

7.2 Umgang mit Kritik und Aggression

LERNZIEL

- Vorwürfe als ungünstig ausgedrückte Anliegen verstehen
- Stufenmodell für den Umgang mit Kritik und Aggression
- Bitte um Feedback
- „Erste Hilfe" bei überraschender Kritik bzw. „Killerphrasen"
- Mentale Vorbereitung auf herausfordernde Gespräche

Der Umgang mit Kritik und Aggression ist ein häufiges Thema im ärztlichen Berufsalltag:

Patienten und ihre Angehörigen kritisieren Wartezeiten, Behandlungsverläufe, fehlende Aufklärung und Beratung. Teamkollegen und Mitarbeiter beschweren sich über eine unzureichende Zusammenarbeit, mangelnde Absprachen, verzögerte Tagesabläufe. Vorgesetzte kritisieren ein unzureichendes Engagement, verzögerte Handlungsabläufe oder formale Fehler.

Vorwürfe können sachlich vorgetragen werden oder provokativ, verbal oder nonverbal, sie können berechtigt oder unberechtigt sein.

Hinter Kritik und Aggression stehen oft Ängste, Sorgen, Hilflosigkeit, Ohnmacht und mehr oder weniger schwer aushaltbare Notlagen (objektiv oder subjektiv). Durch die aggressiv oder wütend vorgebrachte Gefühlsäußerung erreicht der Gesprächspartner jedoch oft eher Abwehr als Zuwendung.

Steigen wir exemplarisch für den Umgang mit Kritik und Aggression mit einem Beispiel zum Thema Wartezeiten ein.

Günther Tischler, ein 58-jähriger Patient mit akuter Gastritis, hat eine Stunde im Wartezimmer gewartet. Als er ins Sprechzimmer geholt wird, sagt er: „Na endlich. Ich sitze hier schon seit Stunden. Glauben Sie, ich sitze hier zum Spaß?"

Mit dem bedürfnisorientierten Fokus auf die Situation hören Sie die unerfüllten Bedürfnisse des Patienten hinter seiner Kritik.

7.2.1 Drei Schwierigkeitsgrade

Es gibt verschiedene Schwierigkeitsgrade im Umgang mit Kritik und Aggression (➤ Kap. 3.3 und ➤ Kap. 3.4), abhängig vom Füllungsstand der Bedürfnistanks beider Gesprächspartner. Je leerer der Tank des Gegenübers ist, desto mehr braucht es zunächst Verständnis und Empathie, bevor Sie Lösungs- oder Verbesserungsvorschläge anbringen können („connection before correction", ➤ Kap. 3.2).

Im Fall von Kritik stellt sich jedoch die Frage, wie voll in diesem Augenblick Ihr eigener Bedürfnistank (grün, gelb oder rot) ist. Und ob es Ihnen überhaupt möglich ist, empathisch und verständnisvoll auf das Gegenüber einzugehen.

Das hier vorgestellte Modell zeigt Ihnen, wie Sie auf die unterschiedlichen Schwierigkeitsgrade von Kritik reagieren können. Bei eigenen starken Gefühlen (Bedürfnistank rot oder gelb) ist es empfehlenswert, zuerst mit einer kurzen Ich-Botschaft die eigene Gefühls- und Bedürfnislage in der Situation anzusprechen.

Die dazugehörigen Gesprächsführungstechniken und das „Türenmodell" können Sie unter Empathische Kommunikation (➤ Kap. 3) nachlesen.

LEITSÄTZE

„Hinter einschüchternden Aussagen stehen ganz einfach Menschen, die an uns appelieren auf ihre Bedürfnisse einzugehen."
„Connection before correction"
„Wenn wir unsere Bedürfnisse nicht ernst nehmen, dann tun es andere auch nicht."
Marshall Rosenberg

Schwierigkeitsstufe 1

Das Gegenüber formuliert einen Vorwurf. Sie bleiben entspannt, denn Ihr eigener Bedürfnistank ist voll (grün, ➤ Abb. 7.1). Sie können sich dem Patienten zuwenden und dessen subjektive Wahrnehmung der Wartesituation würdigen und anerkennen. Trotz des Vorwurfs können Sie konstruktiv und professionell auf das Gegenüber eingehen.

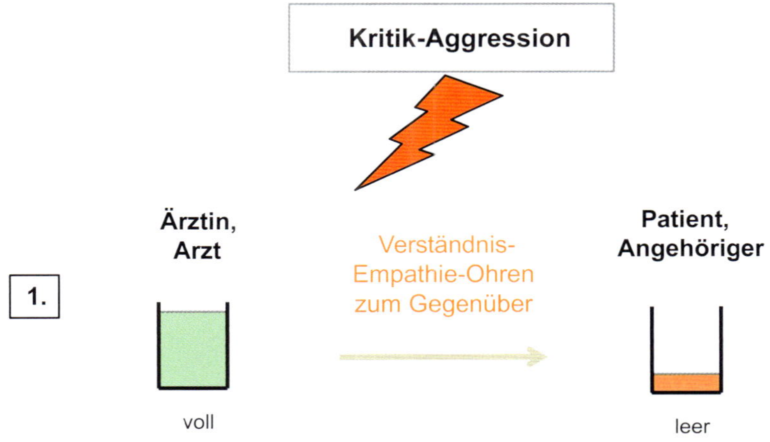

Abb. 7.1 Schwierigkeitsstufe 1: Verständnis-/Empathie-„Ohren" zum Gegenüber gerichtet (Patient/Angehöriger) [P527]

7

Dialog	Kommentar
Patient: „Na, endlich komme ich dran. Ich sitze hier schon seit Stunden."	Starke Emotion > 6 Tür zu (➤ Abb. 7.1, leerer Tank)
Arzt: „Herr Tischler, bitte kommen Sie erst einmal herein. Nehmen Sie Platz."	Das persönliche Abholen, die Anrede mit dem Namen und die Einladung, sich zu setzen, haben eine beruhigende Wirkung. Gegebenenfalls kann der Patient auch mit einer kurzen, leichten Berührung an der Schulter zum Platz geleitet werden.
Patient: „Glauben Sie, ich sitze hier zum Spaß?"	
Arzt: „Sie mussten heute fast eine Stunde warten, stimmt's? Das tut mir leid."	Paraphrasieren der Auslösesituation, Äußerung des Bedauerns, keine Rechtfertigung (➤ Abb. 7.1, voller Tank)
Patient: „So können Sie doch nicht mit Menschen umgehen."	
Arzt: „Sie sind gerade ziemlich *unter Druck?* Wird es knapp mit einem späteren Termin?"	Benennen des *Gefühls* und Paraphrasieren einer potenziellen Drucksituation
Patient: „Äh, nein. Aber ich finde es nicht in Ordnung, dass man bei Ihnen immer so lange rumsitzt."	Kurzes Einlenken, Tür kurz etwas geöffnet (Tür gelb). Der Patient möchte aber noch weiter mit seinem Ärger gehört werden.
Arzt: „*Ärgert* es Sie, dass Sie trotz eines ausgemachten Termins warten mussten? Geht es Ihnen um einen *respektvollen Umgang* mit Ihnen und Ihrer Zeit?"	Der Arzt bleibt entspannt, entscheidet sich, keine Kritik zu hören. Benennung des *Gefühls* und *unerfüllten Bedürfnisses* Leitsatz „Connection before correction"
Patient (hält inne): „Äh, ja, schon. Ich habe ja schließlich auch was zu tun."	Tür öffnet sich (ist halb offen, gelb-grün). Wenn das darunterliegende Bedürfnis angesprochen ist, ist das Gegenüber u. U. überrascht (fast sogar unangenehm/peinlich berührt), dass es so schnell gehört wurde. Der Arzt kann jetzt nach dem Grund der Konsultation fragen.
Arzt: „Ja, klar. Tut mir wirklich leid mit der Verspätung. Jetzt zu Ihnen. Was führt Sie zu mir in die Praxis? Was haben Sie auf dem Herzen?"	Die Frage „Was haben Sie auf dem Herzen?" ist oft hilfreich, weil sich das Gegenüber darauf fokussieren kann, worum es ihm wirklich geht – jenseits der geäußerten Kritik.
Patient: „Seit einer Woche habe ich massive Magenschmerzen. Und seit gestern auch noch blutige Durchfälle."	

Schwierigkeitsstufe 2

Wenn die Kritik des Patienten trotz des vom Arzt gezeigten Verständnisses anhält, wird die Gesprächsführung anspruchsvoller. Der sonst professionell agierende Arzt entwickelt nun selber Gefühle wie Ärger, Unmut, Genervtsein. Da sein eigener Bedürfnistank gelb ist (➤ Abb. 7.2), fällt ein empathisches Eingehen auf das Gegenüber schwer.

Dialog	Kommentar
Herr Tischler: „Ich finde, Ihre Praxisorganisation ist wirklich nicht die beste. Da sollten Sie dringend etwas daran verbessern."	
Dr. Neumann: „Okay!? Bitte sagen Sie mir jetzt, was Sie herführt."	Der Arzt ist irritiert. (➤ Abb. 7.2, Tank halb voll)
Patient: „Das mit den Wartezeiten ist mir schon oft bei Ihnen aufgefallen."	
Arzt (irritiert): „Herr Tischler, ich bin jetzt *irritiert*. Ich habe gerade gesagt, dass es mir leid tut wegen der heutigen Verspätung, und Sie reden weiter über Wartezeiten und Praxisorganisation. Heute ist viel los in meiner Praxis. Ich habe *Druck,* allen Patienten im Wartezimmer *gerecht zu werden.* Ich möchte Sie jetzt gerne *medizinisch unterstützen.* Deswegen bitte ich Sie jetzt, mir zu *sagen,* was Sie heute hierhergeführt hat und was ich konkret für Sie tun kann?"	Der Ärgerpegel des Arztes ist gestiegen. Zur Selbstentlastung formuliert er eine Ich-Botschaft (➤ Abb. 7.2). *Gefühl,* *beobachtende Zusammenfassung des vorher Gesagten, Beschreibung der Ausgangslage* *Gefühl,* Bedürfnisse nach *Gerechtigkeit, sinnvollen Beitrag leisten wollen (Effizienz* und *Orientierung)* *Konkrete Bitte,* auf die Sachebene zu gehen
Patient (widerwillig, aber einlenkend): „Ja, ja. Schon gut. Aber das mit der Praxisorganisation sollten Sie sich trotzdem mal überlegen."	
Arzt: „Das mit der Praxisorganisation scheint Ihnen ja heute richtig am Herzen zu liegen."	Arzt wieder entspannter nach Ich-Botschaft (Tank gelb) Empathisches Paraphrasieren der Patientenaussage (➤ Abb. 7.2) Leitsatz: „Verstehen heißt nicht Einverstandensein"
Patient: „Äh, ja, nein. Also ich bin hier, weil ich seit einer Woche massive Magenschmerzen habe ..."	

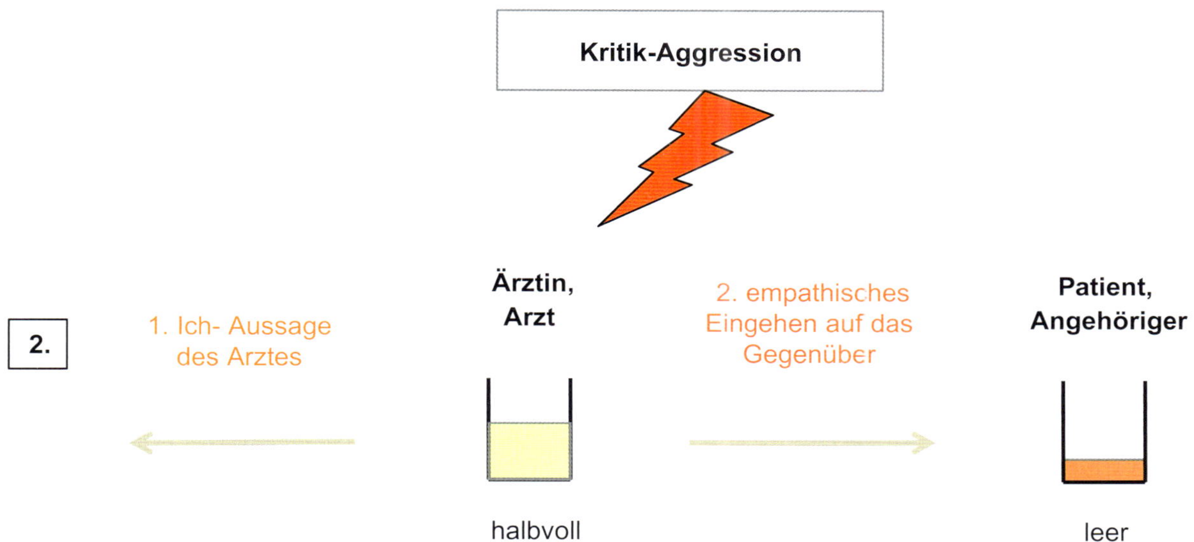

Abb. 7.2 Schwierigkeitsstufe 2: Wechsel zwischen Ich-Aussage und Verständnis-Ohren [P527]

Erläuterung: Mit dem Formulieren einer Ich-Botschaft (➤ Abb. 7.2, Pfeil 1) entlastet sich Dr. Neumann von seinem eigenen Druck, der sich durch die kritisierende Aussage des Patienten aufbaut. Im Anschluss kann er wieder entspannter auf den Patienten eingehen (➤ Abb. 7.2, Pfeil 2) und die kritische Aussage paraphrasieren. Je nach Reaktion von Herrn Tischler kann er im weiteren Verlauf zwischen Verständnis für den Patienten oder einer erneuten Ich-Aussage wechseln.

Schwierigkeitsstufe 3: deutliche Ich-Botschaft des Arztes

Herr Tischler bleibt bei seiner Kritik. Trotz des Eingehens auf seine Anliegen und Emotionen und der klärend angebotenen Ich-Botschaft des Arztes verharrt der Patient in einer aggressiven, provokanten Stimmung. Sein darunterliegendes Bedürfnis ist nicht eruierbar, der Zugang bzw. die Tür zu ihm ist verschlossen. Mittlerweile ist auch der Bedürfnistank des Arztes für Verständnis und wohlwollenden Umgang mit dem Patienten leer (➤ Abb. 7.3) und die Bereitschaft zu empathischen Interventionen deutlich reduziert (Pattsituation, ➤ Kap. 3.4).

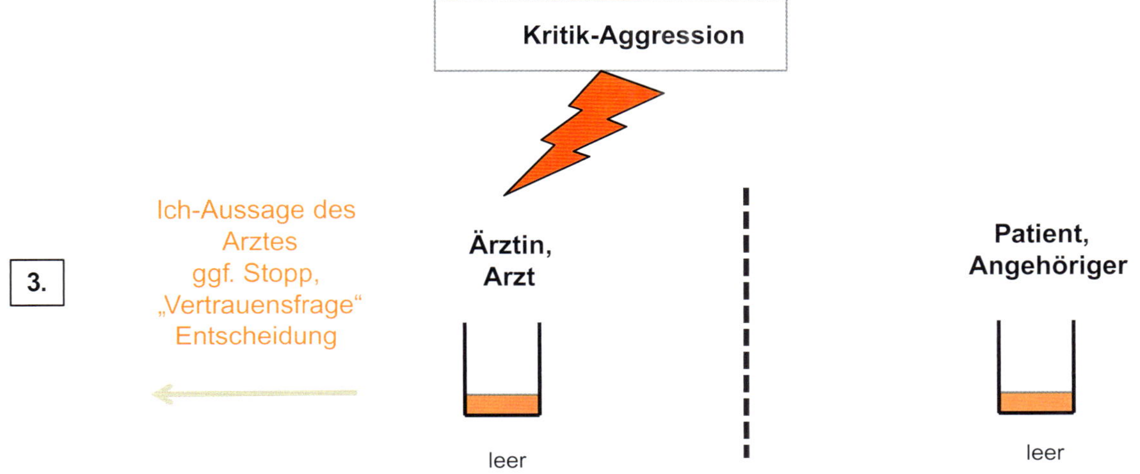

Abb. 7.3 Schwierigkeitsstufe 3: Ich-Aussage des Arztes, ggf. Stopp signalisieren bzw. „Vertrauensfrage" stellen [P527]

Dialog	Kommentar
Herr Tischler fährt fort: „Wenn ich meine Kunden so warten ließe wie Sie, gäbe es mein Unternehmen nicht mehr. Aber Ärzte glauben ja, sie bräuchten so etwas wie Unternehmensoptimierung nicht."	
Dr. Neumann (perplex): „Herr Tischler. Ich bin jetzt echt *sprachlos.* Und auch *sauer.* Mir geht es hier in unserem Kontakt um ein *konstruktives Miteinander.* Ich habe Sie zweimal gefragt, was Sie medizinisch hierherführt, und Sie reden über Wartezeiten, die Praxisstruktur und Unternehmensoptimierung.	Sein Tank für verständnisvolles Eingehen auf den Patienten ist leer (➤ Abb. 7.3, Tank leer). *Gefühle* des Arztes Bedürfnis nach *Kooperation, gegenseitiger Unterstützung, Effizienz*
Ich bitte Sie jetzt, Aussagen über die Praxisstruktur und -organisation wegzulassen und mir konkret zu sagen, was Sie hierherführt. Und welche Art von Hilfe Sie sich von mir wünschen?"	*Beobachtende Beschreibung der Ausgangslage* *Konkrete Bitte,* auf die Sachebene zu gehen
Herr Tischler: „Ja, ja, schon gut. Man wird ja wohl noch sagen dürfen, was man denkt. (widerwillig, aber gestoppt) Ich habe seit einer Woche massive Magenschmerzen …"	

Erläuterung: Dr. Neumanns Bedürfnistank ist leer. Seine Bereitschaft, sich der Gefühls- und Bedürfnislage des Patienten zuzuwenden, ist auf ein Minimum reduziert. Der Arzt spricht klar aus, welche Bedürfnisse bei ihm selber gerade nicht erfüllt sind. Er äußert keine Kritik am Patienten, sondern spricht über seinen Wunsch nach Klarheit und Orientierung. Gleichzeitig gibt er Spielregeln für einen respektvollen Umgang miteinander vor (keine Äußerung zur Praxisorganisation).

Beziehungsebene klären („Vertrauensfrage" stellen)

Falls die Ich-Aussage des Arztes immer noch keine Veränderung beim Patienten bewirkt und es in der Vorgeschichte ähnliche Episoden gab, ist es hilfreich, die Beziehungsebene zwischen Arzt und Patient anzusprechen, d. h. von den Sachinhalten auf die Metaebene der Kommunikation zu gehen. Auf der Metaebene wird über die Beziehungsebene und die Art und Weise der Kommunikation der Gesprächspartner gesprochen und nicht mehr über die konkreten Inhalte.

Arzt: „Herr Tischler, ich möchte jetzt etwas ansprechen, was mir in unserem Kontakt aufgefallen ist.	*Einleitung*
Im letzten Dreivierteljahr äußerten Sie sich bei jedem Termin unzufrieden, was die Wartezeiten, die Medikation, die Verordnung der Therapien und heute die Praxisorganisation anging.	*Beobachtende Beschreibung der Ausgangslage inkl. Vorgeschichte*
Mir ist gerade *unklar,* wie ich unser Arzt-Patienten-Verhältnis einschätzen soll. Für mich sind *Vertrauen* und ein *respektvolles Miteinander* die Basis einer guten *Zusammenarbeit.*	*Gefühl* *Bedürfnisse*
Jetzt möchte ich gerne von Ihnen wissen, wie Sie unsere derzeitige Zusammenarbeit einschätzen und wie Sie sich unser weiteres Miteinander vorstellen? Könnten Sie mir dazu bitte etwas sagen?"	*Bitte* um eine ehrliche Einschätzung der weiteren Zusammenarbeit

Erläuterung: Dr. Neumann spricht mit einer deutlichen Ich-Botschaft grundsätzlich das Arzt-Patienten-Verhältnis an und bittet den Patienten, auch seine eigene Wahrnehmung einzubringen. Daran kann sich der Patient orientieren und ggf. entscheiden, ob der Arzt-Patienten-Kontakt weiter für ihn stimmig ist.

Wenn Sie sich nicht trauen, die Beziehungsebene direkt anzusprechen, können Sie auf die „Stellvertreter-Technik" zurückgreifen (➤ Kap. 5.4.2):

„Herr Tischler, eine Kollegin von mir fragt immer, wenn sie unsicher über das Arzt-Patienten-Verhältnis ist, wie der Patient dies sieht und sich die weitere Zusammenarbeit vorstellt. Das möchte ich Sie nun auch fragen: Wie sehen Sie das mit unserer zukünftigen Zusammenarbeit?"

Entscheidung treffen

Wenn Sie an Ihrer eigenen wiederholt aufgebrachten Stimmung merken, dass der Kontakt mit dem Patienten für Sie selber nicht mehr vertrauensvoll und stimmig ist, können Sie sich auch entscheiden, den Patienten zu bitten, sich an einen anderen Arzt zu wenden.

Herr Tischler: „Jetzt seien Sie doch mal nicht so empfindlich. Sie vertragen wohl keine Kritik."	
Dr. Neumann: „Herr Tischler, wenn ich jetzt von Ihnen höre, ich solle nicht so empfindlich sein, dann bin ich wirklich *sauer.* Ich hatte nach einer Rückmeldung zu unserem Kontakt gefragt, weil mir ein *wohlwollendes und respektvolles Miteinander* mit meinen Patienten wichtig ist.	*Beschreibung der Ausgangslage* *Gefühl* *Unerfülltes Bedürfnis* (Tank des Arztes leer)
Und nach Ihrer Antwort merke ich, dass für mich der Kontakt in der jetzigen Form nicht mehr stimmt. Deswegen möchte ich Sie bitten, sich ab sofort an einen anderen Hausarzt zu wenden."	*Entscheidung*

7

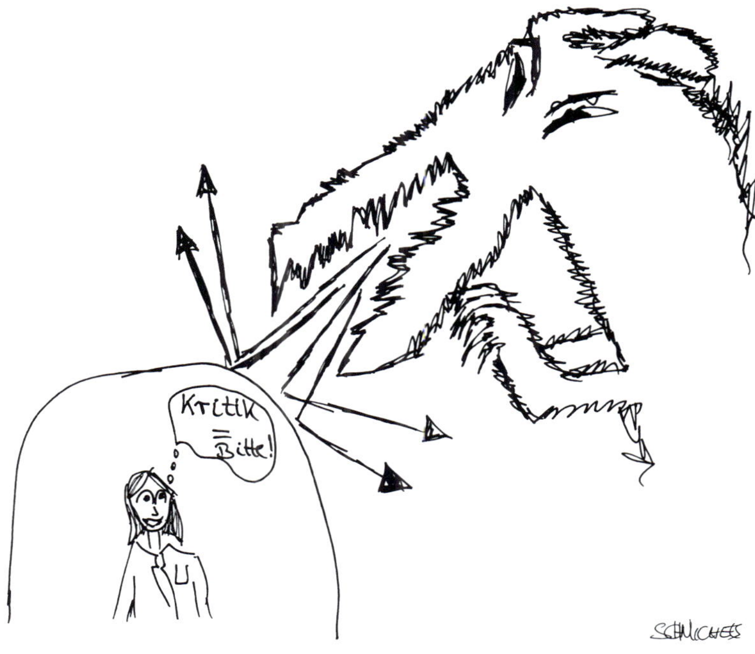

Abb. 7.4 Schutzglocke gegen Kritik [P527]

Bitte um Feedback

Um diese Entscheidung etwas weicher klingen zu lassen, können Sie ggf. um ein Feedback (➤ Kap. 9.2.1) bitten: „Wie ist das für Sie, wenn Sie das gerade von mir hören?"
Damit beziehen Sie Ihren Gesprächspartner noch einmal ein und geben ihm eine (letzte) Chance, sich auf Sie und Ihre Anliegen einzulassen.

7.2.2 Stopps setzen

Sind für Sie klare Grenzen eines respektvollen Miteinanders überschritten (ein Patient oder Angehöriger wird verbal ausfallend oder körperlich aggressiv), können Sie über nonverbale und verbale Interventionen Stopps setzen.

Auf der nonverbalen Ebene setzen Sie Stopps, indem Sie sich leicht vorbeugen oder aufstehen und das Gegenüber fest in den Blick nehmen. Sprechen Sie es mit Namen an und beenden Sie das Gespräch mit klaren Worten (Oboth, Seils 2005).

Verbal Stopps setzen

1. Verbindlichere Variante

„Herr/Frau …
Sie sind gerade sehr aufgebracht. Und ich ebenfalls. Wir beide möchten hier mit unseren Anliegen gesehen und gehört werden. Doch im Augenblick funktioniert das nicht (oder: Wenn wir hier weitermachen, führt das zu einer Eskalation). Deswegen beende ich (beenden wir) jetzt an dieser Stelle das Gespräch und wir setzen es zu einem späteren Zeitpunkt fort, wenn sich die Dinge wieder beruhigt haben. Einverstanden?"

2. Klare Entscheidung

„Halt, stopp! Herr/Frau …, Sie sagten gerade … (Zitat)
Es reicht! Bis hierher.
Ich beende hiermit unser Gespräch.
Verlassen Sie (bitte) jetzt mein Arztzimmer/meine Praxis/die Klinik."[2]

7.2.3 Erste Hilfe bei „Killerphrasen"

Manchmal kommen Vorwürfe aus heiterem Himmel. Ihre konkrete Botschaft oder der Bezug zur Sach- und Faktenlage ist unklar. Aussagen wie „Das ist hier aber ein Saftladen!" oder „Sind Sie überhaupt Arzt?" sind sogenannte „Totschlagargumente" oder „Killerphrasen". Sie erfüllen keinen konstruktiven, sachlich-klärenden Zweck, sondern dienen vornehmlich der Herabsetzung, Abwehr oder Ablehnung einer Person.

Hier können Sie folgende Erste-Hilfe-Maßnahmen ergreifen:

- sich unter eine Art Schutzglocke (➤ Abb. 7.4) mit „Abperlmodus" begeben und den Vorwurf als „ungünstig formulierte" Bitte abperlen lassen und
- mit einer Ich-Botschaft Ihre Sprachlosigkeit, Ihr Erstaunen oder Ihr Erschrecken ausdrücken.

[2] ggf. Sicherheitsdienst oder Polizei rufen

Erste-Hilfe-(Kommunikations-)Tipps

Wenn Sie sprachlos, perplex oder erschrocken sind, reden Sie als erstes über Ihre Sprachlosigkeit, Ihr Erschrecken und Ihr Erstaunen. Dann sind Sie schon nicht mehr sprachlos!
Eine häufig passende Standardformulierung als Reaktion auf Killerphrasen lautet:

- „Sie sagten gerade …" (Beobachtung)
- „Ich bin jetzt *sprachlos (perplex, platt, erstaunt)*." (Gefühl)
- „Ich kann Ihre Aussage nicht einsortieren." (Bedürfnis nach Klarheit)
- „Auf was genau beziehen Sie sich?" (konkrete Bitte um Faktenbeschreibung) bzw. „Was ist jetzt eigentlich Ihre Bitte an mich?"

Zur eigenen Druckentlastung nach überraschender Kritik ist es sinnvoll, sich möglichst zeitnah einen wohlwollenden, empathischen Zuhörer zu suchen oder sich selber Verständnis zu geben in einem empathischen inneren Dialog (➤ Kap. 9.1).

7.2.4 Vorbereitung auf herausfordernde Gespräche

Eskalationsgefährdete Gesprächssituationen mit kritischen, aggressiven oder provokanten Menschen treten nicht immer völlig überraschend auf. Manchmal kennen Sie das Gegenüber und dessen Reaktionsweise schon durch ähnliche Episoden. Oder Sie wurden von der Pflegekraft/MFA vorgewarnt. Darüber hinaus lassen bestimmte Gesprächskontexte bereits im Vorfeld ein aufgeheiztes Gesprächsklima erwarten.

Hier ein paar Vorschläge, wie Sie sich innerlich auf solche Gespräche vorbereiten können:

- Schalten Sie das innere Übersetzungsprogramm für Kritik ein und vergegenwärtigen Sie sich die vier Schritte, insbesondere den Schritt Beobachtung zum Aufbau einer faktengerechten Diskussionsgrundlage. Platzieren Sie die wichtigsten Leitsätze der Vier-Schritte-Kommunikation als sichtbare Merkhilfe auf Ihrem Schreibtisch oder in Ihrem Blickfeld.
- Bauen Sie Schutzmechanismen auf wie einen imaginierten, inneren, sicheren Schutzraum („safe place") oder Abperlmantel, in den Sie sich vor einem solchen Gespräch zurückziehen, oder stellen Sie sich einen imaginierten starken, inneren Beschützer/Berater an die Seite. Mit einem ressourcenstärkenden Bild/Foto oder anderen Erinnerungshilfen an Ihre eigene Gelassenheit, Kraft und Unverwundbarkeit (im Sinne von Self-Empowerment) festigen Sie sich innerlich (➤ Kap. 7.5.2).
- Vergegenwärtigen Sie sich eine frühere, gelungene Gesprächssituation (aus dem Privat- oder Berufsleben), in der Sie gut zurechtkamen. Welches Setting hat Sie unterstützt, wie war Ihre Körperhaltung (inkl. Gestik, Mimik), wie Ihre innere Haltung? Diese kraftvolle Erinnerung an ein kompetentes Verhalten nehmen Sie als Ressource mit in die aktuell herausfordernde Situation.

Zu guter Letzt: Betrachten Sie Gespräche mit Herrn XY bzw. Frau YZ nicht als Problem, sondern als Einschränkung (➤ Kap. 4.3). Diese Menschen sind nicht veränderbar. Machen Sie das Beste daraus.

FAZIT

Mit Kritik, Aggression und Provokation umzugehen ist eine kommunikative Herausforderung.
Mit dem bedürfnisorientierten Fokus hören Sie statt Kritik an Ihrer Person und Ihrer Arbeit ungünstig formulierte Sorgen, Ängste, Bedürfnisse und Bitten.
Ist das Gegenüber trotz Ihres verständnisvollen, empathischen Eingehens auf seine Anliegen nicht erreichbar, senden Sie zur eigenen Entlastung und zur Deeskalation der Situation eine Ich-Botschaft mit einem anschließenden Lösungsvorschlag oder einer Feedbackbitte.
Bereiten Sie sich bereits im Vorfeld innerlich und äußerlich auf planbare, anspruchsvolle Gesprächssituationen vor, etwa durch Vergegenwärtigen der eigenen Ressourcen.

Transfer in den Alltag

Beobachten Sie Konfliktsituationen mit Patienten und Angehörigen. Welche Bedürfnisse stecken hinter dem Verhalten Ihres Gegenübers? Was brauchen Sie selber in solchen Situationen? (siehe Gefühls- und Bedürfnislisten ➤ Kap. 2.2)

Wo führt ein zu frühes Ablenken und Übergehen auf die Sach- oder Lösungsebene zu einer Eskalation?

Experimentieren Sie mit Ich-Botschaften und der Bitte um Feedback. Wie fühlen Sie sich dabei, und was passiert dadurch beim Gegenüber?

7.3 Umgang mit „schwierigen" Menschen

LERNZIEL

- Was sind „schwierige" Menschen?
- „Redefreudige" Gesprächspartner unterbrechen
- Umgang mit „fordernden" Patienten

„Schwierig" ist kein allgemeingültiger Begriff. Jede Ärztin, jeder Arzt stellt sich etwas anderes darunter vor. Als „schwierig" empfundene Gegenüber sind z. B.

- fordernd, anspruchsvoll, nicht zufriedenzustellen
- aggressiv, provokant, kritisierend
- redefreudig, übergriffig, vereinnahmend, distanzlos
- wortkarg, verschlossen, schwer erreichbar, undurchschaubar
- empfindlich, hypochondrisch oder untertreibend, indolent

Alle oben genannten Begriffe sind keine objektiven Beschreibungen, sondern bewertende Charakterisierungen. Eine neutrale Beschreibung des als unangenehm empfundenen Verhaltens ist die Basis für den Einstieg in einen klärenden Gesprächsprozess. Dies ermöglicht zudem eine distanziertere, entspanntere Sichtweise auf die Situation (➤ Kap. 2.2.1).

Im Folgenden wird exemplarisch der Umgang mit „redefreudigen" und „fordernden Patienten" herausgegriffen.

7.3.1 Umgang mit Vielrednern

LERNZIEL

- Bedürfnisse von Menschen, die viel reden, und Bedürfnisse des Arztes bei „Vielrednern"
- Empathisches Zuhören oder Ich-Botschaft
- Prävention von ausufernden Gesprächen

Sicher kennen Sie Situationen, in denen Ihr Gegenüber mehr erzählt, als Sie für wichtig, relevant oder aktuell notwendig halten.

Auch wenn Sie sich gerne mehr Zeit nähmen, der Zeit- und Kostendruck sowie das volle Wartezimmer erlauben es nicht. Nicht selten reagieren Ärzte mit abruptem Unterbrechen oder nonverbalen Interventionen wie demonstrativ auf die Uhr zu schauen, sich dem Computer zuzuwenden, zur Tür zu gehen usw. Wie lassen sich „Vielredner" respektvoll in einen zeitlich angemessenen Rahmen bringen?

Aus der bedürfnisorientierten Perspektive der Vier-Schritte-Kommunikation ist klar: Menschen, die viel reden, brauchen etwas. Doch welche Bedürfnisse verbergen sich hinter den vielen Worten (➤ Abb. 7.5)?

- „Je mehr der Arzt über meine Symptome weiß, umso besser kann er mir helfen." (Sicherheit)
- „Ich will, dass mir endlich mal jemand zuhört." (Empathie, Verständnis)
- „Wenn ich mit Reden beschäftigt bin, spüre ich meine Angst nicht so." (Schutz)
- „Ich bin einsam und brauche einen Gesprächspartner." (Kontakt, Nähe, Zuwendung)
- „Ich bin wichtig. Man muss mir zuhören." (Wertschätzung, Respekt)
- „Ich bin ein chaotischer Mensch. Dinge auf den Punkt zu bringen, fällt mir schwer. Je mehr ich rede, umso klarer wird mir vieles." (Klarheit, Führung, Struktur, Ordnung)

Es gibt zwei Möglichkeiten, auf das redefreudige Gegenüber zu reagieren: mit Verständnis-Empathie-Ohren nach außen oder mit einer klärenden Ich-Botschaft.

Respektvolles Unterbrechen

Josef Kowalski, 78 Jahre, redet seit zehn Minuten mit seiner Hausärztin Dr. Winter über die Probleme mit dem häuslichen Pflegedienst seiner bettlägerigen, dementen Frau:

7

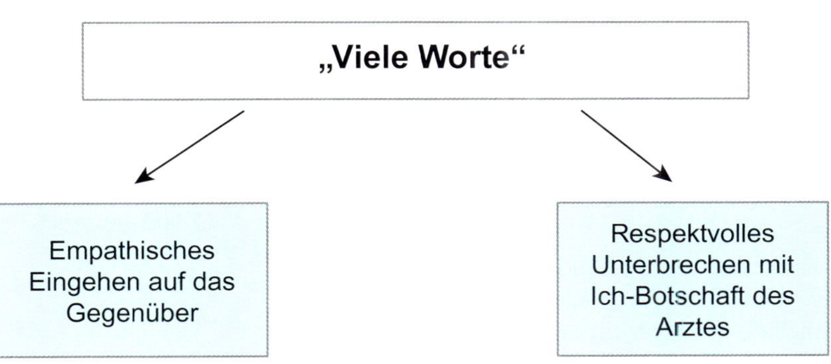

Abb. 7.5 Motive für „viele Worte" – Bedürfnisse auf der Patientenseite und der Arztseite [P527]

Angehöriger (aufgebracht): „Und dann stellen Sie sich vor, haben die vom Pflegedienst noch nicht einmal … Und dabei ist mir der so empfohlen worden. Das geht doch nicht …"	
Ärztin: „Herr Kowalski, entschuldigen Sie, dass ich gerade unterbreche. Ich fasse noch mal kurz zusammen, *um den Faden nicht zu verlieren.* Okay? Sind Sie, was die letzten drei Wochen mit dem neuen Pflegedienst angeht, gerade *unsicher,* wer für welche Tätigkeit bei Ihrer Frau zuständig ist? Ist es das, was Sie gerade so *ärgert* oder *irritiert?* Hätten Sie gerne *Klarheit,* wer wann was macht?"	Unterbrechen und Zusammenfassen des bisher Gehörten. *Bedürfnis nach Klarheit* der Ärztin *Beschreibung der Ausgangslage* *Gefühle* des Gegenübers *Bedürfnis*
Angehöriger (hält inne): „Äh, stimmt, ich weiß gar nicht, wer für was zuständig ist."	Sein leerer Bedürfnistank für Klarheit und Orientierung wird ihm bewußt.
Ärztin: „Wäre es eine Möglichkeit, für *Klarheit* zu sorgen, indem Sie sich eine Liste von unklaren Tätigkeiten machen. Und diese Liste mit dem Pflegedienst konkret besprechen, sprich wer welche Tätigkeit an welchem Tag macht? Könnte das helfen?"	Wiederholung *Bedürfnis* *Konkreter Lösungsvorschlag*

Erläuterung: Die Hausärztin hat das Bedürfnis von Herrn Kowalski nach Orientierung auf den Punkt gebracht. Neben dem Bedürfnis nach Empathie wird hinter den „vielen" Worten der zu füllende Bedürfnistank sichtbar. Die Anspannung und der Druck, die zu seinem Redefluss führten, lassen nach. Gleichzeitig bekommt Herr Kowalski einen Schlüssel an die Hand, was er selbst an der unangenehmen Situation verändern kann (Empowerment des Angehörigen).

7

Ich-Botschaft in vier Schritten

Bleibt der Redefluss des Ehemanns trotz empathischer Interventionen unverändert, ist es sinnvoll, dass Dr. Winter über ihren eigenen Druck („Zwickmühle", ➤ Abb. 7.6) redet. Im Wartezimmer sitzen noch vier Patienten, die sie behandeln möchte. In dieser Situation hat sie zwei parallel bestehende Bedürfnisse.

1. „Sie berichten mir seit einigen Minuten über Ihre Erfahrungen mit dem neuen Pflegedienst.	*Zusammenfassende konkrete Beschreibung des Gehörten = Beobachtung*
2. Ich bin gerade *hin- und hergerissen.*	*Gefühl*
3. **Ein Teil von mir** möchte gerne weiter *zuhören* und **ein anderer Teil** in mir hat gerade *Druck,* weil ich den vier Patenten draußen im Wartezimmer ebenfalls *gerecht werden* möchte.	1. *Bedürfnis nach empathischer Unterstützung des Gegenübers Gefühl* 2. *Bedürfnis: Fairness*
4. Können wir unser Gespräch jetzt hier abschließen und beim nächsten Termin fortsetzen? Ist das so okay für Sie?"	*Lösungsvorschlag, verbindliche Brücke zum Gegenüber* (➤ Kap. 2.2.4)

Wichtig: Es ist respektvoller, den Redefluss zu unterbrechen, als genervt, gereizt und innerlich abwesend die Worte über sich ergehen zu lassen. Das Unterbrechen bringt Klarheit: Sie ersparen Ihrem Gegenüber die Frustration, auf verschlossene oder unwillige Ohren zu treffen. Um ausufernden Gesprächen vorzubeugen, können Sie bereits im Vorfeld das Zeitfenster („Wir haben heute einen Zeitrahmen von 15 Minuten.") und die Gesprächsinhalte transparent machen (➤ Kap. 7.1.1).

FAZIT

Vielredner erfüllen sich Bedürfnisse.
Mit einer empathischen, bedürfnisorientierten Gesprächsführung helfen Sie Ihrem Gegenüber, sich zu fokussieren und sein Anliegen auf den Punkt zu bringen. Dies erfüllt das beiderseitige Bedürfnis nach Effizienz und Gehörtwerden.
Mit einer Ich-Botschaft können Sie Ihr eigenes Dilemma („hin- und hergerissen") durch die aktuelle Gesprächslänge ansprechen und das Gespräch verlegen oder beenden.
Durch klare Vorgaben zum Zeitfenster und den Gesprächsinhalten sorgen Sie für Transparenz bzw. eine Strukturierung des Gesprächs.

Ich bin gerade in einer Zwickmühle.
Ein Teil von mir …
und
ein anderer Teil von mir…

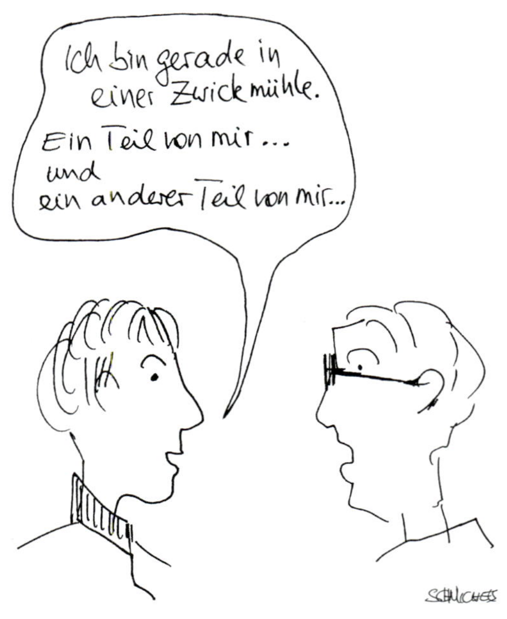

Abb. 7.6 Zwickmühle bei „Vielrednern" [P527]

7.3.2 Umgang mit „fordernden" Menschen

LERNZIEL

- Forderungen als Festlegung des Gegenübers auf bestimmte Strategien begreifen
- Bedürfnisorientierter Blick auf die geforderte Strategie
- Den eigenen Handlungsspielraum als Arzt formulieren – Nein sagen

„Fordernde" Patienten oder Angehörige sind eine häufige Herausforderung im ärztlichen Arbeitsalltag. Patienten sind informierter und selbstbewusster geworden. Mit klaren Vorstellungen von ihren Rechten und Möglichkeiten sehen sie den Arzt oft als Dienstleister. Hinzu kommen Bewertungsportale im Internet, die den Druck für Ärzte erhöhen, den Ansprüchen der Patienten gerecht zu werden.

Beispiele für Forderungen:

- Ihr Vorgänger hat mir diese Therapie/dieses Medikament aber immer verschrieben.
- Ich habe ein Recht auf ein Einzelzimmer.
- Ich brauche sofort ein Antibiotikum.

Diese fordernden Aussagen sind **Strategien** des Gegenübers. In so einem Fall „klebt" Ihr Gesprächspartner an bestimmten Strategien, wie die Abbildung mit den zwei Giraffen illustriert (➤ Kap. 2.3). Patienten oder Angehörige haben die Vorstellung, sie könnten nur auf diese Weise (z. B. „Ich brauche genau dieses Medikament", „Ich will ein Einzelzimmer") wieder gesund und zufrieden werden. Sie sind fixiert auf eine bestimmte Strategie.

Tab. 7.2 Bedürfnisse hinter „fordernden" Strategien erkennen

Aussage des Patienten	Bedürfnis nach
Ihr Vorgänger hat mir das (Medikament, Therapie) aber immer verschrieben!	Sicherheit, Effizienz: *„Ich habe Angst. Nur die bisherige Therapie hilft."* Kontinuität, Gewohnheit, Leichtigkeit: *„Es soll wie früher sein. So ist es leichter."* Respekt: *„Der Arzt gibt mir das Medikament nicht, weil ich nur ein Kassenpatient bin. Er will auf meine Kosten sparen."*
Ich will ein Einzelzimmer.	Respekt, Wertschätzung: *„Ich bin wichtig!", „Ich habe dafür bezahlt."* Ruhe, Abstand, Schutz: *„Ich brauche Ruhe", „Ich habe Angst vor Fremden."* Wohlergehen des Mitpatienten: *„Ich störe andere durch Schnarchen/Flatulenz."*
Ich will ein Antibiotikum.	Effizienz: *„Nur ein Antbiotikum wirkt."* Wertschätzung: *„Wer ein Antibiotikum bekommt, ist richtig krank. Ich bin doch nicht nur ‚banal' krank."* Sicherheit: *„Ich kann mir Kranksein nicht leisten"* (finanziell, Kranksein gefährdet den Arbeitsplatz)

Welche Bedürfnisse stecken hinter diesen Strategien?

Die ➤ Tabelle 7.2 gibt darüber Aufschluss. Sie können zum Üben die rechte Spalte der Tabelle abdecken und anhand der Bedürfnisliste überlegen, was das Gegenüber eigentlich ausdrücken möchte.

Ein Blick auf die Bedürfnisse des Gegenübers schafft zumeist schon etwas Abstand zu der als ärgerlich empfundenen Situation.

Gleichzeitig geht es darum zu klären, welche Ihrer eigenen Bedürfnisse als Arzt nicht erfüllt sind, wenn Sie solche Forderungen hören. Dies ist wichtig für eine spätere Ich-Botschaft.

Wahrscheinlich geht es Ihnen um Respekt, Wertschätzung, Vertrauen (Ihrer Person, Ihrer Berufserfahrung), Selbstbestimmung (als Fachexperte möchten Sie die Behandlung festlegen), Fairness und Gerechtigkeit (anderen Patienten oder dem Kostenträger gegenüber), Angemessenheit, Sinn (die geforderte Behandlung ist im konkreten Fall nicht geeignet), Frieden und Stressfreiheit (eine kraft- und zeitaufwändige Diskussion mit dem Patienten würden Sie gerne vermeiden).

Fallbeispiel

Manfred Brunner, 45 Jahre, Installateur, kommt wegen eines hochfieberhaften Infekts in die Hausarztpraxis. Dr. Auer diagnostiziert einen grippalen Infekt, die Blutuntersuchung bestätigt eine virale Genese. Der Arzt verordnet eine symptomatische Therapie, doch Herr Brunner reagiert aufgebracht.

Patient: „Ich will ein Antibiotikum. Ich bin schwer krank. Fiebersenkende Mittel und Schleimlöser bringen nichts."
Arzt: „Nein, ein Antibiotikum ist bei Ihnen nicht angezeigt. Sie haben einen viralen Infekt, da nützt ein Antibiotikum nicht. Außerdem hat der übermäßige Einsatz von Antibiotika zu weltweiten Resistenzen geführt und Ihre Darmflora …"
Patient: „Das ist mir egal. Ihr Vorgänger hat mir bei einem solchen Infekt immer ein Antibiotikum verschrieben."

So könnte der Dialog weitergehen bis hin zur Eskalation.

Stattdessen könnte der Arzt auch empathisch auf das Gegenüber reagieren und/oder eine Ich-Botschaft senden.

Dialog	Kommentar
Patient: „Ich bestehe auf ein Antibiotikum."	
Arzt: „Sie haben gerade ziemlich viel *Druck,* wieder fit zu werden?"	Paraphrasieren und Benennen des *Gefühls*
Patient: „Ja klar. Ich bin richtig krank. Ich betreue gerade eine große Baustelle. Da kann ich mir Kranksein nicht leisten."	

7

Dialog	Kommentar
Arzt: „Ist da eine *Vorstellung* in Ihnen, dass nur ein Antibiotikum eine wirksame Therapie ist? Und wirkt meine Zurückhaltung bezüglich des Antibiotikums so auf Sie, als wäre Ihre Krankheit nicht so schlimm?"	Benennen und Paraphrasieren der *Vorstellung* des Gegenübers. Über das neutrale Aufgreifen seiner *Vorstellung* wird gleichzeitig angedeutet, dass man auch anders darüber denken könnte. *Bedürfnis nach Effizienz und Sicherheit des Patienten* Leitsatz: „Verstehen heißt nicht Einverstandensein"
Patient: „Äh, nein. So habe ich das nicht gemeint. Aber Antibiotika sind einfach besser."	Erstes Innehalten Der Patient hatte mit „Gegenwind" und medizinischer Belehrung/Rechtfertigung gerechnet.
Arzt: „Darf ich Ihnen aus meiner ärztlichen Sicht sagen, wie ich das in Ihrem Fall mit dem Nutzen des Antibiotikums sehe? Ihr Infekt ist, wie die Blutuntersuchung bestätigt, durch Viren ausgelöst, so dass ein Antibiotikum Ihnen bei der Gesundung keinen Vorteil bietet. Aus diesem Grund verschreibe ich Ihnen folgende Medikamente xy zur Unterstützung gegen Ihre aktuellen Symptome. Wie ist das für Sie, wenn Sie das von mir hören?"	Durch das behutsam fragende Anbieten der medizinischen Erklärung ist der Patient eher bereit zuzuhören, als wenn der Arzt sagte: „Jetzt sage ich Ihnen mal, wie ich das sehe". Unterstützung – positive Heilsuggestion Feedbackfrage, um den Patienten wieder ins Gespräch zu bringen

Erläuterung: Bevor Dr. Auer eine medizinische Erklärung anbietet, geht er empathisch auf den Patienten ein und spiegelt dessen Vorstellung von seinem Infekt. Herr Brunner glaubt, eine Behandlung ohne Antibiose spreche für eine banale, nicht so ernsthafte Krankheit. Gleichzeitig hat er die Vorstellung, der Arzt enthalte ihm etwas vor. Indem der Hausarzt dies anspricht, zeigt er, dass er den Patienten mit seiner ganzen Anspannung und seinem beruflichen Druck im Blick hat. Die Vorstellungen des Patienten sind auf dem Tisch und können besprochen bzw. revidiert werden.

Respektvolle „Tür"-öffnende Formulierungen

Wenn der Ärgerpegel des Gegenübers gesunken ist, können Sie zur sachlichen Erklärung überleiten: *„Darf ich Ihnen aus meiner ärztlichen Sicht sagen, wie ich das mit dem Antibiotikum/dem neuen Medikament sehe?"* bzw. *„Ich möchte Ihnen jetzt aus meiner ärztlichen Sicht sagen, ..."*
Besteht der Unmut fort, können Sie den Patienten wieder ins Boot holen mit Sätzen wie: *„Das überzeugt Sie gerade nicht?"* Oder: *„Das klingt jetzt erst mal unbefriedigend für Sie?"*

Der Patient konnte zwar seine Vorstellungen nicht durchsetzen, aber sein Ärger hat deutlich nachgelassen.

Den eigenen Handlungsspielraum aufzeigen

Wenn der Patient trotzdem weiter auf seiner Forderung nach einem Antibiotikum besteht, geht es darum, sich deutlich zu positionieren.

Dialog	Kommentar
Patient: „Ich will trotzdem ein Antibiotikum. Der Infekt wird immer schlimmer, und in einer Woche bekomme ich eh eins. Also können Sie es mir auch jetzt schon geben."	
Arzt: „Ja, solche Fälle gibt es. Das passiert, wenn sich auf den Infekt noch Bakterien draufsetzen. Doch in Ihrem Fall ist es so, dass Sie derzeit einen rein viralen Infekt haben. Als Arzt behandele ich immer die jetzigen Symptome und nicht etwas, was Sie potenziell bekommen könnten. Dies ist die Art und Weise, wie ich meine Arbeit als Ihr Hausarzt verstehe. Okay?"	Das Zugeben dieser Möglichkeit nimmt dem Patienten meist schon den Wind aus den Segeln. Der Arzt zeigt sein Selbstverständnis und seinen Handlungsspielraum. Er steht zu seiner Entscheidung.

Sie könnten Ihre Vorgehensweise ggf. auch mit einer Metapher aus dem Arbeitsbereich des Patienten erklären (➤ Kap. 5.1.2). „Bezogen auf Ihren Arbeitskontext als Installateur wäre es so, als würden Sie bei einem Kunden zur Vorsicht schon gleich eine Pumpe in den Keller einbauen, falls es einmal zu einem Rohrbruch käme."

FAZIT

Hinter „Forderungen" stehen oft fixierte Vorstellungen oder festgefahrene Strategien des Gegenübers. Mit einer neutralen, nicht bewertenden Anerkennung (Validation) seiner subjektiven Wahrnehmungswelt und dem Blick auf das darunterliegende Bedürfnis helfen Sie dem Patienten, das eigentliche Anliegen zu erkennen und andere Strategien zu finden.
Mit einer Ich-Botschaft und klaren Positionierung können Sie Ihren eigenen Handlungsspielraum aufzeigen: Bis zu welchem Punkt haben und sehen Sie Gestaltungsmöglichkeiten? Und ab welchem Punkt gibt es Vorgaben, Regeln, Werte, an denen Sie festhalten? Dies schafft Transparenz und gibt dem Patienten eine Orientierungshilfe.

Transfer in den Alltag

Welche Forderungen erleben Sie im Patienten-Angehörigen-Kontakt?

Welche Vorstellungen und Bedürfnisse stehen hinter solchen Forderungen?

Experimentieren Sie damit, die vermuteten Vorstellungswelten zu spiegeln. Was verändert sich, wenn Sie diese aufgreifen?

7.4 Non-Adhärenz/Non-Compliance

LERNZIEL

- Non-Adhärenz/Non-Compliance als häufige „Komplikation" einer medizinischen Behandlung
- Gründe für Non-Adhärenz des Patienten
- Partizipative Lösungsfindung nach Klärung der Bedürfnislage
  - Was liegt im Verantwortungsbereich des Patienten?
  - Was liegt im Verantwortungsbereich des Arztes?
- Ambivalenzen mitteilen bei Selbst- oder Fremdgefährdung des Patienten

Die Begriffe Non-Adhärenz bzw. Non-Compliance beschreiben die Therapietreue des Patienten. Sie drücken aus, wie groß die Übereinstimmung zwischen ärztlichen Empfehlungen zur Medikamenteneinnahme, zu vorgeschlagenen Behandlungsplänen, Diät- oder Lebensstiländerungen (Sport, Nikotinkarenz) und der konkreten Umsetzung durch den Patienten ist.

Während der Begriff Non-Compliance auf ein eher paternalistisch geprägtes Arzt-Patienten-Verhältnis bezogen ist, in dem der Patient der vorwiegend passive Empfänger für Vorgaben und Empfehlungen des „väterlichen" oder autoritären Arztes ist, steht der Begriff Non-Adhärenz für ein aktives partnerschaftliches, auf Augenhöhe beratendes Arzt-Patienten-Verhältnis. Im Folgenden wird daher der Begriff Non-Adhärenz verwendet. Der partnerschaftliche, partizipative Ansatz entspricht der Grundhaltung der Vier-Schritte-Kommunikation und der ressourcen- und lösungsorientierten Kommunikation.

Non-Adhärenz/Non-Compliance ist ein häufiges Phänomen im ärztlichen Berufsalltag. Chronisch Kranke nehmen nach Schätzung der WHO rund die Hälfte der verschriebenen Medikamente nicht ein, rund 30 % wenden sie nicht regelrecht an. Manche Patienten vergaßen sie einzunehmen (20 %), weil sie nicht sofort greifbar waren (16 %) oder weil die Beipackzettel so abschreckend waren (14 %), dass sie bewusst auf die Tabletten verzichteten (Fischer, zit. in Petermann 1998).

Abgesehen von den Kosten[3] führt Non-Adhärenz zu unangenehmen, unerfreulichen Situationen für Patienten und Behandler.

7.4.1 Non-Adhärenz als häufiges Phänomen

Non-Adhärenz ist eher die Regel als die Ausnahme. Sie ist vergleichbar mit einer vorhersehbaren (Medikamenten-) Nebenwirkung oder einer zu erwartenden Komplikation bei einem operativen Eingriff. Es ist daher sinnvoll, nicht-adhärentes Verhalten als „mögliche Komplikation" bereits im Vorfeld anzusprechen und im Behandlungsplan zu berücksichtigen. Dies ist Transparenz im Sinne eines „hohen Behandlungsstandards" (Schweikhardt, Fritzsche 2016, S. 218).

Gründe für Non-Adhärenz

Es gibt vielerlei Gründe oder Motive, aus denen Patienten ärztliche Empfehlungen nicht befolgen, sei es als bewusste Verweigerung (= intentionale Non-Adhärenz) oder aufgrund von Schwierigkeiten und Unklarheiten bei der Umsetzung (= nicht-intentionale Non-Adhärenz) (Seehausen, Hänel 2011). Wichtig ist, dass Menschen immer „gute Gründe" für ihre Non-Adhärenz haben – wenn auch „nur" subjektiv.

Non-Adhärenz kann gleich zu Beginn der Therapie auftreten oder erst während der Behandlung. Im ersteren Fall wird die eigentliche Therapie gar nicht begonnen, im zweiten Fall wird sie im Verlauf abgebrochen.

Ursachen für Non-Adhärenz **vor der Behandlung:**

- Zweifel am Sinn der Therapie oder der Erreichbarkeit des Ziels: *„Die Therapie macht keinen Sinn für mich." „Das Ziel schaffe ich nie."*
- Fehlende Übereinstimmung mit den Werten/Überzeugungen des Patienten bzw. Angst vor Nebenwirkungen: *„Ich will nur Naturheilkunde." „Die Behandlung hat zu viele unangenehme Nebeneffekte."*
- Die Behandlung ist aus finanziellen, zeitlichen Gründen oder aufgrund von mangelnder Motivation nicht möglich.
- Es fehlt der Leidensdruck, bzw. das Krankheitsgefühl oder die Krankheit wird geleugnet: *„Ich bin nicht krank. Die Lebensumstände sind schuld."*
- Fehlendes Vertrauen zum Arzt als Ausdruck einer problematischen Arzt-Patienten-Beziehung bzw. Delegation der Verantwortung für die Gesundheit auf den Arzt: *„Der Arzt soll mich gesund machen."*

Typische Ursachen für Non-Adhärenz **während** der Behandlung:

- Fehlende sichtbare, spürbare Erfolge oder auch zu frühe Erfolge, sodass die Therapie wieder abgesetzt wird.
- Fehlende Information und Transparenz über den Behandlungsverlauf

7.4.2 Prävention von Non-Adhärenz

Wenn Sie die Gründe für Non-Adhärenz vor Augen haben, können Sie Ihr Gegenüber schon im Vorfeld auf „Tücken und Fallstricke" im Therapieverlauf bzw. bei der Medikamenteneinnahme aufmerksam machen. Dies lässt sich auch auf Komplikationen beim Einhalten von Diätplänen oder regelmäßig durchzuführenden Sport- und Gymnastikübungen übertragen.

[3] 13 Milliarden Euro vermeidbare Kosten in Deutschland durch mangelnde Therapietreue (Laschet 2013)

Prävention von Non-Adhärenz

Zum Ansprechen von potenziellen „Fallstricken" oder „Tücken" vor der Behandlung eignet sich die indirekte Kommunikation der Stellvertreter-Technik (➤ Kap. 5.4.2): *„Ich habe hier in der Sprechstunde manchmal Patienten mit ähnlichen Beschwerden"*, um danach potenziell ungünstiges Verhalten aufzuzählen:

- „Manche vergessen die Medikamente …"
  „Manche fangen ganz motiviert mit der täglichen Gymnastik an, aber nach einer Weile lässt der Schwung nach …"
  „Manche haben Angst vor Nebenwirkungen …"
- „Wie ist das bei Ihnen? Wie gehen Sie (oder auch Ihr Kind) damit um?
  „Was haben Sie selber für Erfahrungen mit sich (oder Ihrem Angehörigen/Kind) in solchen Dingen?"
- „Fallen Ihnen selber mögliche Hindernisse oder ‚Verlockungen' ein, die Sie an der Durchführung der Therapie hindern könnten?"
- „Was und wer könnte Sie unterstützen, damit Sie die Behandlung über einen längeren Zeitraum durchhalten?" (Ressourcen-orientierte Frage)
- „Können wir das jetzt hier so vereinbaren, dass Sie ab sofort … (Zusammenfassung des gemeinsam vereinbarten Plans) machen?"

7.4.3 Umgang mit Non-Adhärenz

Tritt dann tatsächlich non-adhärentes Verhalten auf, ist eine häufige Reaktion darauf, Kritik am Patienten zu äußern. Hilfreicher ist es jedoch, mit dem bedürfnisorientierten Blick auf Non-Adhärenz zu schauen.

Wichtig

Non-Adhärenz ist nie gegen Sie als behandelnde Ärztin/Arzt gerichtet, sondern nur ein – „tragisch" – ungünstiger Versuch des Patienten, sich Bedürfnisse zu erfüllen.

Bedürfnisorientierter Blick auf Non-Adhärenz

Was brauchen Patienten, die Therapiepläne nicht wie besprochen einhalten?

Kommunikationstipp

Bei Non-Adhärenz brauchen Patienten oft zuerst Empathie, Wertschätzung und Verständnis für ihre aktuelle Überforderung und vielleicht auch für den Ärger oder die Frustration über die neue, „unnötige" Krankheit, die strapaziöse Behandlung, die belastenden Nebenwirkungen und die mühsamen Übungen.
Sie brauchen „Connection before correction" und „Empathy first" (➤ Kap. 3.2.2) für ihre „guten" Gründe und ihre ungünstige, non-adhärente Reaktionsweise, selbst wenn die neue Lebens- oder Krankheitssituation ein Fakt für den Patienten ist und er sich eigentlich damit arrangieren müsste (Unterscheidung Problem – Einschränkung ➤ Kap. 4.4.3).

Die folgende Tabelle (➤ Tab. 7.3) zeigt, welche Motive hinter der Non-Adhärenz eines Patienten stehen können. Als Übung können Sie die mittlere (und rechte) Spalte zudecken und überlegen, welches Bedürfnis möglicherweise zugrundeliegt. In der rechten Spalte finden Sie empathische Interventionen auf die Aussagen. Denn „Furchtappelle" (Seehausen, Hänel 2011) mit Warnungen, Schimpfen oder erhobenem Zeigefinger helfen meist nicht. Insbesondere, da es sich bei Ihrem Gegenüber in der Regel um erwachsene, mündige Menschen handelt (➤ Kap. 7.4.6).

Wenn das unter der Non-Adhärenz liegende Bedürfnis durch das empathische Nachfragen klar geworden ist, können Sie mit folgenden Fragen das Gegenüber wieder ins Gespräch einbinden und die Mitarbeit fördern.

Einbindung des Patienten bei der Lösungsfindung (Empowerment)

- Ihnen geht es also darum, *mitbestimmen* zu können? *(Bedürfnis nach Autonomie)*
  Was könnten Sie und ich verändern, dass Sie sich mehr in die Therapie einbezogen und als „Gestalter" fühlen? Was fällt Ihnen da ein? *(konkrete Lösungssuche)*
- Für Sie macht der Behandlungsplan anscheinend wenig *Sinn (Bedürfnis)?*
  Wie könnten Sie und ich ihn anpassen, dass er für Sie überzeugender ist?
  Was könnten *Sie* oder *ich* konkret daran verändern?
  Wer in *Ihrem Umfeld* könnte Sie unterstützen, damit das Ganze für Sie Sinn macht? (*Lösungssuche* unter Einbeziehung der drei Personengruppen, die Veränderungen bewirken können)
- Die Umsetzung dieser Maßnahmen im Alltag ist zu schwer für Sie? *(Bedürfnis nach Leichtigkeit)*
  Wie könnten Sie das Ziel, mehr Bewegung und Sport in den Alltag reinzubringen, so anpassen, dass es leichter umsetzbar wäre? Und dass es Ihnen vielleicht sogar etwas Spaß machte?
  Gibt es eine Bewegungsart, die Sie besser in Ihren Alltag einbauen können und die Sie mehr motiviert? *(konkrete Lösungssuche)*
  Wo könnten Sie diese Übungen einbauen, selbst nur in einer kurzen Pause in der Arbeit? (*Lösungssuche* unter Einbeziehung von kleinen, realistischen Schritten)

Auch wenn Sie empathisch und verständnisvoll auf Ihr Gegenüber eingehen, heißt das nicht, dass Sie dem non-adhärenten Verhalten zustimmen. Mit einer Ich-Botschaft können Sie Ihre Sichtweise der Behandlung, Ihr Krankheitsverständnis etc. ausdrücken (Ambivalenzen mitteilen ➤ Kap. 7.4.6).

7.4.4 Partizipative Entscheidungsfindung

Während lange Zeit ein paternalistisches Arzt-Patienten-Verhältnis (➤ Kap. 5.4.1) üblich war, bei dem der Arzt „väterlich" bis autoritär die Richtung vorgab und der Patient wenig Einblick oder Mitsprachemöglichkeiten hatte, ist für viele Patienten und Angehörige ein gleichberechtigter Kon-

Tab. 7.3 Übung: Bedürfnisse hinter den Aussagen von non-adhärenten Patienten erkennen

Patientenaussage	Bedürfnis	Empathische, klärende Reaktion
„Ich habe keine Zeit. Ich schaffe es nicht, das im Alltag umzusetzen."	*Leichtigkeit, Gewohnheit, Einfachheit*	„Sie sind gerade ganz schön *überfordert (Gefühl)* mit der geplanten … (Maßnahme)? Sie wissen gerade nicht, wie Sie das in Ihrem eng getakteten Alltag umsetzen sollen? (Paraphrase) Im Augenblick hätten Sie es einfach nur gerne *leicht und einfach?"*
„Diese Therapie mache ich nicht. Ich lasse mir doch nicht von einer Krankheit oder Ihren Maßnahmen das Leben vermiesen."	*Autonomie, Selbstbestimmung*	„Hört sich die Therapieplanung gerade für Sie an, als müssten Sie Vorgaben einer Krankheit oder von Ihrem Arzt erfüllen? (Paraphrase) *Ärgert (Gefühl)* Sie diese Vorstellung? Geht es Ihnen darum, *selber zu bestimmen* und die Therapie *mitzugestalten?"*
„Ich kann mein Verhalten nicht ändern. Ich bin eben ein Workaholic."	*Wertschätzung, Selbstbestimmung, Freiheit*	„Sind Sie *aufgebracht*, wenn Sie diesen Vorschlag von mir hören? Geht es Ihnen darum, so in Ordnung zu sein, wie Sie sind *(Wertschätzung)*, und frei über Ihr Leben entscheiden *(Autonomie, Freiheit)* zu können?"
„Ich brauche keine Tabletten. Ich habe gerade nur zu viel Stress und deswegen Bluthochdruck."	*Sinn, Effizienz*	„Sehen Sie gerade keinen *Sinn* und *Nutzen* in der Behandlung? Ist da eine Vorstellung, dass der Bluthochdruck von alleine wegginge, wenn Sie Ihren Alltag stressfreier gestalteten?" (Paraphrase des subjektiven Krankheitsverständnisses)

takt heute wichtiger und selbstverständlicher. Der aufgeklärte, selbstbewusste Patient möchte in Entscheidungen über seine Gesundheit und die Therapie miteinbezogen werden. Für ein partnerschaftliches Arzt-Patienten-Verhältnis und das gemeinsame Bemühen um eine informierte, gleichberechtigte Entscheidung steht der Begriff „Shared Decision Making“ oder „Partizipative Entscheidungsfindung“, (➤ Abb. 7.7).

Auch wenn der Zeitaufwand zunächst größer erscheint und längere Patientengespräche im aktuellen Gesundheitswesen nicht immer finanziell angemessen vergütet werden, trägt die partizipative Entscheidungsfindung zu mehr Selbstverantwortung des Patienten bei. Und verbessert durch das Erleben von eigener Gesundheitskompetenz auch die Adhärenz. Somit werden letztlich Zeit und Kosten gespart.

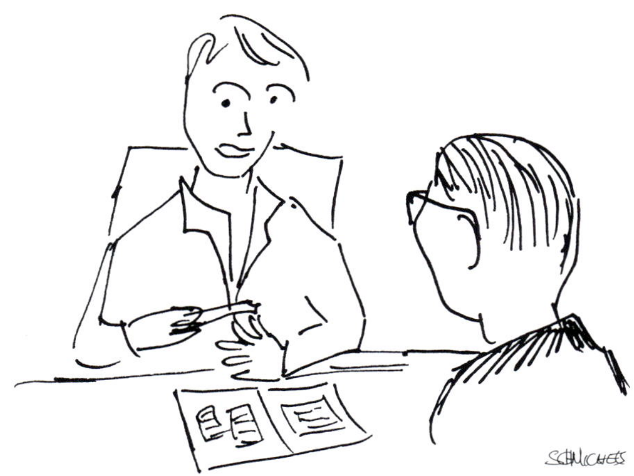

Abb. 7.7 Partizipative Entscheidungsfindung – Aufzeigen von Behandlungsoptionen zur gemeinsamen Entscheidungsfindung [P527]

Der Entscheidungsprozess baut auf folgenden Handlungsschritten auf[4]:

- Transparenz für den Patienten, dass gerade überhaupt eine Entscheidung ansteht (was nicht jedem Patienten klar ist).
  Aufklärung darüber, dass es eine gemeinsame, gleichberechtigte Entscheidungsoption gibt: „Ich möchte heute mit Ihnen gemeinsam das weitere Vorgehen bei Ihrer Krankheit XY besprechen.“ Und den Patienten konkret fragen, wie er einbezogen werden möchte: „Patienten wollen in unterschiedlicher Weise am Entscheidungsprozess beteiligt werden: Es gibt Patienten, die möchten die Entscheidung dem Arzt überlassen. Andere wollen die Entscheidung ohne den Arzt treffen, und wieder andere wollen die Entscheidung gemeinsam mit dem Arzt treffen. Wie ist das bei Ihnen?“ (Langewitz 2015, S. 33).
- Aufzeigen der unterschiedlichen Behandlungsmöglichkeiten:
  - über Vor- und Nachteile der möglichst evidenzbasierten Behandlungsoptionen informieren (ggf. unter Zuhilfenahme von Bild- oder schriftlichem Material)
  - nachfragen, ob die Informationen auch beim Patienten angekommen sind (ggf. mit der „Blaming myself“-Technik, ➤ Kap. 7.1.1).
- Klärung und Abwägung, welche Behandlungsmöglichkeit der Patient bevorzugt
- Auswahl und Vereinbarung des weiteren Vorgehens: Nach kurzer Zusammenfassung („Sie haben sich für das Vorgehen A entschieden. Das bedeutet dann konkret, dass … Ist das so okay für Sie?“) und einer Pause lässt sich der Arzt die Zustimmung geben.

[4] Anhand eines Fragebogens nach Härter und Scholl können Sie Ihre Entscheidungsfindung mit dem Patienten überprüfen: http://www.patient-als-partner.de/index.php?article_id=20&clang=1

7

7.4.5 Verantwortlichkeit für das Patientenwohl

Ein wichtiger Punkt bei der partizipativen Entscheidungsfindung ist das Thema der Verantwortlichkeit. Inwieweit ist der mündige, erwachsene Patient für sich selber, sein Leben und seine Gesundheit verantwortlich? Und was fällt in den Verantwortungsbereich des betreuenden Arztes?

Rein rechtlich ist der Patient der Entscheidungsträger aufgrund seines Rechts auf Selbstbestimmung.

Mit zwei Fragen können Sie klären, ob es sinnvoll ist, weiterhin Kraft und Energie in die Umstimmung eines non-adhärenten oder sich selbstgefährdenden Patienten zu investieren. Oder ob Sie ihm die Verantwortung überlassen.

1. Was würde im schlimmsten Fall passieren, wenn … ? (Worst-Case-Szenario – „Katastrophenfrage")
2. Können Sie das verantworten?

Zwei Beispiele zum Vergleich

Erstes Beispiel: Frau Beier, die Patientin mit dem LWS-Syndrom und den chronischen „selbstverschuldeten" Lumbalgien (➤ Kap. 3.2).

1. Was würde im schlimmsten Fall passieren, wenn Sie aufhörten, Frau Beier bei jeder Konsultation zu erklären, wie selbst- und rückenschädigend ihr Verhalten ist?
   Antwort: Vielleicht bekommt sie irgendwann einen Bandscheibenvorfall, der im schlimmsten Fall operiert werden müsste. Und vielleicht begreift sie dann endlich, dass sie etwas verändern muss.
2. Können Sie das verantworten?
   Antwort: Ja. Sie würden Frau Beier zwar gerne diese Erfahrung ersparen. Doch sie ist eine erwachsene Frau, und es ist ihre selbstverantwortliche Entscheidung, sich so zu verhalten.

Zweites Beispiel: Nach einem anstrengenden Arbeitstag gehen Sie spätabends nach Hause, Sie sind todmüde, wollen nur noch ins Bett und schlafen. Im Park ist gerade ein Radfahrer kopfüber auf den Asphalt gestürzt, er blutet massiv aus einer Kopfplatzwunde und ist nicht mehr ansprechbar.

1. Was würde im schlimmsten Fall passieren, wenn Sie Ihrer Erschöpfung nachgäben, nach Hause gingen und den Verletzten liegen ließen, ohne ihn zu versorgen oder ihm zu helfen?
   Antwort: Er würde vielleicht an einer Hirnblutung sterben oder sonstige massive Folgeschäden erleiden.
2. Können Sie das verantworten?
   Ihre Antwort lautet ziemlich sicher: Nein. Egal wie müde und erschöpft Sie sind, Sie könnten es nicht verantworten, nicht einzugreifen. Sie müssen helfen. Nichts zu tun hätte zu gravierende Folgen.

Wenn Sie beide Fälle miteinander vergleichen, die „uneinsichtige" Frau Beier und den bewusstlos daliegenden Radfahrer, merken Sie sicherlich sofort den Unterschied. Im zweiten Fall helfen Sie, unabhängig von Ihrem eigenen Wohlbefinden. Bei Frau Beier spüren Sie keine vergleichbare Dringlichkeit und keinen „notwendigen" (im wahrsten Sinne des Wortes) Handlungsbedarf.

Mit diesen beiden Fragen haben Sie eine Orientierungshilfe an der Hand, wann Sie Ihre eigene begrenzte Energie einsetzen wollen, um Menschen, hier non-adhärente Patienten, zu gesundheitsförderlichem Verhalten zu motivieren. Oder wann Sie Ihr Engagement den Menschen in Ihrem Umfeld zugute kommen lassen, die es auch wirklich schätzen und annehmen. Im Sinne von Energie- und Ressourcenschonung mit sich selber.

7.4.6 Ambivalenzen mitteilen

Im ärztlichen Berufsalltag gibt es oft Situationen, in denen Sie „hin- und hergerissen" sind und in einem Dilemma, einer „Zwickmühle" stecken. Sollen Sie den Krebspatienten, der sich für eine umstrittene Alternativtherapie entschieden hat, gewähren lassen oder von Ihrem bewährten Therapieansatz überzeugen? Sollen Sie die Eltern eines Kindes mit Streptokokkenangina zur Antibiose überreden oder nicht?

In diesen Fällen fühlen Sie sich hin- und hergerissen. Sie stecken in einer Zwickmühle zwischen Ihrem Engagement für das Gegenüber und dem Akzeptieren seiner Selbstverantwortung. Auch hier können Sie zu Ihrer Orientierung die oben vorgestellten zwei Fragen (➤ Kap. 7.4.5) einsetzen.

Grundsätzlich ist es hilfreich, wenn Sie in diesem Fall über Ihre innere Zerrissenheit, Ambivalenz und Ihren Druck reden, Ihre widerstreitenden Gefühle und Bedürfnisse transparent machen und beobachten, wie das Gegenüber reagiert.

Beispiel: Antibiotikum ja oder nein? Hier formuliert der Arzt sein Hin-und Hergerissensein bezüglich der Frage eines Antibiotikums für ein Kind mit Streptokokkenangina:

1. Schritt: „Ich habe Ihnen gerade die Wichtigkeit einer Antibiose für die Streptokokkenangina Ihres Sohnes dargestellt. Jetzt sagen Sie: ‚Das ist uns egal, wir geben unserem Sohn trotzdem kein Antibiotikum!'" *(Beobachtung mit Zitat)*
2. Schritt: „Ich bin gerade ziemlich *hin und hergerissen* (in einer *Zwickmühle*/einem *Dilemma*)" *(zwei Gefühle)*
3. Schritt: „Ein Teil von mir ist *besorgt (Gefühl)*, was die *Gesundheit* und die *Sicherheit (Bedürfnis)* Ihres Sohnes angeht. *Und gleichzeitig* möchte ich *respektvoll* mit Ihrer Einstellung und Ihren Werten *umgehen (Bedürfnis)*."
4. Schritt: „Wie ist das für Sie, wenn Sie das jetzt von mir hören?" *(Feedbackfrage)*

Wahrscheinlich reagieren die Eltern jetzt erst mal überrascht und perplex. Sie hatten mit Gegenwind und Überredungsversuchen gerechnet. Durch das Aufzeigen Ihres inneren Dilemmas zeigen Sie sich als Ärztin/Arzt menschlich und nicht als hierarchisch übergeordnete Person. Sie bauen eine Brücke. Die Chancen, mit den Eltern oder non-adhärenten Patienten im Gespräch zu bleiben und im Anschluss über Ihre medizinischen Gründe zu diskutieren, steigen damit.

Tipp: Vermeiden Sie das polarisierende Wort „aber" (➤ Kap. 2.2.4, Fußnote). Die Formulierung „und gleichzeitig" lässt die beiden Positionen nebeneinander stehen und fördert die Gesprächsbereitschaft.

FAZIT

Non-Adhärenz ist eine häufig auftretende Komplikation und bei der Therapieplanung zu berücksichtigen.
Der beste Schutz gegen Non-Adhärenz ist Transparenz bzw. Information über die anstehende Behandlung sowie die Aufklärung über potenziell auftretende „Tücken", „Hindernisse" oder „Verlockungen" im weiteren Verlauf. Eine Einbeziehung des Patienten (oder der Angehörigen) im Sinne einer partizipativen Entscheidungsfindung fördert die Adhärenz.
Bei Non-Adhärenz können Sie über verständnisvolle, empathische Interventionen die darunterliegenden Bedürfnisse klären und gemeinsam mit dem Gesprächspartner realistische, umsetzbare Lösungen suchen.
Falls die Non-Adhärenz trotzdem fortbesteht, teilen Sie Ihre Irritation oder Zwickmühle in Form einer Ich-Botschaft mit.
Zum Thema Verantwortlichkeit von Arzt oder Patient geben Ihnen zwei Fragen eine Orientierungshilfe, wie viel Energie Sie in die Umstimmung und Aufklärung Ihres Gegenübers einbringen wollen.

Transfer in den Alltag

Welches non-adhärente Verhalten beobachten Sie bei Ihren Patienten und deren Angehörigen? Was könnten die Bedürfnisse hinter diesen Verhaltensweisen sein? Welche alternativen Lösungsvorschläge kämen infrage?

Wie geht es Ihnen als Ärztin/Arzt, wenn Sie Non-Adhärenz erleben? Was brauchen Sie selber in solchen Fällen?

Experimentieren Sie mit Ich-Botschaften als wichtiges Feedback für den Patienten. Welche Wirkung hat das Benennen Ihrer eigenen Zwickmühlen?

LITERATUR

Bericht der WHO (2013) zur Adhärenz bei Langzeittherapien. http://www.who.int/chp/knowledge/publications/adherence_full_report.pdf.

Fischer J. Compliance-Probleme in der hausärztlichen Praxis. In: Petermann (Hrsg.). Compliance und Selbstmanagement. Göttingen: Hogrefe, 1998. S. 141.

Härter M, Scholl I. PEF-FB-9/PEF-FB-Doc. Fragebogen zur Partizipativen Entscheidungsfindung. http://www.patient-als-partner.de/index.php?article_id=20&clang=1

Laschet H. Mangelnde Therapietreue – Das Milliardengrab. Online-Newsletter der Ärzte-Zeitung vom 30.10.2013 (Springer Medizin).

Langewitz W. Kommunikation im medizinischen Alltag. Leitfaden. Düsseldorf: Ärztekammer Nordrhein, 2015. S. 33.

Oboth M, Seils G. Mediation in Gruppen und Teams. Paderborn: Junfermann; 2005. S. 30.

Seehausen M, Hänel P. Arzt-Patienten-Kommunikation: Adhärenz im Praxisalltag effektiv fördern. Dtsch Arztebl 2011; 108(43): A 2276–2280.

Schweikhardt A, Fritzsche K. Kursbuch ärztliche Kommunikation. 3. A. Köln: Deutscher Ärzteverlag, 2016. S. 211–219.

7.5 Schlechte Nachrichten überbringen

LERNZIEL

- Anforderungen und Bedürfnisse des Patienten und Arztes in dieser Situation
- SPIKES-Modell (patientenzentrierte Kommunikation zur Übermittlung schlechter Nachrichten)
- NURSE-Modell (Umgang mit starken Emotionen)
- Umgang mit schwierigen Fragen
- Innere Vorbereitung auf herausfordernde Gespräche

„Du musst das ganze Leben verstehen,
nicht nur einen kleinen Teil davon.
Deshalb musst du lesen,
deshalb musst du den Himmel betrachten,
deshalb musst du singen und tanzen
und Gedichte schreiben und leiden,
und verstehen,
denn all das ist Leben."
J. Krishnamurti

Eine der größten kommunikativen und seelischen Herausforderungen im Arztberuf ist das Übermitteln schlechter Nachrichten: das Mitteilen einer Krebsdiagnose, die Umstellung von einer kurativen auf eine palliative Behandlung, das Überbringen einer Todesnachricht an Angehörige. Oder die Bestätigung einer chronisch progredienten Erkrankung (z. B. HIV-Infektion) sowie die Aufklärung von Eltern über eine fetale Fehlbildung oder eine Behinderung ihres Kindes nach der Geburt.

Dies sind Tatsachen mit einschneidenden Konsequenzen für Patienten und ihre Angehörigen, aber auch Tatsachen, die Sie als Ärztin/Arzt herausfordern. Die auf beiden Seiten Hilflosigkeit und Ohnmachtsgefühle auslösen. Erschwerend kommt noch der chronische Zeitmangel im Alltag für solche Gespräche dazu.

In diesem Kapitel wird exemplarisch ein Gesprächsleitfaden für die Vermittlung einer Krebsdiagnose vorgestellt. Der Gesprächsleitfaden lässt sich auch auf andere Settings übertragen.

Krebsdiagnose aus der Patientenperspektive

Für den Patienten ist eine Krebsdiagnose ein „Sturz aus der Wirklichkeit“ (Zettl 2017), verbunden mit dem Gefühl existentieller Bedrohung. Es geht um einen Kontrollverlust in vielen Lebensbereichen. Wie wird es gesundheitlich, beruflich, familiär, finanziell weitergehen?

Die tiefgreifende Verunsicherung zeigt sich in aufgewühlten Gefühlszuständen wie Fassungslosigkeit, Schock *(freezing)*, Angst, Verzweiflung, Trauer oder Wut. Oder auch in scheinbarer Gefühllosigkeit mit fast inadäquat wirkender Nüchternheit, nicht nur im Augenblick der Diagnose-Mitteilung (➤ Abb. 7.8), sondern auch im weiteren Verlauf. Die emotionale Ausnahmesituation ist einem Trancezustand vergleichbar (➤ Kap. 5.3.1).

In den kommenden Wochen und Monaten muss der Patient weitreichende Entscheidungen treffen. Er braucht medizinische Informationen, Orientierung und Sicherheit. Gleichzeitig hat er ein Bedürfnis nach empathischer Begleitung und Anteilnahme. Er wünscht sich einen professionellen, achtsamen Arzt an seiner Seite, der ihn mit seinen emotionalen Wechselbädern und krankheits- und therapiebezogenen Ängsten aushält *(holding function)*.

Darüber hinaus braucht er jemanden, der ihm jenseits von Krankheit und Leid die vorhandenen Ressourcen aufzeigt („Empowerment“), um die Herausforderungen zu bewältigen (Keller 2013).

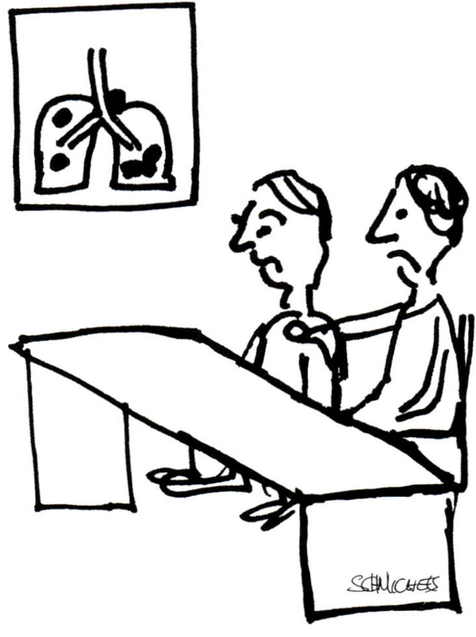

Abb. 7.8 Patientenperspektive bei einer Krebsdiagnose [P527]

Tab. 7.4 Das SPIKES-Modell

	Schritt	Inhalt
1.	**S**etting *(setting up the interview)*	Geschützter Rahmen mit einem klaren, räumlichen und zeitlichen Gesprächssetting; Bezugspersonen mit einbeziehen
2.	**P**erception *(assessing the patient's perception)*	Überprüfung von Wahrnehmung und Wissen des Patienten über seinen Zustand, sein Krankheitsbild; was erwartet er?
3.	**I**nvitation *(obtaining the patient's invitation)*	Wie möchte er die schlechte Nachricht überbracht bekommen: ausführlich oder häppchenweise?
4.	**K**nowledge *(giving knowledge and information to the patient)*	Die eigentliche Informations-/Diagnosevermittlung *(breaking bad news)* KISS *(keep it short and simple)*: kurze, knappe, einfache Informationsvermittlung mit Pausen zum Ankommenlassen der Nachricht
5.	**E**mpathy *(addressing the patient's emotion with empathic responses – acknowledge the patient's reaction)*	Empathisches Eingehen auf die gezeigten Emotionen (NURSE-Modell, ➤ Kap. 7.5.2)
6.	**S**trategy and Summary	Wie geht es weiter? Entwicklung eines Behandlungsplans und Zusammenfassung des Procederes

Anforderungen an den Arzt

Der Arzt als medizinischer Experte hat die Aufgabe, dem Patienten und seinen Angehörigen den fachlichen Hintergrund für die kommenden Entscheidungen aufzuzeigen. Gleichzeitig ist der Arzt selber emotional betroffen. Zum einen hat er die undankbare Aufgabe des Überbringers schlechter Nachrichten und ist starken Emotionen seines Gegenübers ausgesetzt. Zum anderen wird er durch die aufwühlenden Schicksale und Diagnosen seiner Patienten auch mit eigenen Gedanken, Gefühlen, Befürchtungen zum Thema Krankheit, Leid und Endlichkeit des Lebens konfrontiert.

„Breaking bad news“ – die Übermittlung schlechter Nachrichten – ist eines der am meisten beforschten Gebiete der ärztlichen Kommunikation. Es gibt einige Kommunikationsmodelle, die den Einstieg und das Führen solcher Gespräche erleichtern.[5]

[5] „Die Vermittlung einer schwerwiegenden Diagnose findet nicht an einem Termin statt, sondern ist ein Gesprächsprozess" (B. Sonntag, zitiert in Erdogan 2016). Fraktionierte, in kurze Einheiten aufgeteilte Gespräche werden dem reduzierten Auffassungsvermögen des geschockten Patienten besser gerecht.

7.5.1 Das SPIKES-Modell

Eine bewährte Vorgehensweise ist das sogenannte SPIKES-Modell (Baile et al. 2000) (➤ Tab. 7.4).

Schritt 2 und 3 sind je nach Setting in der Umsetzung umstritten. Der Patient sitzt zumeist schon angespannt im Gespräch und kann Fragen nach seiner Krankheitseinschätzung als belastend empfinden (Langewitz 2015). Sie sind jedoch empfehlenswert, wenn ein neuer Arzt oder der hinzugezogene Onkologe den Wissensstand des Patienten erfahren möchte.

Dialogbeispiel

Gespräch zwischen der Gynäkologin Dr. Melanie Lange und ihrer Patientin Katharina Weber. Bei der 48-jährigen Patientin ist vor 10 Tagen bei der Screening-Mammografie ein verdächtiger Knoten in der linken Brust festgestellt worden. Die Gewebebiopsie im Krankenhaus ergab ein aggressives Mammakarzinom Stadium G3. Familienanamnese: Die Mutter der Patientin starb mit 38 Jahren an einem metastasierten Mammakarzinom.

Dr. Lange wendet das SPIKES-Modell und das im Anschluss vorgestellte NURSE-Modell an. Die Ärztin hat für das Gespräch einen Zeitraum von 20 Minuten veranschlagt. Der hier verkürzt vorgestellte Dialog inkl. Pausen beansprucht eine Zeitspanne von ca. 6–8 Minuten.

Dialog	Erklärungen
Ärztin: „Frau Weber, guten Tag. Wie ich sehe, haben Sie sich noch jemand mitgebracht."	Setting: Einbeziehen der Angehörigen
Patientin: „Ja, das ist meine Schwester, Frau Hausen. Ich dachte, es ist besser, jemanden dabeizuhaben."	
Ärztin: „Ja, das ist immer gut. Vier Ohren hören mehr als zwei. Wir sitzen heute hier zusammen, weil wir das Ergebnis der Gewebeentnahme besprechen möchten. Zu Ihrer Orientierung: Für unseren Termin haben wir jetzt ca. 20 Minuten Zeit. Wenn die Zeit nicht reicht, machen wir im Anschluss noch einen weiteren Termin aus. Einverstanden? Noch eine Sache. Ich habe heute Bereitschaftsdienst. Es könnte sein, dass der Piepser angeht. Dann müsste ich kurz ans Telefon gehen. Okay?" „Wie geht es Ihnen denn heute, Frau Weber?"	SPIKES – 1. Schritt Setting klären: Gesprächsinhalt und zeitlicher Rahmen Störungen wie Telefon, hereinkommende Personen, Piepser vermeiden bzw. ansprechen Offene, beziehungsaufbauende Frage
Patientin: „Ach, ja, soweit ganz gut. Ich fühle mich ja nicht wirklich krank. Der Knoten in der Brust tut ja nicht weh."	
Ärztin: „Verstehe. Fühlt sich irgendwie befremdlich an, hier zu sitzen?"	Empathische, beziehungsaufbauende Frage

Dialog	Erklärungen
Patientin nickt. „Ja, irgendwie schon."	
Ärztin: „Wir haben nun das Ergebnis der Gewebeprobe vorliegen. Es tut mir leid, Frau Weber. Leider habe ich keine guten Nachrichten für Sie." (Pause) Schaut die Patientin an.	Ankündigen der schlechten Nachricht
Patientin (leise): „Keine guten Nachrichten?"	
Ärztin: „Ja. Leider hat die Biopsie ergeben, dass der Knoten bösartig ist." Schaut die Patientin an. Lässt ihr Zeit zu reagieren.	KISS – keep it short and simple
Patientin: „Krebs?"	
Ärztin nickt mitfühlend: „Ja, es ist Brustkrebs."	
Frau Weber mit Tränen in den Augen. „Brustkrebs. Oh, nein."	
Ärztin nickt, schaut sie an, gibt der Patientin Zeit, ihre Gefühle und Gedanken zu ordnen. Wartet mindestens drei Sekunden, bis die Patientin wieder etwas sagt.	Warten, holding function
Patientin: „Wie schlimm ist es?"	
Ärztin nickt. „Es ist ein Tumor, der leider zu den schnell wachsenden Tumoren zählt. Das Gute ist jedoch, dass wir ihn in einem frühen Stadium erwischt haben."	KISS – keep it short and simple
Frau Weber: „Oh, nein. Schnell wachsend. Auch das noch. Wie bei meiner Mutter." Weint, krampft sich zusammen.	
Ärztin wartet ab, lässt der Patientin Zeit, das Gehörte zu verarbeiten. Nach einer Pause: „Das ist jetzt ein ganz schöner Schock für Sie, nicht?"	NURSE: Spiegeln der sichtbaren Emotion
Frau Weber weint, blickt nach unten.	
Ärztin nach einer Pause: „Mit so etwas haben Sie nicht gerechnet."	NURSE: Paraphrasieren der Gedanken der Patientin
Patientin: „Nein. Ich war doch ständig in Kontrolle bei meiner Frauenärztin. Sind Sie sicher, dass Sie sich nicht geirrt haben?"	
Ärztin schaut sie ruhig an, hält den flehenden Blick der Patientin aus: „Ich hätte Ihnen gerne etwas anderes mitgeteilt. Aber leider ist der Befund eindeutig."	Wünsch-Statement
Patientin weint: „Das darf doch nicht wahr sein. Krebs. Und dann noch ein so bösartiger." Schaut auf. „Ich habe doch so auf meine Gesundheit geachtet."	

Dialog	Erklärungen
Ärztin hält Blickkontakt, kommentiert die Aussage nicht.	Warten, holding function
Patientin: „Was heißt das denn? Muss ich sterben? Wie meine Mutter? Innerhalb von ein paar Monaten war sie tot."	
Dr. Lange: „Das war sicher eine extrem belastende Situation für Sie damals?"	NURSE: Understanding und Respecting der Gedanken der Patientin
Patientin nickt, weint. „Es war schrecklich. Sie hat sich zu Tode gequält."	
Ärztin: „Da haben Sie einen ziemlich schrecklichen Verlauf vor Augen. (Pause) Das mit Ihrer Mutter ist vermutlich schon eine Weile her, stimmt's?"	Warten
Schwester der Patientin nickt: „Das war vor dreißig Jahren."	
Ärztin: „In der Zwischenzeit hat die Medizin, gerade beim Brustkrebs, deutliche Fortschritte erzielt. Die Prognose in Ihrem Stadium ist viel besser als damals bei Ihrer Mutter. Bei Ihnen ist nur ein Lymphknoten in der Achsel befallen, sonst nichts. Für Ihr Stadium gibt es eine erfolgversprechende Behandlung."	Nachdem die schlimmsten Befürchtungen ausgesprochen sind, führt die Ärztin den heutigen Stand der Medizin an (Connection before correction) Wiederholt den Befund
Patientin: „Was heißt das?"	
Ärztin: „Das ist natürlich individuell verschieden. Doch es gibt statistische Wahrscheinlichkeiten, an denen man sich orientieren kann. Bei Ihrem Krankheitsstadium überleben neun von zehn Frauen die nächsten zehn Jahre. Also recht gute Chancen."	Besser konkrete Zahlen nennen, sie sind anschaulicher als Prozentzahlen.
Patientin: „Meinen Sie?"	
Ärztin nickt, blickt die Patientin an, fragt (nach einer Pause): „Wie geht es Ihnen jetzt, Frau Weber?"	Offene Frage nach Gefühlen
Patientin: „Geschockt. Andererseits habe ich es ja schon befürchtet."	
Ärztin nickt: „Das Hören einer solchen Diagnose nimmt einen ja meist sehr mit. Insbesondere wenn Sie selber auch schon so etwas in der Familie erlebt haben. (Pause) Ich würde jetzt gerne noch über das weitere Vorgehen für die nächsten Wochen sprechen. Ist das okay? Sind Sie schon wieder aufnahmefähig oder wollen wir das lieber in einem zweiten Gespräch besprechen?"	NURSE: Understanding und Respecting der Gedanken der Patientin Holt sich Einverständnis ein, um fortzufahren.
Patientin: „Nein. Sagen Sie mir, was mich erwartet."	
Ärztin: „In Ordnung. Als Erstes planen wir in 10–14 Tagen eine Operation unter Erhaltung der Brust. Hierbei wird der Knoten und der dazugehörige Wächter-Lymphknoten in der Achsel entnommen. Zur *Sicherung der Tumorfreiheit* für jetzt und später wird im Anschluss noch eine Bestrahlung über 8 Wochen angesetzt. Ob noch weitere *unterstützende Maßnahmen* wie evtl. eine Chemotherapie eingeleitet werden müssen, hängt von der Untersuchung des Gewebes nach der Operation ab. Das wäre erst einmal der jetzige Plan. Wie ist das für Sie, wenn Sie das jetzt von mir hören?"	SPIKES 6. Schritt – Strategie: konkretes Procedere *Positive Suggestion* zum Erhalt der Tumorfreiheit (➤ Kap. 5.3.5) statt „zur Verhinderung von Rezidiven" Feedbackfrage
Patientin: „Was soll ich sagen. Es bleibt mir ja nichts anderes übrig. Aber es klingt irgendwie überschaubar."	
Ärztin nickt: „Ja schon. Haben Sie noch Fragen zu irgendeinem Punkt?"	
Patientin: „Nein. Ich bin jetzt erst einmal völlig erschlagen."	
Ärztin: „Das war jetzt ganz schön viel zum Verdauen, nicht?" Frau Weber nickt.	NURSE: Respecting and Understanding
Ärztin: „Dann würde ich gerne noch einen Folgetermin mit Ihnen ausmachen. Wenn in der Zwischenzeit Fragen oder Sorgen auftauchen, bitte melden Sie sich bei mir.	Vorausschau, Einladung

Erläuterungen

Nach dem Klären des zeitlichen und inhaltlichen Settings ist es sowohl für den Patienten als auch den Arzt schonender, die Diagnose möglichst rasch zu vermitteln.

Dies kann mit den Worten: „Leider …" oder „Es tut mir leid …", gefolgt von einer kurzen Pause, angekündigt werden. Zum Beispiel: „Es tut mir leid, dass es nichts Erfreuliches ist, das ich Ihnen heute mitzuteilen habe" (KoMPASS Skript 2016). Nicht selten formuliert der Patient schon selber, was er befürchtet: „Ist es Krebs?"

Im nächsten Schritt teilen Sie nach dem Prinzip „KISS – keep it short and simple" in einfachen, kurzen Sätzen (SPO: Subjekt, Prädikat, Objekt) die schlechte Nachricht mit. Der Patient befindet sich durch die angespannte Situation wie in einem Tunnel[6], sodass er seine Umgebung und die angebotenen Informationen nur eingeschränkt wahrnimmt. Vermei-

[6] Beim Überbringen von schlechten Nachrichten ist die Aufnahmefähigkeit von Patienten sehr gering (➤ Kap. 5.3.1). Ab einer Gefühlsintensität von 7 (Skala von 0–10) ist die kognitive Verarbeitung von Informationen stark eingeschränkt.

den Sie Fachausdrücke, führen Sie die wichtigsten Fakten an, auch wiederholt.

Nach Mitteilen der schlechten Nachricht ist es empfehlenswert, eine kurze Pause von ca. 3–6 Sekunden einzulegen, damit der Patient die Nachricht in seinem individuellen Tempo aufnehmen kann. An seiner Reaktion (ob emotional oder nüchtern) sehen Sie, ob er zuerst ein empathisches Eingehen oder eher weitere Informationen braucht.

LEITSATZ

„Tu nicht etwas, sei einfach da." Buddhistische Weisheit

7.5.2 Das NURSE-Modell für den Umgang mit starken Emotionen

Der sicher anspruchsvollste Teil in „Breaking bad news"-Gesprächen ist der Umgang mit den Emotionen des Gegenübers. Dies entspricht dem 5. Schritt „Empathy" des SPIKES-Modells *(addressing the patient's emotion with empathic responses)*. Nicht selten ist der Arzt an diesem Punkt selber überfordert. Zum Selbstschutz reagiert er vielleicht mit Floskeln oder vorschnellen Beruhigungen. Oder er geht einfach über die gezeigten Gefühle hinweg und bietet übermäßige fachliche Aufklärungen an.

Oft werden direkte oder indirekte Signale des Patienten vom Arzt nicht wahrgenommen oder überhört („Doctors don't ask, and patients don't tell". KoMPASS Skript 2016):

„Tumorpatienten tragen ihr Herz nicht auf den Lippen." (Pollak et al. 2007)[7]

Ein behutsames, empathisches Ansprechen der Emotionen des Gegenübers ist eine Einladung, über Ängste und Sorgen zu reden, und bewirkt zugleich eine Entlastung.[8]

Das sogenannte NURSE-Modell (Back et al. 2007) kann eine Hilfestellung geben, in angemessener Weise mit dem emotionalen Ausnahmezustand des Patienten umzugehen.

NURSE-Modell

Naming: Emotionen benennen
Understanding: Verständnis für Emotionen ausdrücken
Respecting: Respekt oder Anerkennung des Patienten artikulieren
Supporting: dem Patienten Unterstützung anbieten
Exploring: weitere Aspekte einer Emotion herausfinden

Naming

Durch Benennen des Gefühls helfen Sie dem Patienten, aus der Überflutung der Emotionen herauszukommen und sich innerlich zu ordnen.

Sie können die Gefühle mit offenen oder geschlossenen Fragen anbieten (➤ Kap. 2.2.2):

- Geschlossene Fragen nach dem Gefühl:
  „Sie sind jetzt ziemlich *erschüttert (durcheinander, erschrocken, betroffen, fassungslos)*, nicht?"
  „Das ist jetzt ein ganz schöner *Schock* für Sie?"
  „Sind Sie gerade richtig *aufgewühlt (verunsichert, in/voller Sorge, alarmiert)?*"
  „Das macht Ihnen gerade ziemlich *Angst?*"
- Offene Frage, wie es dem Gegenüber gerade geht:
  „Wie fühlen Sie sich gerade?"
  „Wie geht es Ihnen, wenn Sie das von mir hören?"

Das Benennen der Gefühle hat auch für Sie als Überbringer der schlechten Nachrichten eine entlastende Funktion. Die Gefühle „gehören" dem Patienten. Durch das Aussprechen können Sie diese heftigen Emotionen dem Patienten „zurückgeben" (B. Sonntag, zit. in Erdogan 2016). Damit verhindern Sie eine übermäßige Identifizierung mit den starken Emotionen des betroffenen Menschen.

Understanding und Respecting

Im Anschluss braucht der Patient eine Art Bestätigung (Understanding) und Anerkennung (Respecting), dass seine Reaktion auf die schlechte Nachricht nachvollziehbar ist.

Anerkennung/Würdigung der gezeigten Gefühle

- Understanding
  „Verständlich, dass Sie sich jetzt erst mal völlig erschlagen fühlen."
  „Das ist jetzt ziemlich viel zum Verdauen für Sie."
  „Jetzt brauchen Sie erst mal Zeit, um das sacken zu lassen."
- Respecting
  „Und jetzt hören Sie so eine Nachricht von mir, nachdem Sie im Vorfeld so viele belastende Therapien mitgemacht haben." (z. B. bei Umstellung einer kurativen auf eine palliative Behandlung)
  „Nach einer solchen Diagnose gibt es jetzt viel zu überlegen und zu entscheiden. Nachvollziehbar, dass Sie sich jetzt irgendwie erschlagen fühlen und sich zuerst Zeit lassen wollen."

Cave bei Verwendung der Worte „Ich verstehe Sie"

Meist kann man nur erahnen, wie es einem Patienten geht, der gerade eine lebensbedrohliche Diagnose erfahren hat. Oder Angehörigen, die einen nahestehenden Menschen verloren haben, bzw. Eltern, deren Kind tödlich verunglückt ist.

7 Nur in 37 % der Arzt-Patienten-Gespräche äußern Patienten mit fortgeschrittener Tumorerkrankung direkte oder indirekte Emotionen (vgl. KoMPASS Skript 2016).

8 „40 seconds of compassion" seitens der Ärzte helfen Patienten, Trauer und Angst effektiver zu verarbeiten und besser mit der Krankheitserfahrung umzugehen (Fogarty et al. 1999).

Supporting

Wenn die Gefühle des Patienten genügend Raum bekommen haben (spürbar nachlassender Druck bei Ihrem Gegenüber oder auch bei Ihnen), können Sie vorsichtig Unterstützungsangebote oder konkrete Lösungsvorschläge machen (➤ Kap. 3.3.4).
Klärung von Unterstützungsmöglichkeiten:
- „Was könnte Ihnen denn jetzt in diesem Augenblick helfen?“ (offene Frage)
- „Wäre es für Sie hilfreich, wenn wir nächste Woche noch mal einen Termin ausmachen und Sie Ihren Partner mitbringen?“ (geschlossene Frage)

Exploring

Wenn Sie jedoch bemerken, dass der Patient in einer Art Schockstarre oder einem für Sie nicht fassbaren Gefühlszustand verharrt, folgt der letzte Schritt des NURSE-Modells.

Mit gezielte Fragen „explorieren“ Sie, was den Patienten gerade bewegt, wo er innerlich „hängt“, damit klar wird, wie Sie ihn wirksam unterstützen können:
- „Was beschäftigt Sie gerade? Was geht Ihnen im Augenblick durch den Kopf?“
- „Wo hängen Sie gerade innerlich?“
- „Sie sind jetzt *betroffen/in Panik* (Gefühl benennen), weil …?“ (Pause machen und abwarten, den Patienten den Satz ergänzen lassen)

Durch das Benennen und Eingehen auf seine Gefühle wird der Patient meist wieder gefasster und kognitiv aufnahmefähiger.

Planung des weiteren Procederes

Im letzten Abschnitt eines solchen Gesprächs geht es um die Planung der nächsten Behandlungsschritte (6. Schritt „Strategy and Summary“ des SPIKES-Modells).

Die bisherigen Informationen werden kurz wiederholt und zusammengefasst. Danach erläutern Sie das geplante Procedere wie Operation, Chemotherapie, Bestrahlung mit einfachen, klar verständlichen Worten (ggf. unter Rückgriff auf Bildmaterial oder Patientenratgeber-Broschüren).

Sie können zusätzliche Unterstützungsmöglichkeiten wie Schmerztherapie, Selbsthilfegruppen, psychoonkologische oder weitere fachärztliche Betreuung anbieten.

Ressourcenorientierung

Im Sinne des NURSE-Schritts „Supporting“ und des Empowerments können Sie in weiteren Gesprächen den Blick des Patienten auf vorhandene Ressourcen lenken, die ihm bei der Bewältigung der bevorstehenden Belastungen helfen können.

Soziale oder persönliche Ressourcen (das soziale, familiäre, freundschaftliche Umfeld, der spirituelle, religiöse Hintergrund, bereits bewältigte Lebenskrisen oder Krankheiten) können Kraftquellen, Anker und Erinnerungshilfen für die eigene Selbstwirksamkeit sein und trotz aller Ohnmacht im Hinblick auf die bevorstehende Zeit Gestaltungsmöglichkeiten aufzeigen (➤ Kap. 4.2).

> *„Das Unannehmbare anzunehmen ist die tiefste Gnadenquelle auf dieser Welt.“* Eckhart Tolle („Stille spricht“ 2003)
> *„Mitten im Winter habe ich erfahren, dass es in mir einen unbesiegbaren Sommer gibt.“* Albert Camus

7.5.3 Umgang mit schwierigen Fragen

Nicht selten stellen Patienten im ersten oder in späteren Gesprächen Fragen zu ihrer Prognose. „Wie lange habe ich noch?“ oder „Wie viel Zeit bleibt mir?“

In inkurablen Fällen beziehen sich die Fragen oft auf das Sterben („Muss ich jetzt sterben?“) und das in der Endphase zu erwartende Leid. „Werde ich starke Schmerzen haben?“ oder „Muss ich sehr leiden?“

Solche Fragen sind schwer zu beantworten, selbst für Fachleute mit onkologischem Spezialwissen, da die Verläufe so individuell sind.

Hilfreiche Formulierungen
- Bei Fragen nach der Prognose (Wie lange habe ich noch? Wie stehen meine Chancen?)
  „Eine genaue Prognose kann Ihnen niemand geben. Wir reden aber eher von Wochen als von Monaten (von Monaten als von Jahren).“
  „Neun von zehn Patienten überleben bei Ihrem Krebsstadium die ersten fünf Jahre.“
- Zur Frage hinter der Frage:
  „Was bedeutet denn viel Zeit für Sie? Was beschäftigt Sie gerade, wenn Sie das fragen?“

Auch hier erweist sich das NURSE-Modell wieder als sehr hilfreich. Achten Sie ebenfalls auf die suggestive (negative, positive) Wirkung der gewählten Formulierungen (➤ Kap. 5.3.3 und ➤ Kap. 5.3.5)[9].

Zur eigenen Entlastung gegenüber den hoffnungslosen und verzweifelten Gefühlen des Patienten können Sie auf das sogenannte „Wünsch-Statement“ zurückgreifen (Vitinius, zit. in Erdogan 2016).

[9] Statt „Wir können nichts mehr für Sie tun“ positive Aussagen wie: „Sie können sicher sein, dass wir alles tun werden, um Ihnen die bestmögliche Versorgung zu geben.“ Oder: „Wir haben verschiedene Möglichkeiten, um Ihre Lebensqualität so gut wie möglich zu erhalten.“ (Muffler 2015, S. 30)

Mitgefühl ausdrücken

Wünsch-Statement: „Ich hätte Ihnen gerne etwas anderes mitgeteilt."
Nonverbal Präsenz zeigen: zugewandte Körperhaltung, Augenkontakt, „mitfühlendes Brummen", Taschentuch reichen

Trotzdem bleibt es eine Tatsache: „*Auch die beste und einfühlsamste Gesprächsführung macht aus einer schlechten Nachricht keine gute Nachricht*" (KoMPass Skript 2016).

7.5.4 Innere Vorbereitung auf ein solches Gespräch

Die Vermittlung schlechter Nachrichten hat, wie Sie wahrscheinlich aus eigener Erfahrung wissen, auch Auswirkungen auf Sie selbst und Ihren emotionalen Zustand. Insbesondere wenn solche Gespräche zu Ihrem Haupttätigkeitsfeld gehören.[10]

Aus Gründen des Selbstschutzes kommt es oft zu einem innerlichen Abschotten gegen die Schicksalsschläge und Emotionen von Patienten und ihrer Angehörigen. Dies wirkt sich nicht selten auf die Empathiefähigkeit des Arztes aus (Keller 2013).

Wie können Sie eine „gesunde" Balance zwischen empathischem Eingehen auf Ihr Gegenüber und emotionaler Distanz bewahren oder wiederherstellen?

Aus dem Ressourcenorientierten Ansatz (➤ Kap. 4.2) kennen Sie ein paar Hilfsmittel zur inneren Stärkung im Alltag. Hier ein paar mögliche Ideen:

Um einer übermäßigen Identifikation mit dem Schicksal des Gegenübers vorzubeugen, könnten Sie sich einen imaginierten Schutzmantel (wie einen Klinikkittel) vor dem Gespräch überziehen. Er schützt Sie vor zu starken Gefühlen und lässt Sie zugleich professionell auf die Emotionen und Betroffenheit des Gegenübers reagieren.

Reinigungsrituale, wie Hände waschen, den eigenen Körper durchschütteln, ein erfrischendes Bonbon lutschen oder den Raum lüften, können Sinnbilder für einen gesunden, inneren Abstand und einen Reinigungsprozess nach dem belastenden Gespräch sein.

Kraftquellen: Persönliche Glücksbringer, kleine positiv besetzte Gegenstände in der Hosen- oder Kitteltasche können beim Berühren oder Ansehen Kraft geben und Sie zentrieren. Sie können auf allen Sinnesebenen (visuell, akustisch, taktil, olfaktorisch, gustatorisch) Ruhe und Kraft spendende Erinnerungshilfen in Ihrem Arztzimmer installieren, wie schöne Fotos/Bilder, entspannende kurze Musikstücke, angenehme Naturgeräusche, wohltuende Gerüche. Sie helfen vor der nächsten Aufgabe im Alltag kurz innezuhalten. Vielleicht bekommen Sie auch im Austausch mit Kollegen weitere Impulse, was hilfreich in solchen Situationen sein könnte.

Trotz der fachlichen und emotionalen Vorbereitung auf das Gespräch bleibt die Übermittlung von schlechten Nachrichten ein belastendes und aufwühlendes Erlebnis.

[10] Ein Drittel der onkologisch tätigen Ärzte klagt über Burn-out-Symptome und depressive Verstimmungen, verbunden mit einem erhöhten Alkohol- und Medikamentenkonsum (Keller 2013).

FAZIT

Die **Übermittlung von schlechten Nachrichten** ist eine für beide Seiten belastende Situation. Sie können versuchen, sich und Ihr Gegenüber zu entlasten durch

- eine achtsame Vorbereitung des Gesprächssettings nach dem SPIKES-Modell,
- Eingehen auf das individuelle Informationsbedürfnis des Patienten mit der einfachen, klaren Vermittlung von Inhalten,
- einen wertschätzenden, empathischen Umgang mit den gezeigten Emotionen nach dem NURSE-Modell,
- das Aufzeigen von Ressourcen im Sinne von Empowerment des Patienten (selbst wenn es nur geringfügige selbstständige Handlungsoptionen sind),
- eine gute Selbstfürsorge (Psychohygiene) vor und nach dem belastenden Gespräch unter Verwendung von ressourcenreichen Hilfsmitteln oder Ritualen.

Transfer in den Alltag

Beobachten Sie Ihre Gesprächsführung beim Übermitteln schlechter Nachrichten. Wo fällt es Ihnen schwer, auf die Emotionen des Gegenübers einzugehen und wo bieten Sie zum Ausgleich schnell sachliche Informationen an?

Was könnte Ihnen helfen, leichter mit solchen herausfordernden Gesprächssituationen umzugehen?

Welche entlastenden, ausgleichenden Möglichkeiten nutzen Sie und Ihre Kollegen bereits im Alltag? Welche könnten Sie einbauen oder verstärken?

LITERATUR

Back AL, Arnold RM, Baile WF et al. Efficacy of communication skills training for giving bad news and discussing transitions to palliative care. Arch Int Med. 2007; 167: 453–460.
Baile WF, Buckman R, Lenzi R, Glober G, Beale EA, Kundelka AP. SPIKES – A six-step protocol for delivering bad news; application to the patient with cancer. Oncologist 2000; 5: 302–311.
Erdogan B. Viele Ärzte wissen gar nicht, wie viel Zeit selbst fünf Minuten sein können. Rheinisches Ärzteblatt 2016; 6: 12–14.
Fogarty LA, Curbow BA, Wingard BA, McDonnell K, Sommerfield MR. Can 40 seconds of passion reduce patient anxiety? J Clin Oncol. 1999; 17(1): 371–379.
Keller M. Patientzentrierte Kommunikation in der Onkologie. Imago Hominis 2013; 20(4): 267–276
Langewitz W. Mitteilen schlechter Nachrichten. In: Brähler E, Strauß B (Hrsg.). Lehrbuch der medizinischen Psychologie und Soziologie. Göttingen: Hofgrefe; 2001. S. 53.

7

Langewitz W. Kommunikation im medizinischen Alltag. Leitfaden. Düsseldorf: Ärztekammer Nordrhein; 2015. S. 43.

Muffler E. (Hrsg.). Kommunikation in der Psychoonkologie. Heidelberg: Carl Auer; 2015.

Sonntag B, Vitinus F. „Kommunikative Kompetenz" zur Verbesserung der Arzt-Patienten-Beziehung. KoMPASS Skript. Uniklinik Köln. 2016.

Zettl S. Psychosoziale Onkologie. In: Alt-Epping B, Fuxius S, Wedding U (Hrsg.). Essentials Onkologie. München: Elsevier; 2017. S. 129–136.

KAPITEL

8 Teamkommunikation

LERNZIEL

Feedbackkultur
Konstruktive Formulierung von Kritik
Kritik von anderen aufnehmen und wiedergeben
Ausdrücken von Wertschätzung, Anerkennung, Dankbarkeit

Während Ärzte bei der Befragung, an welcher Stelle sie die meisten Konflikte in Kliniken, Krankenhäusern und Pflegeeinrichtungen sehen, vor allem Konflikte rund um Behandlungsfragen in der Patientenbetreuung angeben (Weckert 2011), sind für das pflegerische und therapeutische Krankenhauspersonal vor allem Stress im interdisziplinären Team von Bedeutung.

Deswegen ist es hilfreich, ein Handwerkszeug für einen konstruktiven Umgang im Team zur Verfügung zu haben. Je früher, klarer und wertschätzender echte oder potenzielle Unstimmigkeiten und Konflikte bei Arbeitsabläufen oder der Patientenbehandlung angesprochen werden, umso weniger verfestigen sich Urteile und Missstimmungen mit späterem Eskalationspotenzial.

Mit der Vier-Schritte-Kommunikation haben Sie eine Methode an der Hand, um kritische Themen im Team und Mitarbeiterkreis anzusprechen. Der bedürfnisorientierte Blick hilft zu erkennen, welche Anliegen und Motive hinter ungünstigen Formulierungen und Verhaltensweisen stehen könnten. Dies eröffnet einen Raum für Verständnis, Austausch und Kooperation.

Wichtig für die Teamkommunikation

- Überprüfen Sie, ob das Setting für ein klärendes Gespräch geeignet ist. Legen Sie einen günstigen Zeitpunkt und Raum fest und ziehen Sie ggf. neutrale Kollegen hinzu, die das Gespräch begleiten oder moderieren.
- Die innere Haltung bei der Teamkommunikation ist eine respektvolle, wertschätzende Begegnung auf Augenhöhe. Bei einem hierarchischen Gefälle ist es sinnvoll im Blick zu haben, wann eine gleichberechtigte Begegnung möglich ist. Und wann aufgrund Ihrer Stellung und der damit verbundenen Verantwortung klare Vorgaben/Entscheidungen – ohne Einbeziehung der Kollegen und/oder Mitarbeiter – erforderlich sind. Schaffen Sie Transparenz für solche Settings mit wenig Entscheidungsspielraum (➤ Kap. 2.2.4).

8.1 Die Kunst, Feedback zu geben und anzunehmen

LEITSÄTZE

„Fehlende Wertschätzung lässt sich nicht durch sachliche Zugeständnisse ersetzen." „Menschen sind bereit sich zu verändern, wenn sie mit ihren Gefühlen und Bedürfnissen wahrgenommen werden." Marshall Rosenberg

Beim Thema Feedback geht es nicht nur darum, anderen auf sozialverträgliche Weise ein strittiges oder unangenehmes Thema nahezubringen (➤ Kap. 8.2.1). Es geht auch darum, Anerkennung, Lob, Wertschätzung und Dankbarkeit auszudrücken (➤ Kap. 8.3). Gelungene, erfreuliche Begebenheiten explizit zu „feiern", ist ein wichtiger, motivierender und den Teamgeist bzw. die Teambildung fördernder Bestandteil der Feedbackkultur.

„Im Grunde sagen die Menschen immer nur eines dieser beiden Worte: Bitte oder Danke." frei nach Marshall Rosenberg

8.2 Umgang mit Kritik in vier Schritten

8.2.1 Kritik formulieren

Folgendes Beispiel aus dem Stations- bzw. Praxisablauf: Auf Initiative der Teamleiterin Dr. Cornelia Pfeiffer wurde ein neues Vorgehen für die Erstaufnahme von Patienten eingeführt. Nach einem Monat stellt die Ärztin fest, dass einige Mitarbeiterinnen noch die alten Formulare benutzen. Dr. Pfeiffer möchte diesen Umstand ansprechen. Sie kann dies entweder in Einzelgesprächen oder wie unten gezeigt mit dem ganzen Team bei einer Teambesprechung tun (➤ Tab. 8.1).

Tab. 8.1 Leitfaden für eine konstruktive Formulierung von Kritik in vier Schritten

Schritt	Inhalt	Formulierung
Beschreiben der Ausgangssituation	Was ist passiert? Worauf beziehe ich mich? Welcher Vorfall hat das unangenehme Gefühl in mir ausgelöst?	Wenn ich sehe/höre/erfahre, dass …
Gefühl	Welches Gefühl löst die obige Beobachtung bei mir aus?	…, dann fühle ich mich … …, dann bin ich …
Bedürfnis (leerer Tank)	Was fehlt? Was hätte ich gerne gehabt?	…, weil ich gerne gehabt hätte, dass … …, weil mir … wichtig ist …, weil ich ein Bedürfnis nach … habe
Bitte oder Entscheidung	Worum möchte ich bitten, um mein Bedürfnis erfüllt zu bekommen? Entscheidung, falls trotz vieler Verhandlungsversuche keine Einigung möglich ist	Deswegen habe ich folgenden Vorschlag. Könntest du dir/könntet ihr euch vorstellen, dass …? Ich bitte dich/euch jetzt … Könntest du/könntet ihr bitte …? Bist du/seid ihr bereit, nächstes Mal …? Deswegen habe ich beschlossen, dass …

Dialogbeispiel

Zunächst eine ungünstige Variante

Dr. Cornelia Pfeiffer (vorwurfsvoll): „Wir wollten doch für die Erstaufnahme der Patienten das neue Formular einsetzen und jetzt benutzt ihr ständig noch das alte. (Bewertung, unklare Beschreibung der Ausgangssituation) Ich fühle mich nicht ernst genommen (Pseudogefühl). Ich will das alte Formular nicht mehr in Gebrauch sehen. Haltet euch bitte an die Absprachen." (negativ formulierter, frommer Wunsch).

Von dieser ungünstigen Variante unterscheidet sich die folgende Kritikäußerung.

Formulierung einer konkreten Bitte in vier Schritten:

1. Ausgangssituation	Wir hatten in der letzten Teambesprechung ausgemacht[1], ab sofort das Formular F1 für die Erstaufnahme der Patienten zu verwenden. In den letzten vier Wochen habe ich gesehen, dass bei sieben Patienten das alte Formular B3 eingesetzt wurde.
2. Gefühl	Ich bin *irritiert* und *verwundert.*
3. Bedürfnis (leerer Tank)	Mir geht's um *Klarheit, Einheitlichkeit* und *Effizienz der Arbeitsabläufe.*
4. Bitte	Könntet ihr bitte ab sofort für Erstaufnahmen das neue Formular F1 verwenden und das alte Formular aus der Datei löschen?

Falls die Gesprächspartner mit dem konkret formulierten Vorschlag nicht einverstanden sind, geht es im nächsten Schritt darum herauszufinden, welche Bedürfnisse gegen die Vereinbarung sprechen, bzw. was die Teammitglieder in der vorgegebenen Situation brauchen, um das Besprochene umzusetzen.

Bei der Lösungsfindung geht es darum, nicht auf seiner Lieblingsstrategie zu beharren, sondern flexibel und bedürfnisorientiert vorzugehen. Dies fördert die Kooperation (➤ Abb. 8.1, vgl. auch das Bild der zwei Giraffen, ➤ Kap. 2.2.3) und ermöglicht das Finden einer Win-Win-Strategie.

Nach guten Gründen fragen:

1. Ausgangssituation	Wir hatten in der letzten Teambesprechung ausgemacht, ab sofort das Formular F1 für die Erstaufnahme der Patienten zu verwenden. In den letzten vier Wochen habe ich gesehen, dass bei sieben Patienten das alte Formular B3 eingesetzt wurde.
2. Gefühl	Ich bin *verwundert* und auch ein bisschen *ratlos.*
3. Bedürfnis (leerer Tank)	Ich bräuchte jetzt *Klarheit/Orientierung,* wie ich das einschätzen soll.
4. Bitte (verschiedene Versionen)	Könntet ihr mir bitte eure Gründe sagen, *wie es dazu kam*[2], dass die alten Formulare weiterhin verwendet wurden? Und was für euch konkret schwierig an der Umsetzung ist? Was müsste erfüllt sein, damit ihr bei der Neuerung mitmacht? Was braucht ihr, damit ihr das … (z. B. Projekt) unterstützen könnt? (Frage nach den Bedürfnissen der Teammitglieder) Oder was hättet ihr für einen anderen konkreten Vorschlag?

Wenn trotzdem eine Lösung nicht sofort sichtbar ist, empfehlen sich Feedbackfragen/-bitten.

[1] Wichtig ist zu klären, ob es überhaupt eine klare Vereinbarung bzw. Absprache zum neuen Vorgehen gab oder ob es eher ein unklar formulierter frommer Wunsch war (➤ Kap. 2.2.4).

[2] Die Formulierung „Wie es dazu kam" vermittelt den meisten Gesprächspartnern das Bedürfnis nach Klarheit glaubhafter als ein „Warum". Dieses Wort impliziert oft, dass etwas falsch gemacht wurde. „Warum-Fragen sollte man nur mit Anwalt beantworten" (frei nach Marshall Rosenberg).

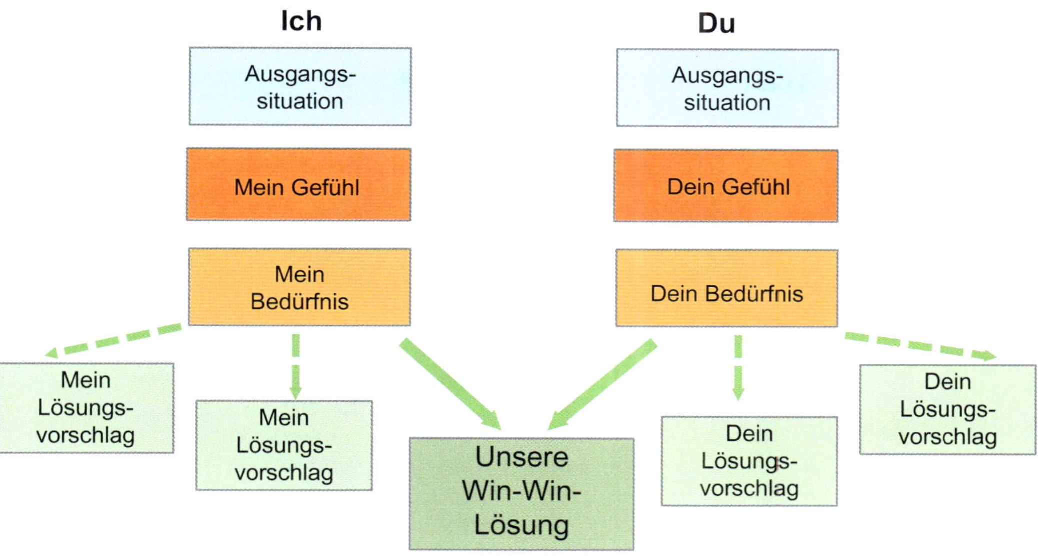

Abb. 8.1 Lösungsfindung mit den vier Schritten beider Gesprächspartner[3] [P527]

Feedbackfragen/-bitten

- Feedbackfrage nach dem Befinden des Gegenübers auf meine Worte (Fokus auf das Gegenüber): *„Wie ist das für euch, wenn ihr das von mir hört?"*
- Feedbackbitte um Wiedergabe meiner Worte (Fokus auf mich selber):
  „Ich möchte sicherstellen, dass ich mich nachvollziehbar ausgedrückt habe/dass wir über das Gleiche reden."
  - *„Könntet ihr bitte noch mal in eigenen Worten wiedergeben, was ihr mich habt sagen hören?"*
  - *„Könntest du kurz zusammenfassen, was bei dir angekommen ist?"*

Anmerkung: Bei dieser Frage geht es nicht darum, die intellektuellen Fähigkeiten des Gegenübers zu testen. Es geht darum, die Gesprächsgrundlage zu klären, da bei Gesprächen oft andere Dinge gehört oder wiedergegeben werden, als der Sprecher ausgedrückt hat.

8.2.2 Kritik aufnehmen

Wenn Sie umgekehrt Kritik von einem Teammitglied hören, können Sie diese ebenfalls mit den vier Schritten aufnehmen und wiedergeben – und damit zur Klärung und Lösung der Situation beitragen.

[3] Grafik angelehnt an Langemann und Yamaner (2008)

Dialogbeispiel

Sie haben mit der Kollegin, die vormittags im OP eingeteilt ist, abgesprochen, dass Sie während dieser Zeit drei Hausärzte anrufen. Doch leider haben Sie nur einen der drei Hausärzte erreicht. Als die Kollegin zurück auf Station kommt, erfährt sie von den Pflegekräften, dass noch zwei Anrufe ausstehen. Sie beschwert sich bei Ihnen: „Nie hältst du dich an die Absprachen." Sie können nun mit Hilfe des Leitsatzes „Verstehen heißt nicht Einverstandensein" die Worte der Kollegin mit den vier Schritten wiedergeben und erfahren, was sie konkret mit ihrer Aussage ausdrücken wollte.

1. Ausgangs-situation	Wenn du sagst: „Nie hältst du dich an die Absprachen", *beziehst du dich* auf die vereinbarten Anrufe heute vormittag bei den Hausärzten? Du hast gerade erfahren, dass noch zwei ausstehen?
2. Gefühl	Bist du *sauer,*
3. Bedürfnis	weil du *sicherstellen* möchtest (Bedürfnis nach *Sicherheit, Klarheit, Effizienz*), dass vereinbarte Dinge funktionieren? Und du sie dann aus dem Kopf haben kannst *(Leichtigkeit)?*
4. Bitte	Möchtest du, dass ich dir das nächste Mal einen Zettel auf den Arbeitsplatz lege, damit du gleich Bescheid weißt, welche Aufgaben erledigt sind und welche noch zu tun sind? Wäre das hilfreich für dich?

Merkhilfe für das Formulieren von Kritik

Wenn Sie oder das Gegenüber Kritik mit den vier Schritten ausdrücken, ist es wichtig, bei der Benennung der Gefühle und der Bedürfnisse immer von der gleichen Person zu sprechen.
Ich-Botschaft: *„Ich* bin sauer, weil *ich* … (Bedürfnis) brauche."

Empathische Du-Reaktion: „Bist *du* genervt, weil es *dir* um … (Bedürfnis) geht?"
Wenn Sie in der Formulierung beide Ebenen vermischen – wie „Ich bin sauer, weil du …" oder „Bist du genervt, weil ich …" – wird die Verantwortung für die Gefühle und Bedürfnisse einer anderen Person übertragen. Dies führt häufig zu Widerwillen bzw. Ärger und Nichtkooperation oder sogar zur Eskalation der Situation.

Weitere Beispiele für klärende Teamkommunikation siehe in Teil I (➤ Kap. 2.2.5, ➤ Kap. 2.2.6 und ➤ Kap. 3.4).

8.3 Wertschätzung/Dankbarkeit ausdrücken

Das Ausdrücken von Dankbarkeit, Wertschätzung und Lob ist oft ein Stiefkind in der Teamkommunikation. Meist wird eher Kritik für misslungene Situationen als eine Anerkennung für Gelungenes ausgesprochen. Und das, obwohl Dankbarkeit und Wertschätzung eine wichtige Ressource für Teams sind.

Auch hier bietet die Vier-Schritte-Kommunikation eine konkrete Vorgehensweise an, um Wertschätzung und Dank individuell und anerkennend auszudrücken (➤ Tab. 8.2). Nur geht es diesmal um das Benennen von vollen Bedürfnistanks und die Anerkennung des Beitrags des anderen, durch den sich Ihre Bedürfnisse erfüllt haben. Als vierten Schritt sagen Sie am Ende „Danke".

Dialogbeispiel

Assistenzarzt Daniel bedankt sich bei der Pflegekraft Maria, die ihm nach der sehr belastenden, erfolglosen Reanimation am Mittwochabend beigestanden hat.

Einfaches Lob: „Maria, letzten Mittwochabend nach der Reanimation warst du total nett zu mir. Danke."

Lob mit den vier Schritten:

1. Ausgangssituation	Maria, letzten Mittwochabend, als wir erfolglos versucht haben, den Patienten zu reanimieren, und ich danach völlig am Boden zerstört im Stationszimmer saß, hast du dich neben mich gestellt und mir still deine Hand auf die Schulter gelegt.
2. Gefühl (angenehmes Gefühl)	Da war ich unglaublich *froh (berührt)* und *dankbar*
3. Bedürfnis (voller Tank)	… weil ich in dem Augenblick dringend *Trost* und *Beistand* gebraucht habe und einen Zeugen, der mit mir *mitfühlte,* wie hart das gerade Erlebte war. Und da hat mir diese einfache Geste ohne Worte so viel *menschliche Nähe* gezeigt.
4. Bitte	Dafür möchte ich dir jetzt noch mal danken. *Danke!*

Tab. 8.2 Leitfaden für das Ausdrücken von Dankbarkeit in vier Schritten

Schritt	Inhalt	Formulierung
Beschreibung der Ausgangssituation	Was ist passiert? **Wofür bin ich dankbar?** Worauf beziehe ich mich? Welcher Vorfall hat dieses angenehme Gefühl in mir ausgelöst?	Wenn ich sehe/höre/erfahre, dass … Als du … getan/gemacht/gesagt hast, …
Gefühl	Welches **Gefühl** hat die obige Beobachtung bei mir ausgelöst?	…, da habe ich mich (total, sehr) … gefühlt, …
Bedürfnis (voller Tank)	Was habe ich gewonnen? **Was hat der andere mir ermöglicht** durch seine Handlung/Worte?	…, weil mir … wichtig ist. …, weil ich ein (großes, starkes …) Bedürfnis nach … hatte/habe.
Bitte	**Danke!**	Dafür möchte ich dir danken!

FAZIT

Kritik und Wertschätzung lassen sich mit der Vier-Schritte-Kommunikation ausdrücken. Mit diesen vier Schritten wird die Aussage präziser und nachvollziehbarer. Damit steigen die Chancen auf wiederholbare, zufriedenstellende Lösungen für beide Seiten.
Über Feedbackfragen, wie es dem anderen mit Ihrer Aussage geht, bzw. die Bitte um Wiedergabe des Gesagten, erhalten Sie eine Grundlage für die weitere Besprechung der kritischen oder erfreulichen Situation.

Transfer in den Alltag

Beobachten Sie Ihre Teamkommunikation.

Wo werden überwiegend „Fallstricke" der Kommunikation (Bewertungen, Interpretationen, Pseudogefühle, fromme Wünsche) ausgetauscht (➤ Kap. 2.2)? Was passiert, wenn Sie die Kritik mit den vier Schritten aussprechen?

Wo drücken Sie Wertschätzung und Dankbarkeit aus? Was passiert im Team und beim Gegenüber, wenn es eine ausführliche Ich-Botschaft mit Dank in vier Schritten für seinen Beitrag bekommt?

Experimentieren Sie auch damit, sich selber in gelungenen Situationen auf die obige Weise „Danke" zu sagen und eigene kleine und große Erfolge zu „feiern".

LITERATUR

Brüggemeier B. Wertschätzende Kommunikation im Business. 2. A. Paderborn: Junfermann, 2011. S. 159–165.
Langemann R, Yamaner S. Das Modell der GFK und Konfliktlösung. Skript „Empathisches Coaching". Zürich: Metaplus, 2008.
Rosenberg MB. Gewaltfreie Kommunikation. 11. A. Paderborn: Junfermann, 2013. S. 203–209.
Sears M, Weckert A. Gewaltfreie Kommunikation im Gesundheitswesen. Paderborn: Junfermann, 2012. S. 109.

8

KAPITEL

9 Kommunikation mit sich selber

Neben der Kommunikation mit Patienten und Angehörigen sowie im Team gibt es noch eine weitere wichtige Person, mit der Sie täglich kommunizieren. Diese Person sind Sie selber.

In diesem Kapitel werden zwei verschiedene Situationen vorgestellt, in denen es um die innere Kommunikation geht:

Zum einen der empathische innere Dialog (➤ Kap. 9.1), der einsetzbar ist, wenn der Arzt sich selber Empathie für starke Gefühle wie Ärger oder Frustration gibt.

Und zum anderen die innere Kommunikation im Umgang mit eigenen Fehlern und Misserfolgen (➤ Kap. 9.2). Auch hier kommuniziert der Arzt mit sich selbst, jedoch meist in Form von ungünstiger Selbstkritik.

Eine wertschätzende, innere Kommunikation ist ein wichtiges Werkzeug zur Selbstfürsorge, Gesunderhaltung und Ressourcenschonung im ärztlichen Berufsalltag.

9.1 Empathischer innerer Dialog

LERNZIEL

- Selbstempathie mit innerem Klärungsprozess
- Die „Wolfsshow"
- Dialog mit sich selber mit anschließender Ich-Botschaft

Auch wenn im Arztberuf, insbesondere in der Arzt-Patienten-Kommunikation, die Rollen meist klar verteilt sind – der Patient hat ein Anliegen, und Sie sind in der Berater- oder Helferposition –, gibt es sicher auch in Ihrem Alltag Situationen, in denen Sie selber ein zugewandtes Gegenüber gebrauchen könnten. Beispielsweise bei frustierenden Begegnungen mit non-adhärenten Patienten, bei der Vermittlung von schlechten Diagnosen, im Umgang mit kritischen Vorgesetzten oder Kollegen oder unkooperativen Teammitgliedern.

Wie in Kapitel 3 gezeigt, gibt es drei Personengruppen, die Bedürfnisse erfüllen können (➤ Abb. 9.1). Immer wenn das direkte Gegenüber bzw. ein unbeteiligter Dritter nicht als Gesprächspartner zur Verfügung steht, können Sie sich über einen inneren empathischen Dialog selber entlasten. Mit

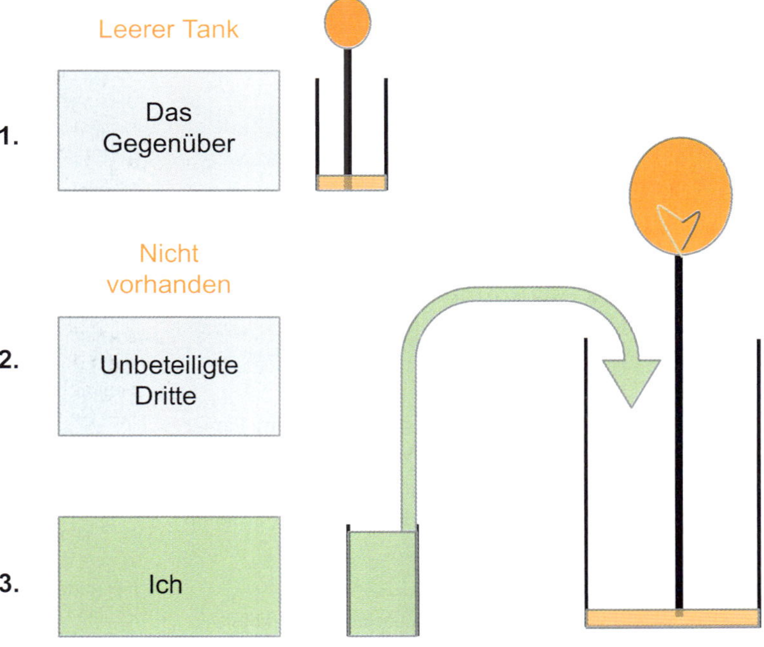

Abb. 9.1 Eigene Bedürfnistanks durch einen empathischen inneren Dialog füllen [P527]

Selbstempathie sorgen Sie – unabhängig von Dritten – für Verständnis für sich und für Klarheit über Ihre aktuelle Bedürfnislage.

9.1.1 Fallbeispiel: der „Ja, aber"-Patient

Matthias Wolter, 57 Jahre, selbstständiger Versicherungsvertreter (➤ Kap. 5.4.2), kommt alle drei bis vier Wochen wegen chronischer Kopf- und Magenschmerzen in Ihre Sprechstunde. Er arbeitet täglich 10 Stunden, fast ohne Pause. Der stark übergewichtige Patient sitzt die ganze Zeit vor dem Computer mit entsprechenden muskulären Verspannungen. Zum Aufputschen trinkt er 8–10 Tassen Kaffee pro Tag.

Sie haben ihm schon diverse Ratschläge gegeben, seinen Arbeitsalltag, seine Ess- und Trinkgewohnheiten zu verändern, Sport zu machen. Doch gegen alle hat Herr Wolter etwas einzuwenden. „Ja, aber …" ist seine Lieblingsantwort.

Darüber hinaus gehört der Patient zu den zeitintensiven „Vielrednern". Die MFAs melden regelmäßig Beschwerden anderer Patienten aus dem Wartezimmer.

Wie geht es Ihnen mit so einem Patienten? Wie entlasten Sie sich von Ihren wahrscheinlich aufgetretenen unangenehmen Gefühlen wie Ärger und Frustration?

9.1.2 Die Wolfsshow – Auflisten aller Kritikpunkte

In der Vier-Schritte-Kommunikation gibt es hierfür einen vorgeschalteten Schritt, die sogenannte Wolfsshow[1].

Zu einer ersten Druckentlastung dürfen Sie Ihren Ärger ungefiltert und unzensiert formulieren. Im zweiten Schritt klären Sie, um was es Ihnen eigentlich geht, und machen sich Ihre darunterliegenden Bedürfnisse bewusst.

Was ist eine „Wolfsshow"?

Die Wolfsshow ist eine Materialsammlung für Sie selber, deren Inhalte nicht für die Ohren des Gegenübers gedacht sind.
Es handelt sich um eine Auflistung Ihrer Urteile und Vorwürfe in Bezug auf die betreffende Person oder eine ärgerliche, belastende Situation.
Auf Basis dieser Wolfsshow lassen sich die benannten Kritikpunkte in unerfüllte Bedürfnisse „übersetzen" (*Vorwürfe sind ungünstig formulierte Bitten*).

Am besten lässt sich die Wolfsshow auf einem Blatt Papier gestalten. Sie schreiben alles nieder, was Ihnen an Kritik zu der anderen Person, der Situation oder – im Fall eines Selbstvorwurfs – zu Ihnen selber einfällt. Im Anschluss arbeiten Sie die wichtigsten Vorwürfe und Kritikpunkte heraus und machen sich die darunterliegenden Gefühle und Bedürfnisse bewusst (➤ Tab. 9.1).

So eine Wolfsshow ist eine ungewöhnliche „Maßnahme" in einem helfenden Beruf. Vielleicht scheuen Sie sich, solche Gedanken überhaupt zu denken oder laut auszusprechen. Doch ungeachtet dessen haben Sie sie wahrscheinlich in Ihrem Kopf.

Ärgerliche Gedanken binden Energie. Ein innerer empathischer Dialog schafft Abhilfe durch Würdigung der unerfreulichen Gefühls- und Bedürfnislage und öffnet Raum für neue Lösungsansätze.

Diese Übersetzung der Kritik in Bedürfnisse ist die Basis für den empathischen inneren Dialog. Sie können den Dialog niederschreiben oder als inneres Zwiegespräch ablaufen lassen. Die Gesprächsführung ist die gleiche wie in einem Gespräch mit einem zugewandten Dritten (➤ Kap. 3.2).

Im empathischen Selbstdialog übernimmt der innere Zuhörer die rechte Spalte der Tabelle und spricht Sie in Du-Form an.

Tab. 9.1 Übersetzungsübung: Empathie mit sich selber bei einem „Ja, aber …"-Patienten

Vorwürfe, Kritik (= Wolfsshow)	Wie fühle ich mich? Um was geht es mir? Welches Bedürfnis steckt dahinter? Was hätte ich mir stattdessen gewünscht?
Der Patient regt mich wahnsinnig auf. Er macht, was er will. Er ist unkooperativ, eigensinnig und therapieresistent.	Ich bin total genervt und sauer. Ich möchte meine Energie sinnvoll und effektiv einsetzen. Ich bin frustriert und sogar fast ein bisschen hilflos. Ich würde gerne helfen, zur Gesundung des Patienten beitragen und komme nicht an diesen Menschen heran.
Im Wartezimmer sitzen noch viele andere Menschen, die erwarten, dass man ihnen hilft. Dieser Unbelehrbare hält mich total auf.	Ich bin sauer. Ich möchte meine Patienten angemessen betreuen und allen gerecht werden. Mir geht's um Effizienz, Gerechtigkeit und Fairness.
Nachher kriege ich wieder Stress mit den MFAs, weil es so lange gedauert hat. Oder mit anderen Patienten.	Ich bin unter Druck, mir geht's um eine entspannte, harmonische Arbeitsatmosphäre und dass der eh schon stressige Alltag möglichst locker und reibungslos (Leichtigkeit) abläuft.
Zu allem hat er sagt: „Ja, aber." Meint er, dass ich mich nicht auskenne? Wer hat denn hier Medizin studiert? Er oder ich? So ein Besserwisser.	Ich bin sauer. Mir geht's um Wertschätzung und Respekt für mich und meine lange Berufsausbildung und -erfahrung. Ich bin richtig genervt und frustriert. Mir geht's auch um Vertrauen.
Was will er eigentlich von mir? Ich kapiere nicht, warum er immer wieder hier auftaucht, obwohl ich ihm ja anscheinend nicht helfen kann.	Ich bin verwirrt und ratlos. Ich würde gerne verstehen, um was es ihm geht. Ich bräuchte Orientierung und ein paar Informationen. Und ggf. Unterstützung von einem Kollegen, wie er mit so einem Patienten umgehen würde.

[1] Marshall Rosenberg wählte den Wolf als Symboltier für eine kritisierende, bewertende, beschuldigende, angreifende Kommunikation.

Innerer Zuhörer: „Was nervt dich am meisten an der Situation? Was regt dich am meisten auf?"
Arzt: „Mich regt vor allem auf, dass er alles ablehnt. Ich nehme mir überproportional viel Zeit für ihn, mache gute Vorschläge, und er sagt nur ‚Ja aber'."
Innerer Zuhörer: „Ärgert es dich, dass du jemandem deine knappe Zeit zur Verfügung stellst, der das gar nicht so richtig schätzt und würdigt (Bedürfnis nach Wertschätzung)? Wenn du dir schon so viel Zeit nimmst, dann soll es wenigstens Sinn machen und etwas bringen (Bedürfnis nach Effizienz)."
Arzt: „Ja, allerdings. Außerdem habe ich dann auch noch Stress mit den MFAs und den anderen Patienten. Und das für einen Menschen, der unbelehrbar ist."
Innerer Zuhörer: „Geht's dir auch um eine entspannte Atmosphäre in der Praxis (Bedürfnis nach Frieden, Harmonie, Leichtigkeit)? Und kann es sein, dass du auch ratlos bist, weil du gerne verstehen würdest, warum er überhaupt noch zu dir kommt?"

Auf diese Weise geben Sie sich selber Verständnis und Empathie für die unangenehme Situation. Wahrscheinlich erleben Sie, dass Sie entspannter werden, weil Ihnen jemand zuhört, selbst wenn „nur" Sie selber Ihren leeren Bedürfnistank nach Empathie gefüllt haben. Zugleich sind Ihnen durch den inneren Dialog die wichtigsten unerfüllten Bedürfnisse in der Situation klar geworden.

9.1.3 Wo und wozu empathische Selbstdialoge führen?

Solche Dialoge sind je nach Situation gleich vor Ort im Arztzimmer oder später zu Hause möglich. Es muss nicht lange dauern, vielleicht ein paar Minuten oder eine Viertelstunde.

Die Begegnung mit Herrn Wolter bleibt unerfreulich. Aber Ihre Aufmerksamkeit hat einen neuen Fokus bekommen. Durch Selbstempathie können Sie Ihren Ärgerpegel aktiv reduzieren, sich selbst entlasten und die Situation konstruktiv angehen. Ihre Chancen stehen gut, dass Sie sich den Rest des Tages innerlich freier und entspannter fühlen, ohne den ganzen Abend zu grübeln, was Sie besser hätten sagen sollen/können/müssen.

Darüber hinaus können Sie Ihre frei gewordene Energie nutzen, um nach einer Lösung zu suchen, zum Beispiel eine Ich-Botschaft[2] an den „Ja aber"-Patienten auszusprechen.

[2] Ich-Botschaft: „Herr Wolter, ich bin jetzt gerade irritiert. (Gefühl) Ich habe Ihnen eben drei Tipps gegeben, wie Sie Ihren Magen- und Kopfschmerzen vorbeugen können, und jedes Mal haben Sie ‚Ja, aber' gesagt. (Beobachtung) Ich bin jetzt verwirrt (Gefühl). Ich würde gerne verstehen (Bedürfnis nach Klarheit, Orientierung), um was es Ihnen geht, wenn Sie meine Vorschläge für nicht umsetzbar halten? Was für eine Art von Vorschlägen bräuchten Sie für Ihre Beschwerden? Wie kann ich Ihnen konkret helfen?" (Bitte/Lösungssuche)

Je öfter Sie einen empathischen inneren Dialog trainieren, desto gewohnter und selbstverständlicher wird dies in Ihrem Alltag. Auch wenn es immer noch attraktiver ist, sich mit einem echten Gesprächspartner auszutauschen, ist Selbstempathie eine immer zur Verfügung stehende Ressource.

FAZIT

Warum ein empathischer innerer Dialog hilfreich ist

- Gesprächspartner sind nicht immer vorhanden. Die einzige Person, die immer da ist, sind Sie selber. Als Spezialist für Ihre eigene Gefühls- und Bedürfnislage wissen Sie am besten, welche Worte und Lösungen überzeugend sind.
- Sie sortieren sich innerlich und entlasten die Situation, indem Sie über Selbstempathie die eigenen Bedürfnistanks auffüllen (im Konfliktfall oder auch bei persönlicher Betroffenheit, z. B. nach Mitteilung schlechter Nachrichten). Dies ist insbesondere vor dem Übergang in die Alltagsroutine hilfreich.

Zwischenschritt „Wolfsshow"

Die Wolfsshow als vorbereitender Schritt des empathischen inneren Dialogs dient der eigenen Druckentlastung und inneren Klärung. Sie ist die Grundlage, um Kritikpunkte in unerfüllte Bedürfnisse zu übersetzen, und hilft bei der anschließenden Lösungsfindung bzw. Formulierung einer Ich-Botschaft.

Transfer in den Alltag

Experimentieren Sie mit dem Thema Selbstempathie und „Wolfsshow". Als Notfallmaßnahme direkt im Anschluss an eine belastende Situation oder zu Hause.

Nutzen Sie das Werkzeug „Wolfsshow", um in unbefriedigenden Situationen Ihre unerfüllten Bedürfnisse herauszufinden und im Anschluss noch auf Lösungssuche zu gehen.

9.2 Umgang mit Selbstkritik und Selbstvorwürfen

LERNZIEL

- Die Bedürfnisse hinter „Fehlverhalten" erkennen
- Modell: Innerer Kritiker – innerer Entscheider

Im vorherigen Kapitel waren die Vorwürfe nach außen auf das Gegenüber gerichtet. Doch bei eigenen Misserfolgen oder gar Fehlern sind Anklagen und Schuldzuweisungen nach innen gerichtet. Die innere Kommunikation ist geprägt von Selbstkritik und Selbstvorwürfen (➤ Abb. 9.2). Doch Selbstvorwürfe und Selbstkritik helfen nicht, aus der Situation zu lernen, im Gegenteil.

Konstruktiver ist auch hier der bedürfnisorientierte Blick auf die „guten" Gründe für das „Fehlverhalten"[3] und das Erkennen der auf der Strecke gebliebenen, unerfüllten Bedürfnisse. Hierzu gibt es Marshall Rosenbergs (Rosenberg, Seils 2004) Modell des inneren Kritikers und inneren Entscheiders (➤ Abb. 9.3).

Modell des inneren Kritikers und inneren Entscheiders

Steigen wir mit einem Beispiel ein.

Trotz einer schweren Bronchitis haben Sie sich aus Rücksicht auf das Team weiter in die Arbeit geschleppt. Als Sie schließlich eine Lungenentzündung entwickelten, fielen Sie in der Folge drei Wochen aus. Vielleicht kommentieren Sie Ihr „unvernünftiges" Verhalten mit Worten wie:

- Was war ich unvernünftig! Ich hätte wissen müssen, dass mein Weiterarbeiten nicht sinnvoll ist, gerade als Arzt. Meinen Patienten würde ich bei so einem Verhalten ordentlich die Leviten lesen!
- Ich habe niemand einen Gefallen getan, im Gegenteil. Ich habe dem Team und vor allem mir selber mehr geschadet als genützt.
- Zumal ich im Vorfeld ein ungutes Gefühl dabei hatte. Ich hätte besser ein paar Tage zu Hause bleiben und den Infekt auskurieren sollen als in die Arbeit zu gehen.

Neben der infektbedingten körperlichen Schwäche haben Sie zusätzlich einen kraftzehrenden, inneren Konflikt. Zwei widerstreitende innere Stimmen machen sich gegenseitig Vorwürfe.

Der „innere Kritiker" (➤ Abb. 9.2, linke Sprechblase) tadelt Ihre Unvernunft. Gleichzeitig hat ein anderer Anteil in Ihnen, der „innere Entscheider" (➤ Abb. 9.2, rechte Sprechblase), die Notwendigkeit gesehen, trotz der schweren Bronchitis in die Arbeit zu gehen. Auch dieser Anteil hatte seine Gründe.

Der innere Kritiker klagt, dass Bedürfnisse auf der Strecke geblieben sind, der innere Entscheider rechtfertigt sich, dass es richtig war, so zu handeln. Eine energie-, zeit- und nervenzehrende Situation.

LEITSATZ

„Menschen tun zu jedem Zeitpunkt das Beste, das ihnen gerade zur Verfügung steht." frei nach Marshall Rosenberg

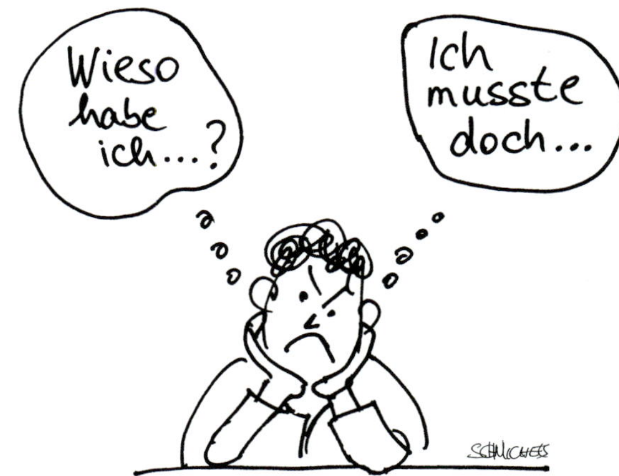

Abb. 9.2 Selbstvorwürfe mit selbstverurteilenden inneren Stimmen [P527]

Wie können Sie mit solchen Situationen umgehen?

Mit dem Inneren-Kritiker[4]-/Entscheider-Modell von Marshall Rosenberg schauen Sie auf die Bedürfnisse beider Seiten, statt Ihre Energie in Selbstverurteilung oder Selbstvorwürfe zu stecken. Welche Bedürfnisse des inneren Kritikers waren durch das gezeigte Verhalten nicht erfüllt (➤ Abb. 9.3, leerer Tank links)? Und welches Bedürfnis hat sich der innere Entscheider erfüllt, wenn auch mit einer suboptimalen Strategie (➤ Abb. 9.3, voller Tank rechts)?

Wenn die Bedürfnistanks beider Seiten klar sind, können Sie sich als Vermittler (innerer Mediator) für das nächste Mal eine bessere Lösung überlegen.

In der Vier-Schritte-Kommunikation wird bekanntlich mit der Ausgangssituation begonnen (➤ Kap. 2.2.1), um danach die weiteren Schritte durchzugehen. Fangen Sie mit dem inneren Kritiker an, da er den Konflikt „verloren" hat (der Entscheider hat sich mit seinem Verhalten durchgesetzt).

Gegebenenfalls können Sie vorher noch im Rahmen einer „Wolfsshow" (➤ Kap. 9.1.2) die Vorwürfe beider Seiten aufschreiben, um die darunterliegenden Bedürfnisse leichter zu erkennen.

[3] „Fehlverhalten" gibt es im Sinne der Vier-Schritte-Kommunikation nicht (➤ Kap. 2.2.1). Es geht vielmehr im ersten Schritt um die Beobachtung, was konkret vorgefallen ist, dass ich das Verhalten als „fehlerhaft" bewerte.

[4] Je nach Literatur werden auch die Begriffe innerer „Richter" oder „Erzieher" statt Kritiker verwendet.

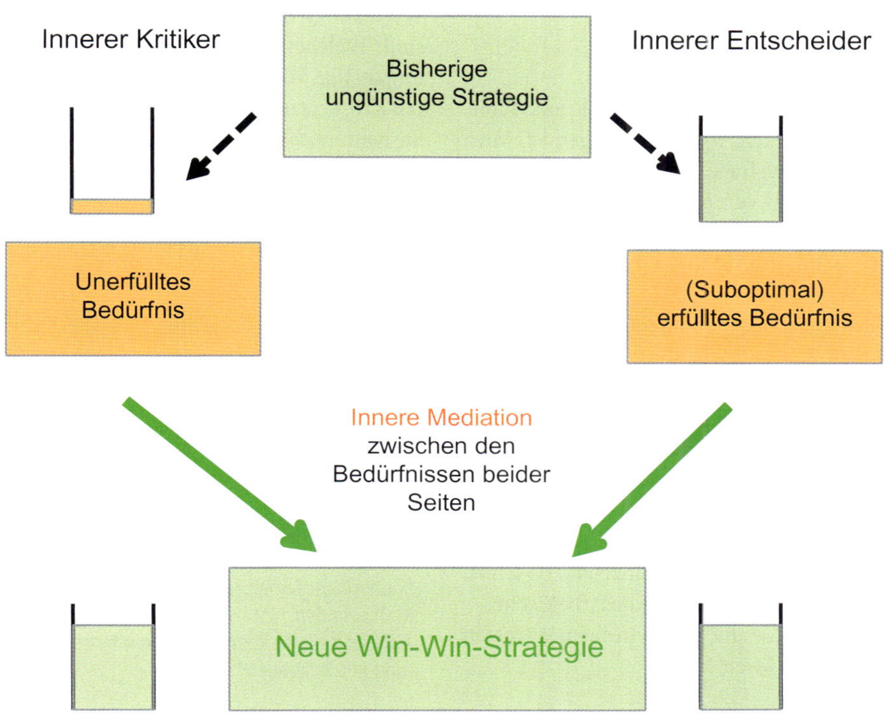

Abb. 9.3 Umgang mit Selbstkritik – Modell des inneren Kritikers und inneren Entscheiders [P527]

Innerer Kritiker	Vorwurf: Wie konnte ich nur so unvernünftig sein und mich so schädigend für meine Gesundheit und das Team verhalten.
1. Schritt Beobachtung	Ich bin jetzt drei Wochen mit der Lungenentzündung ausgefallen. Ich bin immer noch ziemlich schlapp und kurzatmig. Ich habe zu Beginn des Infekts gespürt, dass ich mich besser drei Tage ins Bett legen sollte, bin aber trotzdem in die Arbeit gegangen. Mein Team musste insgesamt drei Wochen ohne mich auskommen, und das in der Grippezeit. Wenn ich mich gleich ins Bett gelegt hätte, wäre ich vielleicht nur drei Tage ausgefallen.
2. Schritt Gefühl	Ich bin total sauer auf mich
3. Schritt Bedürfnis	Ich hätte mir einen *achtsamen Umgang* mit mir, meinem Körper und meiner Gesundheit gewünscht, zumal mich meine inneren Stimme schon vorgewarnt hatte. Und einen *fairen Umgang* mit dem Team, für das ich so noch länger ausgefallen bin.

Dann wenden Sie sich dem inneren Entscheider zu, der Sie überredet hat, krank in die Arbeit zu gehen, und klären dessen gute Gründe.

Innerer Entscheider	Rechtfertigung: Es war wichtig, meine Gesundheit hintanzustellen und krank in die Arbeit zu gehen.
1. Schritt-Beobachtung	Es war gerade Grippewelle, es fehlten schon zwei Kollegen. Ich bin davon ausgegangen, dass ich den Infekt hinbekomme, wenn ich mich abends ein bisschen hinlege.
2. Schritt Gefühl	Ich war total angespannt und unter Druck
3. Schritt Bedürfnis	Mir ging es um Unterstützung für das angeschlagene Team, ich wollte *meinen Beitrag leisten* als zuverlässiger Kollege. Ich wollte mir nicht selber vorwerfen, dass ich die anderen alleine lasse *(innerer Frieden)*.

Die zu füllenden Bedürfnistanks beider Seiten sind nun klar:

- für den Kritiker: ein achtsamer Umgang mit sich selber, mit der eigenen Gesundheit und mit dem Team
- für den Entscheider: einen Beitrag leisten wollen, hilfsbereit sein und den inneren Frieden ohne Selbstvorwürfe zu bewahren

Jetzt geht es darum, eine Win-Win-Strategie für das nächste Mal zu finden, die allen Bedürfnissen gerecht wird.

4. Schritt: Lösungsvorschlag des inneren Mediators

Ich könnte das nächste Mal, wenn ich mich krank fühle, morgens vor der Arbeit checken, wie angeschlagen ich mich fühle (ggf. mit der Skalierungsfrage, ➢ Kap. 4.2). Ab einem subjektiven Krankheitsgefühl von 6–7 werde ich zwei oder drei Tage zu Hause bleiben. Darüber hinaus nehme ich mir vor, auf meine innere Stimme zu achten, wenn sie sich warnend meldet.

Wenn ich bezüglich. der Entscheidung sehr hin- und hergerissen bin, prüfe ich mich innerlich mit folgenden Fragen (➢ Kap. 7.4.6):

1. Was würde im schlimmsten Fall passieren, wenn ich mich krank fühle (Skala > 6–7) und trotzdem in die Arbeit ginge? Und was, wenn ich zwei, drei Tage krank zu Hause bliebe?
2. Kann ich das verantworten?

Je nach Antwort entscheide ich dann im Einzelfall, ob ich zu Hause bleibe und mich auskuriere oder in die Arbeit gehe.

Auf diese Weise können Sie die Situation beim nächsten Mal günstiger und effektiver lösen.

Wichtig: Das Innerer-Kritiker-/Entscheider-Modell dient nicht dazu, die eigene Verantwortung für ungünstig verlaufene Situationen zu leugnen. Selbstverständlich tragen Sie weiterhin die Verantwortung für Ihr Verhalten und die entstandenen Konsequenzen. Doch durch den bedürfnisorientierten Blick steigen Sie aus zusätzlichen kraftraubenden, inneren Kämpfen aus und können konstruktiv aus der Situation lernen.

Experimentieren Sie mit dem Inneren-Kritiker-/Entscheider-Modell an anderen Beispielen:

- Sie haben mit einem Patienten ein Beratungsgespräch geführt, ohne vorher noch mal in die Patientenakte zu schauen. Es stellt sich heraus, dass Sie den Patienten verwechselt und über eine falsche Diagnose gesprochen haben.
- Sie haben eine Kollegin laut auf dem Flur wegen einer Kleinigkeit kritisiert.
- Sie haben vergessen, einen Untersuchungstermin (z. B. Koloskopie) für einen Patienten zu organisieren, sodass dieser zwei Tage umsonst auf Station wartete.

9

Wie kam es dazu, dass Ihnen diese Missgeschicke passiert sind? Welches Bedürfnis hat sich Ihr innerer Entscheider auf ungünstige Weise erfüllt? Und welches Bedürfnis des inneren Kritikers ist dabei auf der Strecke geblieben? Was können Sie beim nächsten Mal anders machen?

„Mögen alle meine Fehler sich auf ihre Plätze begeben und möglichst wenig Lärm machen." Spruch der Inuit

FAZIT

Alle Menschen erfüllen sich mit ihrem Verhalten Bedürfnisse, egal wie „unvernünftig" die Strategie ist. Der Preis ist jedoch mehr oder weniger hoch.

Mit Hilfe des Inneren-Kritiker-/Entscheider-Modells gehen Sie konstruktiv mit eigenen „Fehlern" um. Gemäß dem Leitsatz „Verstehen heißt nicht Einverstandensein" beleuchten Sie, welches Bedürfnis hinter dem ungünstigen Verhalten steht und welches Bedürfnis unerfüllt geblieben ist. Dies ermöglicht es, aus dem kraftraubenden, inneren Konflikt auszusteigen, aus der „missglückten" Situation zu lernen und günstigere Lösungswege für das nächste Mal zu finden.

Auf diese Weise können Sie die unerfreuliche Situation als „Erfahrung mit Umwegen" abhaken.

Transfer in den Alltag

Beobachten Sie Situationen, in denen Sie gerne anders reagiert hätten oder sich Vorwürfe machen.

Aus welchen „guten" Gründen haben Sie dieses ungünstige Verhalten gezeigt (innerer Entscheider)? Welche Bedürfnisse sind auf der Strecke geblieben, die Sie beim nächsten Mal gerne vorher berücksichtigen möchten (innerer Kritiker)?

Welche Alternativstrategien könnten Sie das nächste Mal wählen, um beiden Seiten gerecht zu werden?

LITERATUR

Brüggemeier B. Wertschätzende Kommunikation im Business. 2. A. Paderborn: Junfermann, 2011. S.125–127.

Langemann R, Yamaner S. Dialog mit den inneren Wölfen. Skript „Empathisches Coaching". Zürich: Metaplus, 2008.

Rosenberg MB, Seils G. Konflikte lösen durch Gewaltfreie Kommunikation. 3. A. Freiburg/Breisgau: Herder, 2004. S. 36–38.

KAPITEL

10 Ausklang

Zum Abschluss und Ausblick noch ein paar Leitsätze für den Weg.

„Sei du die Veränderung, die du dir für diese Welt wünschst." Gandhi

Die hier vorgestellten Kommunikationstechniken sind als Anregung gedacht. Der bedürfnis- (➤ Kap. 2 und ➤ Kap. 3), ressourcen- und lösungsorientierte (➤ Kap. 4) Fokus in der ärztlichen Kommunikation ist noch ungewohnt und wenig trainiert. Die über die Jahre im Berufs- und Privatleben angelegten neuronalen Netzwerke im Gehirn sind eher auf Kritik und Defizite ausgerichtet. Sie sind wie breite Autobahnen und werden automatisch in Sekundenschnelle benutzt.

„Der beste Zeitpunkt, einen Baum zu pflanzen, war vor 20 Jahren, der zweitbeste ist heute." Afrikanische Weisheit

Trainieren und Experimentieren

Kommunikation ist erlernbar und keine angeborene Qualität.

Je öfter Sie die neuen neuronalen Netzwerke nutzen, umso selbstverständlicher werden Ihnen der neue Fokus und die neuen Kommunikationstechniken. Vergleichbar mit einer Fremdsprache, die Sie nach täglichem Üben plötzlich verstehen und sprechen können. Oder dem Fahranfänger, der erstaunt realisiert, dass er mit der Zeit souverän Auto fahren kann, selbst in schwierigem, unbekanntem Gelände und bei widrigem Wetter.

„What fires together wires together." Hebbsche Regel[1]

[1] Die Hebbsche (Lern-)Regel besagt, dass gemeinsam aktivierte Neurone bevorzugt aufeinander reagieren und neue neuronale Netzwerke ausbilden.

Eine kleine Geschichte

Eine junge Violinistin gibt ein Konzert in der berühmten Carnegie Hall in New York. Vor dem Konzert macht sie noch einen kleinen Spaziergang durch die Stadt. Dabei verirrt sie sich. Die Zeit bis zum Auftritt wird knapp. In ihrer Not fragt sie eine ältere Dame auf einer Parkbank: „Entschuldigen Sie, wie kommt man in die Carnegie Hall?" Die ältere Dame schaut erst sie, dann ihren Violinenkasten an und sagt dann: „Üben, junge Frau. Üben, üben, üben!"

Erfolge feiern und „Misserfolge" neu gestalten

Hilfreich beim Aufbau und Vertiefen der neuen Kommunikationstechniken ist auch, gelungene Gesprächssituationen zu „feiern" (➤ Kap. 8), im Sinne eines gemeinsamen, wohlwollenden Austauschs mit Teamkollegen, dem privaten Umfeld und sich selbst. Dies stimuliert das interne Belohnungs-Motivationssystem und macht Lust auf mehr.

„Es geht nicht darum, perfekt zu sein, sondern jeden Tag ein bisschen weniger ungeschickt." (frei nach Marshall Rosenberg)

Bei nicht so gelungenen Gesprächen („Misserfolgen") empfiehlt es sich, nachsichtig mit sich selbst zu sein. Welche suboptimal erfüllten Bedürfnisse stehen hinter der ungünstigen Reaktionsweise (➤ Kap. 9)?

Und wie können Sie Ihrem „Fehlverhalten" einen neuen Rahmen geben (➤ Kap. 5.2) und, falls möglich, das nächste Mal anders reagieren?

„Every time I mess up is a chance to practice." Marshall Rosenberg
Und: Umwege erhöhen die Ortskenntnis.

Anhang

Listen der Gefühle und Bedürfnisse

Angenehme Gefühle bei erfülltem Bedürfnis bzw. vollem Bedürfnistank (Auswahl aus Rosenberg 2017)						
angeregt	bewegt	erleichtert	geschützt	liebevoll	satt	unbekümmert
aufgeregt	eifrig	erstaunt	glücklich	locker	schwungvoll	unbeschwert
angenehm	energiegeladen	fasziniert	gut gelaunt	lustig	selig	vergnügt
aufgedreht	entschlossen	freundlich	heiter	motiviert	sicher	verliebt
ausgeglichen	entlastet	friedlich	hoffnungsvoll	munter	still	wach
befreit	entspannt	fröhlich	inspiriert	mutig	strahlend	offen
begeistert	entzückt	froh	kraftvoll	neugierig	überglücklich	wissbegierig
berührt	erfreut	gelassen	klar	optimistisch	überrascht	zufrieden
beruhigt	erfrischt	gesammelt	lebendig	ruhig	überwältigt	zuversichtlich

Unangenehme Gefühle bei unerfülltem Bedürfnis bzw. leerem Bedürfnistank (Auswahl aus Rosenberg 2017)						
ängstlich	bedrückt	einsam	gelähmt	mutlos	teilnahmslos	verletzt
ärgerlich	beklommen	empört	gelangweilt	nervös	unglücklich	verzweifelt
alarmiert	besorgt	ernüchtert	genervt	niedergeschlagen	unter Druck	verwirrt
ambivalent	bestürzt	erschöpft	hin- und hergerissen	perplex	unbehaglich	widerwillig
angeekelt	betroffen	erschrocken	hilflos	sauer	ungeduldig	wütend
angespannt	bitter	erschüttert	in Panik	schüchtern	unruhig	zappelig
apathisch	deprimiert	erstarrt	irritiert	schockiert	unsicher	zermürbt
aufgeregt	durcheinander	frustriert	kribbelig	sorgenvoll	unzufrieden	zögerlich
ausgelaugt	enttäuscht	geladen	lustlos	sprachlos	unwohl	zornig

Körperliche Bedürfnisse
- Gesundheit – körperliche Unversehrtheit
- Luft – Wasser – Essen – Trinken
- Bewegung – Sport – Aktivität – Ruhe – Regeneration
- Sexualität – körperliche Nähe
- Unterkunft – Schutz

Selbstbestimmung/Autonomie
- Eigene Ziele, Werte, Träume bestimmen
- Freiheit

Integrität/Stimmigkeit mit sich selbst
- Authentizität – Echtheit – achtsamer Umgang mit sich selber
- Sinn – Effizienz – Effektivität – Perspektive – Kongruenz (Stimmigkeit) – Kontinuität
- Kreativität – Lebendigkeit
- Persönliches Wachstum – Entwicklung

Feiern
- Gelungenes feiern – Erfolge feiern
- Verluste und Abschiede „feiern" (= Trauern): von geliebten Menschen, körperlich-geistigen Fähigkeiten, Träumen, Zielen, Heimat etc. – Trauriges betrauern – Misslungenes bedauern

Spirituelle, übergeordnete Bedürfnisse
- Spirituelle Entwicklung – religiöses Leben
- Frieden – Harmonie
- Schönheit – Ästhetik
- Inspiration – Wachstum – Entwicklung
- Ordnung – Regeln – Struktur
- Wahrheit – Wahrhaftigkeit
- Wohlergehen aller – achtsamer Umgang miteinander

Leichtigkeit
- Flexibilität – Vielfalt – Abwechslung – Spielen

Kontakt mit anderen
- Akzeptanz – Verständnis
- Mitgefühl – Empathie – gesehen, gehört, wahrgenommen werden
- Wertschätzung – Respekt – Anerkennung – ernst genommen werden
- Gerechtigkeit – Gleichheit – Gleichwertigkeit – Fairness – partnerschaftlicher Umgang – Begegnung auf Augenhöhe
- Rücksicht – Fürsorge – Miteinander – Gemeinschaftssinn – Teamgeist
- Ehrlichkeit – Aufrichtigkeit – Klarheit – Transparenz – Information – Orientierung
- Liebe – Vertrauen – Nähe – Geborgenheit – Wärme – Menschlichkeit
- Verbindung – Kontakt – Gemeinschaft – Verbundenheit
- Emotionale Sicherheit – Offenheit – Toleranz – Verlässlichkeit – Angemessenheit
- Balance von Arbeit und Freizeit, von Geben und Nehmen, von Sprechen und Zuhören
- Sicherheit – Schutz – Privatsphäre – Abstand
- Unterstützung – Hilfe – Kooperation
- Beitrag leisten – sich mit seinen Möglichkeiten einbringen – Mitgestalten – Teilhabe
- Zugehörigkeit – Einbezogensein

Die Vier Schritte Kommunikation – alles auf einen Blick

1. Schritt: Beobachtungen statt Bewertungen benennen

Fakten benennen:
- Videokamera einschalten, Szene filmen und neutral beschreiben.
- ZDF Regel (Zahlen, Daten, Fakten), d.h. Beschreiben von Häufigkeiten, Dauer; Beschreiben, was ich konkret sehe/höre; Zitate, Gestik, Mimik benennen.
- ZDF statt Verallgemeinerungen wie „immer, ständig, nie", ZDF statt bewertende Worte wie „fordernd, unkooperativ, schwierig."

2. Schritt: Gefühle statt Pseudogefühle, Gedanken, Interpretationen benennen

(siehe Liste)

3. Schritt: Bedürfnisse

(siehe Liste)

4. Schritt: Bitten, Lösungsvorschläge benennen statt fromme Wünsche

Konkrete Bitten:
- genaue Angaben zu Art, Ort, Zeit der Lösung, welche Personen sind daran beteiligt?
- erfüllbar (möglichst im Hier und Jetzt) bzw. Bereitschaft abfragen
- in positiver Handlungssprache formulieren

Wenn man selber gerade keine Lösung parat hat:
- Bitte um einen Vorschlag/Idee zur Lösung des Problems:
  z.B. *„Ihnen geht es um … (Bedürfnis: z.B. Mitbestimmung) in dieser Situation und*
  mir geht es um … (Bedürfnis: z.B. Klarheit und Orientierung).
  Hätten Sie einen Vorschlag, der für uns beide passt?"

Beziehungsbitten:
- Bitte um **Feedback:** *„Wie ist das jetzt für Sie? Wie geht's es Ihnen mit dem, was ich gerade gesagt habe?"*
- Bitte um **Wiedergabe:** *„Ich möchte sicherstellen, dass ich mich verständlich ausgedrückt habe. Könnten Sie bitte noch mal in eigenen Worten wiederholen, was Sie mich haben sagen hören?"*

Brücke:
- *„Wie ist das für Dich/Sie?"*
- *„Können wir das so ausmachen?"*
- *„Sind Sie bereit dazu? Bist Du bereit dazu? "*
- *„Kannst du dir /Können Sie sich vorstellen, dass wir das so lösen?"*

Register